南京"医保高铁"

数字化工具创新医保新生态

刁仁昌　江正元　唐文熙　编著

U0396210

东南大学出版社

SOUTHEAST UNIVERSITY PRESS

·南京·

图书在版编目（CIP）数据

南京"医保高铁"数字化工具创新医保新生态 / 刁仁昌，江正元，唐文熙编著． -- 南京 ： 东南大学出版社，2024．7． -- ISBN 978-7-5766-1504-3

Ⅰ．R197.1

中国国家版本馆CIP数据核字第 2024YOC700 号

责任编辑：张慧（1036251791@qq.com）

责任校对：韩小亮　　　　封面设计：企图书装　　　　责任印制：周荣虎

南京"医保高铁" 数字化工具创新医保新生态

NANJING "YIBAO GAOTIE" SHUZIHUA GONGJU CHUANGXIN YIBAO XIN SHENGTAI

编　　著：刁仁昌　江正元　唐文熙

出版发行：东南大学出版社

出 版 人：白云飞

社　　址：南京四牌楼2号　邮编：210096

网　　址：http://www.seupress.com

电子邮件：press@seupress.com

经　　销：全国各地新华书店

印　　刷：南京迅驰彩色印刷有限公司

开　　本：787 mm × 1 092 mm　1/16

印　　张：25

字　　数：518 千字

版 印 次：2024年7月第1版　2024年7月第1次印刷

书　　号：ISBN 978-7-5766-1504-3

定　　价：180.00 元

编委名单

编著

刁仁昌　江正元　唐文熙

编委

朱庆红	徐建军	卢　旻	何　薇	杨　添	刘　俊
杨萍萍	齐祥阳	裴　晶	孔锦萍	薛宁春	高　敏
邓云飞	仝晶晶	檀朝明	史慧芳	丁雪清	陈　军
陈　翀	朱　峤	丁长勇	陈　晨	汪茂艳	吴尚勇
缪世岭	阳盛武	李春雷	王　露	张劲松	解文君
林　丽	光　波	陈　翔	马　洁	韩　兵	刘　风
叶雨昕	李帅龙	方子衿			

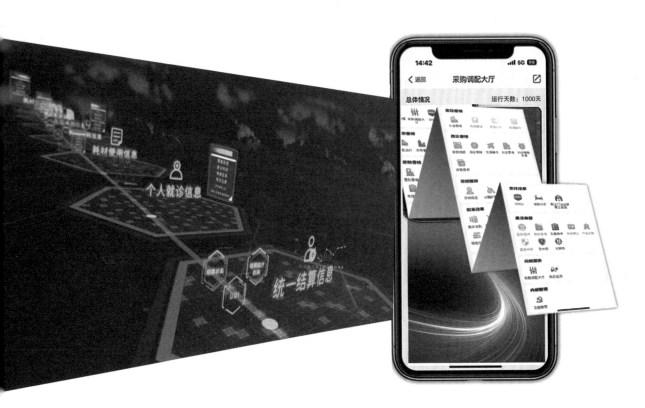

前言

国家医保体制的单列，是医保制度改革发展的重要基础，意义重大，影响深远。党中央、国务院对医保改革陆续做出重要部署：药品集采、高值医用耗材治理、基金监管、支付改革等。新体制产生的改革力度前所未有，作用完善：建成世界上规模最大的医疗保障体系；药品集采回归价格本原，有力遏制行业腐败；三明医改成绩显著，多项改革深入推进；更多救急救命的好药进入医保目录，支付方式改革全面铺开，国家医保信息平台如期建成。落实政策、管理基金、实施经办的统筹区医保部门责任重大、任务艰巨，如何迎难而上、创新发展，是全国同行面临的巨大挑战。

在国家、江苏省医保局的精心指导和南京市委、市政府的坚强领导下，在南京市纪委、市卫健委、市财政局、市数据局等部门的大力支持下，南京市医保局建成全国首个医保、医疗、医药联动手机云平台——南京"医保高铁"，汇聚"三医"大数据，通过数据挖掘、集成、分析、呈现，支撑推动医保全领域业务，创新医保信息化、精细化、个体化管理，成为南京地区"三医"看得见、带得着、用得上的数据化工具，为全国医保数据化应用开辟了新场景，推动形成医保发展新形态、新体系。

2019年以来，南京市医保局开展信息化建设、创建南京"医保高铁"的历程，不仅立足医保工作实际，而且着眼党和人民事业长远发展需要，充分展现了南京医保人的初心和担当。总体来说，南京"医保高铁"的建设，就是为了回应医保部门面临的人民群众之问、"三医"联动之问、南京城市运行之问、医保评价体系之问和医保高质量发展之问。

一是人民群众"看病难、看病贵"之问。习近平总书记深刻指出，我们建立全民医保制度的根本目的，就是要解除全体人民的疾病医疗后顾之忧。自我国实施全民医保制度以来，各项改革措施持续推进，医保在减轻群众就医负担、增进民生福祉、维护社会和谐稳定等方面取得了突破性进展，但人民群众对"看病难、看病贵"的反映仍然非常强烈。在这其中，药品和医用耗材价格虚高问题尤其突出，给群众看病就医带来了沉重的经济负担，医保部门距离达到习近平总书记的要求还有很长的路要走。

回应人民群众之问，南京市医保局全面实现药品（医用耗材）阳光采购、集中结算、全程监管。2019年8月30日，南京市医保局在全国率先建成南京医用耗材（药品）阳光监管平台，聚焦"降价""反腐"两个目标，承担集中采购、带量采购、集中结算三大业务，打通医保信息系统、药品耗材招采系统、价格信息系统、医院HIS系统等四大系统，实现医用耗材（药品）招标、采购、配送、使用、结算、支付全流程闭环动态管理。运用这个平台，南京市先后落地40多次国家、省、市集采，节约资金130亿元，医用耗材价格监测指数从100降至77.22，年度集中结算金额5年来从30亿元增至330亿元，医药企业回款周期压缩超过50%。

二是"三医"联动之问。习近平总书记在党的二十大报告中强调，深化医药卫生体制改革，促进医保、医疗、医药协同发展和治理。"三医"联动改革多年来进展缓慢，突出表现在"三医"缺乏信息共享机制，在许多领域和环节上出现"各吹各的号、各唱各的调"，无法真正"联动"起来。二十大报告将医保置于"三医"之首，凸显了医保的主体地位和引领作用。医保部门要创新协同联动方式，着力打破"三医"的信息壁垒，真正为"三医"联动铺就康庄大道。

回应"三医"联动之问，南京市医保局创新开展南京"医保高铁"手机云平台建设。2021年7月19日，南京市医保局拓展医用耗材（药品）阳光监管平台综合管理功能，升级上线手机版南京"医保高铁"。立足管理分析，全领域展示、全业务分析、全天候监管，让数据"晒在阳光下"，精细化呈现全市医保情况。立足动态实时，遵循共建共享共治，嵌入多层次保障、支付改革、招采改革、基金监管等重点工作，精准推送数据、实时更新。立足方便智能，实现医保数据、信息、业务随身带、随时查、掌上办，最大程度方便"三医"人员。截至目前，南京"医保高铁"已有用户9.7万余人，包括医保部门、卫生健康部门、纪检部门、医疗机构、医药企业、药店的工作人员和专家学者等各相关群体，服务南京地区2 185家医疗机构、1 986家医药企业、2 307家药店。

三是南京城市运行"一网统管"之问。南京市积极推进城市运行"一网统管"系统建设，市委、市政府强调要不断适应新形势下生产方式、消费方式、工作方式、生活方式的变化，更加注重各类技术、平台、场景运用的实际效果，更加高效解决社会治理面临的各种现实问题。南京市医保局作为新组建的部门，既要做好本职工作，也要融入全市"一网统管"系统，服务于南京经济社会发展大局和广大市民群众，为全面建设人民满意的社会主义现代化典范城市做出医保贡献。

回应南京城市运行之问，南京市医保局推动"医保高铁"嵌入南京"一网统管"系统。在市数据局支持下，南京市医保局将"医保高铁"在"我的南京"App中呈现，同时在"南京医保"微信公众号服务大厅上线，借助全市数据资源，融合交互卫生健康、市场监管、人社、民政、公安、税务、纪委、退役军人、工会、教育、医院、医药企业等数据，数据总量超过40 TB，日新增数据量达35 GB，切实提升"医保高铁"数据的准确性和时效性，从而高效地为南京地区参保群众、医疗机构和医药企业提供精准化服务。

四是医保评价体系之问。《中共中央 国务院关于深化医疗保障制度改革的意见》（中发〔2020〕5号）明确要求，"实施基金运行全过程绩效管理，建立医保基金绩效评价体系"。全面建立医保评价体系是推进医保治理体系和治理能力现代化的内在要求。医保部门要根据设定的工作目标，建立适应新时代要求的科学合理的评价指标、评价标准和评价方法，对医保工作的方方面面进行客观公正的评价，切实发挥医保对医药卫生体系的基础性、战略性作用。

回应医保评价体系之问，南京市医保局推进建设"医保高铁"可视化、多维度的医保评价体系。经过分析整合医保业务情况和采集数据情况，"医保高铁"凝练出50类2 569个指标，这些指标始终围绕5个方面来衡量医保工作的优劣：一是经济性，在获得医药服务供给的基础上，尽可能地降低成本；二是效率性，以较低的投入获得一定数量、质量的医疗服务；三是效益性，关注产出和结果，衡量改善和提升健康水平的程度；四是公平性，接受公共服务、保持健康状态的公平性和公正性，体现在筹资公平和给付公平；五是满意度，"三医"和社会公众对医保政策实施效果的满意度。正是基于这样的指标体系，"医保高铁"起到了南京医保工作"航向标"的作用。

五是医保事业高质量发展之问。我国首个医保专项规划《"十四五"全民医疗保障规划》（国办发〔2021〕36号）提出，要建设公平医保、法治医保、安全医保、智慧医保、协同医保，实现到2025年，医疗保障制度更加成熟定型，基本完成待遇保障、筹资运行、医保支付、基金监管等重要机制和医药服务供给、医保管理服务等关键领域的改革任务，医疗保障政策规范化、管理精细化、服务便捷化、改革协同化程度明显提升的目标。在这其中，"智慧医保"的建设是极其关键和重要的环节。

回应医保事业发展之问，南京市医保局将"医保高铁"建成全方位赋能医保改革、管理和服务的综合平台。自2022年至今，南京市医保局坚持问题导向，推进"医保高铁"各个功能模块的开发、完善：为强化门诊共济监管开发门诊监测模块，为助力医保基层治理上线进社区模块，为破解推诿病人、短期重复住院问题开展再住院监测，为缓解购药难问题推出电子处方流转模块……在各个模块上线前，预先制定运行规则和异常规则，确保运行逻辑顺畅、问题及时处置。截至目前，"医保高铁"已上线模块80多个，基本覆盖医保工作各个方面，真正实现"南京医保，尽在我手"。

在南京"医保高铁"建设过程中，国家医保局、江苏省医保局和南京市委、市政府领导给予了充分的关心和支持，多次听取建设和运行情况汇报，并就下一步工作方向进行指导、提出要求。得益于各级领导的指导和帮助，南京"医保高铁"持续完善、深化应用，给医保发展和"三医"格局带来了重大变化，获得了广泛关注和肯定：获得国家版权局计算机软件著作权登记证书、国家知识产权局7项外观设计专利和2022健康行业政策创新"奇璞奖"提名奖，国家医保局确定南京市依托"医保高铁"作为医保数据"两结合三赋能"首批试点地区，江苏省医保局将"医保高铁"作为首个全省医保信息化推广应用项目；新华社《国内动态清样》专刊登载，中央电视台《新闻直播间》进行播报，《新华日报》头版报道，《中国医疗保险》《中国卫生》《中国数字医学》《中国医院院长》《健康报》等行业报刊刊载相关学术论文；在第三届博鳌医疗保障发展高峰论坛、第六届医疗保障高峰论坛等进行介绍，多个省、市来宁学习交流。

为了全面介绍南京"医保高铁"，方便使用者操作使用以及在各地进一步推广使用，南京市医保局组织了本书的编著工作。本书以南京"医保高铁"建设运行情况为基础，主要从"医保高铁"的组成架构、主要特点、数据结合、运行机制、应用赋能、发展推广、交流宣传等方面进行阐述，旨在让读者全面了解"医保高铁"，为医保信息化建设提供南京发展思路。南京"医保高铁"基于全国统一新平台，基于地方事业新发展，基于医保业务新需求，基于网信技术新进步。随着这些方面的发展进步，"医保高铁"也将不断更新、持续完善。

由于南京"医保高铁"建设是一项探索性的工作，且本书编写时间也较为仓促，我们的许多认识和总结还不成熟。恳请各位读者提出宝贵的意见和建议，大家集思广益、群策群力，共同促进我国的医保信息化建设取得新的、更大的突破。

编著者

2024年5月

目录

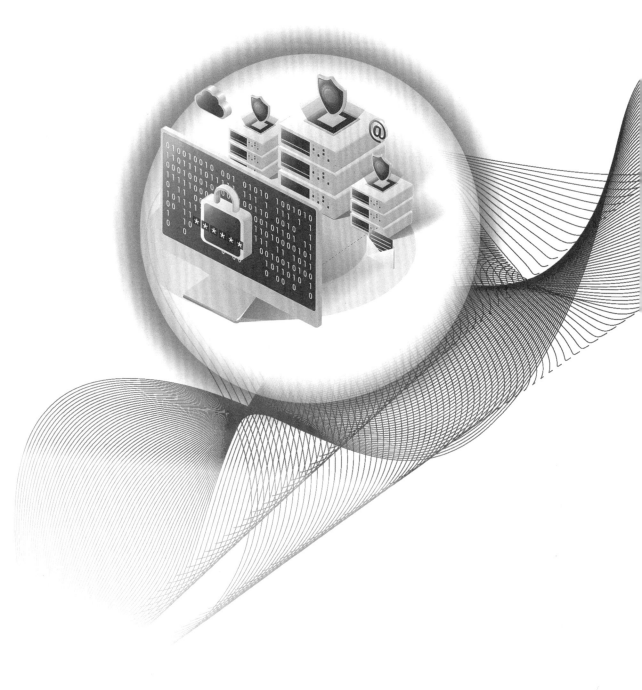

第一篇 结构篇

南京"医保高铁"是南京市医疗保障局为了实现医保新部门任务使命，协同推进"三医"联动，提升医保工作效率和质量而打造的一套创新的管理模式和服务平台。它以高铁为比喻，将医保工作分为6节"车厢"，以及基于6节"车厢"面向"三医"用户打造的10个专区，对应覆盖了医保工作的核心环节和重要工作内容，形成了一套完整的医保运行体系。在这个体系中，医保工作人员、医疗机构、医药企业、医务人员等都有各自的角色和职责，它们相互协作，共同推动"医保高铁"的平稳运行。

南京"医保高铁"是南京市医保工作的一张名片，也是南京市医保工作的一项创举。它展示了南京市医保工作的水平和成就，也展现了南京市医保工作的理念和追求。让我们一起乘坐"医保高铁"，感受掌上数字医保的风采和魅力吧！

第一章 "医保高铁"的组成架构

"医保高铁"面向医保部门、医疗机构、医生、药师、医药企业、卫健部门、纪委监委等不同角色创设了"医院调度台""医师旅行箱""医药加油站""医保驾驶室""广播站""医保研究苑"6节"车厢"，供各类用户按需"搭乘"。

在此基础上，聚焦医保部门主要工作任务，在6节"车厢"内设置了"招采治理""支付改革""基金监管""多层次保障"等10大业务专区，包括"高铁运行""风险预警""国谈药品""支付改革""门诊监测""异地就医"等80多个专题模块。

第一节 6节"车厢"

用户通过"我的南京"App进行身份认证，即可登录首页"医保服务"专区，"搭乘医保高铁"，"乘坐"专属"车厢"。

目前，"医保高铁"已建成"医院调度台""医师旅行箱""医药加油站""医保驾驶室""广播站""医保研究苑"6节"车厢"（图1-1），深入医保、医院、医生、医药4类角色所需功能，供数万用户同时"搭乘"，实时提供各类精准服务。

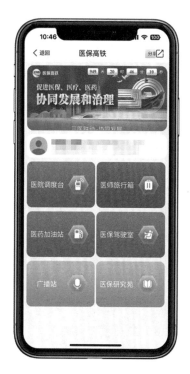

图1-1　6节"车厢"

一、"医院调度台"

"医院调度台"（图1-2）是为医院管理者精心打造的一节"车厢"，全面呈现了本院的医保基金、药械采购结算、绩效考核、带量采购、国家谈判药品、本地创新产品以及支付方式改革、门诊共济改革等多维度的总体情况。

通过这一"车厢"，医院不同用户可以获得关于医院运营管理的全方位视角，有助于院长们做出科学、准确的决策。在"医院调度台"上，医院管理者可以实时查看各项指标的最新数据，了解医院的整体运营状况。比如医保基金的使用情况、药品和耗材的采购与结算情况，这些数据都可以通过图表、报表多种形式进行展示，让管理者了解起来更精准、直观。

同时，用户还可以根据需要，深入挖掘各个指标维度的具体分析报告。这些报告涵盖了从数据统计、趋势分析到问题诊断和解决方案等多个方面，为用户提供了详尽的数据分析和解读。通过这些报告，医院管理者可以更加深入地了解医院的运营状况，发现潜在问题，并采取针对性的措施加以解决。

南京市医保部门通过"医院调度台"为定点医疗机构统一提供了医院医保管理的智能化工具，节省了医院重复建设投资，极大地提升了医院医保现代化管理能力，使医院管理者能够更好地把握医院运营的脉搏，推动医院高质量发展。

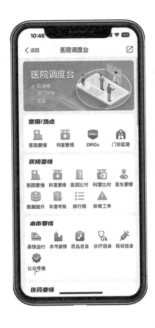
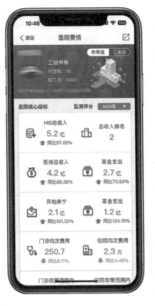
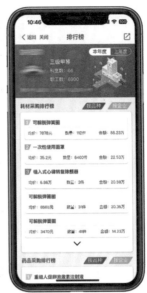

图 1-2　"医院调度台"

二、"医师旅行箱"

"医师旅行箱"（图1-3）是专为医生设计的一节专属"车厢"，旨在为其提供全面的医院、科室和自身的分析，呈现药品、耗材、DRGs等状况。通过这一"车厢"，医生可以更好

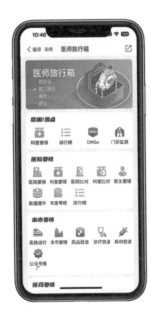
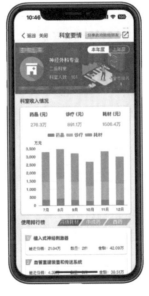
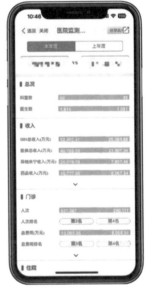

图 1-3　"医师旅行箱"

地了解自己的工作表现和所在科室、医院的整体情况。医生可以查看医院、科室以及自身的各类数据指标，包括药品耗材使用金额、使用量排名、DRGs 等。这些数据可以帮助医生了解自己的诊疗情况，发现诊疗过程中的问题，并优化诊疗路径。

此外，"医师旅行箱"还提供了"医院比对"和"科室比对"等模块，让医生可以与其他同级医院、同级科室或同级医生进行比较。这种横向比较可以帮助医生发现自己与他人的差距，助力医生研究临床路径差异和药耗等成本结构，激发医生的竞争意识和提升诊疗水平的动力。同时也为医生之间互相监督、比较提供了一个"竞技场"，有助于推动医生之间的良性竞争和共同进步，推动医疗水平的不断提升。

三、"医药加油站"

"医药加油站"（图 1-4）专为医药企业、定点药店进行服务，旨在为其提供全面的业务展示、数据分析与交流机会，展示企业配送、申请、结算及异常情况，可查阅企业耗材供应、医院采购排行、月度销售情况等多维度的指标分析，为企业发展营造良性业态环境。

"医药加油站"还提供了多维度的指标分析，包括企业耗材供应、医院采购排行、月度销售情况等。这些分析报告有助于用户全面了解市场动态、竞争态势和自身在行业中的位置，用户可根据分析结果调整经营策略，优化产品结构，提高市场竞争力。

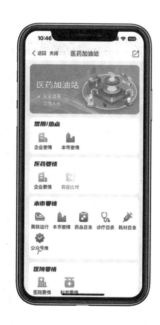
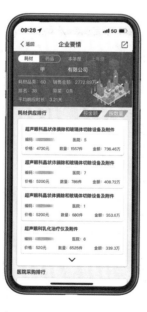
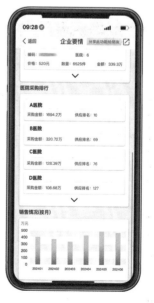

图 1-4 "医药加油站"

四、"医保驾驶室"

"医保驾驶室"（图1-5）集监测、分析和管理于一体，用户分布广泛：在医保内部包括医保部门管理人员、辖区医保管理经办人员、社区网格员等；外部包括了卫健委、纪委等部门相关人员；向专家学者开通授权，赋能"三医"协同，开展从招标、采购、配送、结算到使用、支付的全流程研究；向特定人员进行特定授权，可监控筹资运行、流程监管、降低价格、节约基金、DRGs等具体环节。这一"车厢"为不同管理工作者更加高效掌控、随时随地了解医保基金的运行状态，尤其为医保部门进一步科学精准决策提供有力数据分析支持。

首先，"医保驾驶室"对医保基金运行情况进行实时监控。这包括对基金收入、支出和结余情况进行全面跟踪，确保基金收支平衡和安全运行。通过实时监测和预警，可以及时发现异常情况，防止医保基金流失和滥用。

其次，"医保驾驶室"全面覆盖招采治理流程监管各环节。从药品和耗材的招标、采购、配送到结算和使用等各个环节，都可以通过该"车厢"进行实时监控和数据分析，有助于发现潜在的问题和风险点，及时采取措施进行干预和纠正。

再次，"医保驾驶室"还针对降低医保基金价格、节约基金等目标进行深入分析。通过对比历史数据和市场行情，可以帮助监管部门找到价格过高的药品和耗材并采取措施进行谈判和调整，有助于降低医保基金的支出压力，提高资金使用效率。

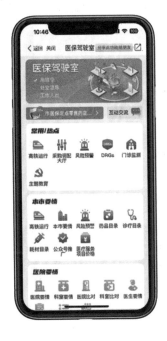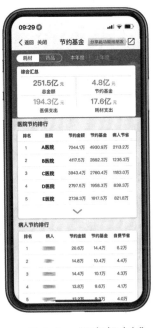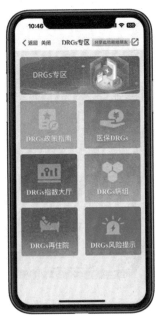

图1-5 "医保驾驶室"

最后，"医保驾驶室"还针对 DRGs 等医保支付方式进行监控和分析，为监管部门提供科学合理的支付依据，有助于推动医保支付方式的改革，提高医保基金的使用效益。

"医保驾驶室"作为监管工作的可视化智能抓手，为监管部门提供了全面、精准的数据支持。通过实时监测、数据分析、流程监管等多项功能，帮助医保管理部门更好地把握医保基金的运行状态，为监管工作带来高效和智能化的管理体验。

五、"广播站"

"广播站"（图1-6）承担了"医保高铁"中交互联动的功能，综合展示异常工单情况、沟通意见建议、专题通报发布以及典型案例曝光等。这一"车厢"旨在加强医保、医疗和医药之间的信息交流与合作，提高工作效率和协同效果。"医保高铁"在设置各个角色的权限时，也是以"公开是常态，不公开是例外"的原则，尽可能将"高铁"的数据向所有使用者开放，接受所有用户的监督。用户可在"互动交流"等模块对"医保高铁"展示的数据、内容等提出意见和建议。

首先，"广播站"实时监测和展示异常工单情况。无论是医保基金使用异常、药品和耗材采购问题，还是诊疗过程中的异常情况，都可以通过这一"车厢"进行实时监测和预警。这有助于及时发现和解决潜在问题，确保医疗服务的规范化和高效化。

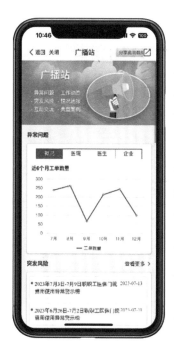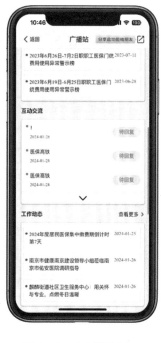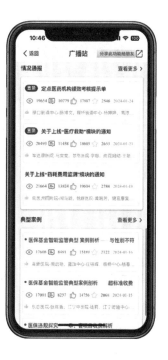

图1-6 "广播站"

其次，"广播站"为各方提供了一个沟通意见和建议的平台。各方可以就医保政策、医疗服务质量、药品价格等问题进行深入讨论，共同探讨解决方案。这有助于加强各方之间的理解和合作，推动"三医"联动工作顺利开展。

此外，"广播站"还负责发布专题通报和典型案例曝光信息。通过定期发布关于医保政策落实方面的专题通报，帮助各方了解最新动态和趋势。同时，对于发现的典型案例，如违规行为、不良事件等，也会进行曝光，以警示和推动各方规范行为。

六、"医保研究苑"

"医保研究苑"（图1-7）专注于医保领域研究，设置了"研究会""政策导航""政策研究""耗材馆"多个模块，旨在为"医保高铁"用户提供线上学习、政策研究、研讨交流的互动平台，方便用户浏览相关政策、研究以及耗材馆动态。

"研究会"模块是"医保研究苑"的核心部分，涵盖"研究会简讯""会员动态""课题评选""研究成果"和"工作动态"等栏目，汇集了来自医保专家的最新研究。用户可以在这个版块中分享研究成果，交流学术观点，共同推动医保领域的发展。

"政策导航"模块有助于用户更好地了解医保政策。这里汇总了国家、省、南京市政府发布的医保政策文件，并进行了分类和整理。用户可以轻松查阅到各个政策文件的详细内容，以便更好地指导自身工作。

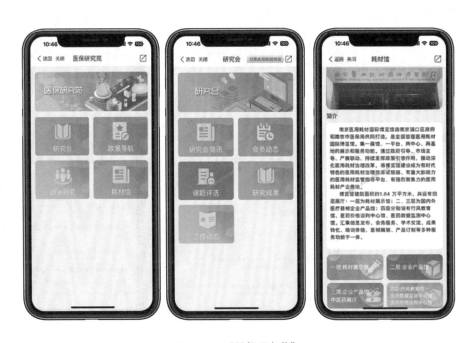

图1-7 "医保研究苑"

"政策研究"版块则更加侧重于对医保政策的分析和研究，查阅医保专家对医保政策的独到见解、实践经验以及深入的政策解读和分析。

"耗材馆"展示了已试开馆的南京医用耗材国际博览馆的情况。该博览馆由南京浦口区政府和南京市医保局共同打造，是全国首座医用耗材国际博览馆。该展馆集一展馆、一平台、两中心、两基地于一体，发挥展示和服务功能。通过政府引导、市场主导、产展联动，持续发挥政策引领作用，推动深化医用耗材治理改革，将博览馆建设成为有时代特色的医用耗材治理改革试验田、有重大影响力的医用耗材监管指导平台、有强烈聚集力的医用耗材产业高地。

通过"医保研究苑"的这些版块，研究会会员可以获得更加丰富和全面的资讯，同时能够更加便捷地浏览相关政策、研究和耗材馆动态。这不仅有助于提高会员的研究水平和实践能力，也有助于推动医保领域的整体发展。

第二节　10 大专区

"医保高铁"在 6 节"车厢"的基础上，面对"三医"用户设置了 10 大专区，提升"三医"联动的监管成效，助力医保部门进行精细化管理决策和国家、省市医保政策执行，助力医疗机构和医生的自我管理和服务提升，助力医药企业降本增效。

一、"本市要情"

通过"本市要情"专区（图 1-8）可以全面了解全市范围内执行医保政策的情况。该专区主要关注"高铁"运行、本市要情、风险预警、三大目录和医疗服务项目价格等方面的信息。

"高铁运行"模块提供了"医保高铁"运行情况的实时监测，用户可查看"高铁"运行宏观状态；"本市要情"模块提供了本市医保实时数据，用户可快速了解医保政策落实的实时情况；"风险预警"模块针对医保政策执行过程中可能出现的问题和风险进行实时监测和预警；"三大目录"模块提供了关于医保药品目录、诊疗项目目录和耗材目录的详细信息和动态更新，用户可及时了解目录的调整和变化；"医疗服务项目价格"模块围绕医疗服务收入、医疗服务项目查询、市场调节价项目监测、医疗服务项目价格调整执行情况 4 个方面，从医保经济学角度展示价格杠杆对医疗机构的影响，为医疗服务项目价格调整提供依据。

通过"本市要情"专区全面了解全市范围内的医保政策执行情况，快速发现医保政策执行中的风险点，不仅有助于及时调整和完善政策，提高政策执行的效率和准确性，还能为宏观决策提供有力支持，确保医保政策的顺利实施和医疗保障体系的可持续发展。

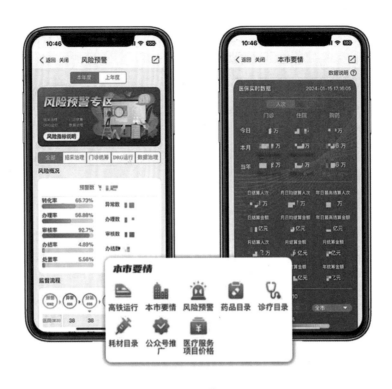

图 1-8　"本市要情"

二、"医院要情"

在当前的医疗环境中，医院的管理和运营面临着越来越多的挑战。为了更好地应对这些挑战，"医保高铁"通过数据集成整合来分析医院业务，探索内在逻辑，设置了"医院要情"专区（图 1-9），对医院、科室、医生等多个层面的分析结果进行可视化呈现，抓住医院要情、科室要情、医生要情、医院比对、数据提升、年度考核、异常工单等医院核心关注点，是医院进行自我管理和服务提升的关键。

其中，通过"医院要情""科室要情""医生要情"模块，用户可了解医院、科室、医生总体情况，全面掌握医院的运营状况、各科室的业务情况，从而更好地评估医生的能力和水平。

"医院比对""科室比对"模块通过将本院、本科室的数据与其他医院进行对比，让用户可以发现本院、本科室的优势和不足，从而为改进和发展提供方向。

"数据提升""年度考核""异常工单""住院满意度评价"等模块为医院的战略规划和决策提供依据，用户通过对异常工单的分析和处理，可以提高医疗服务的安全性和可靠性。

通过"医院要情"专区可以更好地了解医院状况和存在的问题，发现医疗服务的瓶颈和问题，提出针对性的改进措施，提高医疗服务的质量和效率。

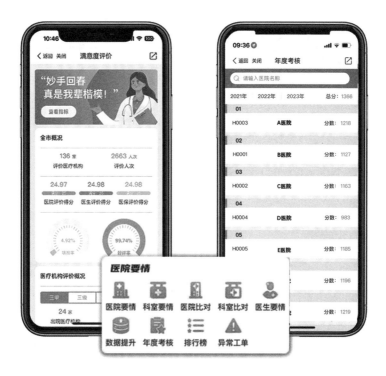

图 1-9　"医院要情"

三、"医药要情"

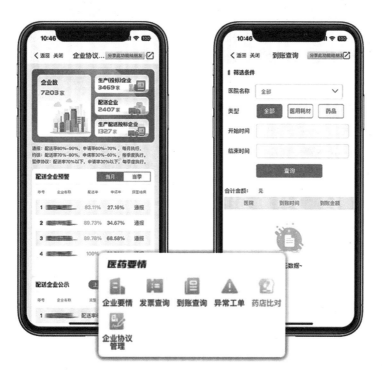

图 1-10　"医药要情"

"医药要情"专区（图1-10）作为"三医"协同的重要组成部分，主要服务于医药企业和定点药店，帮助医药企业和定点药店更好地管理自身业务，提高服务效能，同时确保医保费用的合理使用和相关政策的落实。该模块既有利于医药企业的可持续发展，也对整个医疗体系的稳定运行起到了积极的推动作用。

本专区通过为药企提供发票、到账查询，异常工单、企业协议管理等服务，引导企业自我监管，提高服务效能；针对定点药店提供药店要情、比对等服务，实时监测药店医保费用使用情况和各项政策落实情况，引导药店工作人员自觉执行相关政策。

四、"各区要情"

"各区要情"专区（图1-11）服务于基层治理，包括医保地图、街道要情、社区要情、"15分钟服务圈"等服务，动态更新展示全市各街道（镇）、社区（村）医院、药店、医保经办机构的基本信息，为群众就医、购药、办理医保业务提供政策查询指南。

统计和分析辖区内居民参保、新生儿、医疗救助、长期护理保险、补充医疗保险等实时数据，帮助基层工作人员精准掌握辖区内相关医保信息，有效解决医保公共服务"最后一公里"问题。

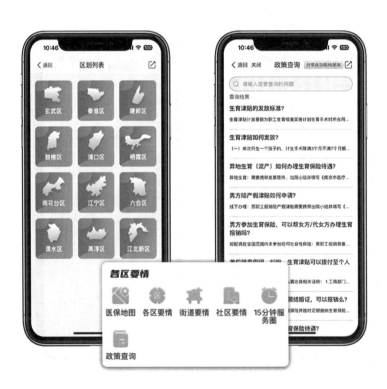

图 1-11 "各区要情"

五、"多层次保障"

"多层次保障"专区（图1-12）关注全面建成多层次社会保障体系任务的开展情况，坚持以政府为主体，积极发挥市场作用，构建基本医疗保险和异地就医、大病保险、补充医疗保险、长期护理保险等在内的全面保障体系。

如"长期护理保险"模块呈现长护险待遇享受、评估机构、照护服务机构等情况，对照护机构服务人数、服务效率等指标进行排名，分析长护险制度实施效果；"大病保险"模块实时统计分析南京市大病保险总体支出情况、分类别支出情况，保障大病保险基金使用安全等。本专区通过分析呈现在保基本的基础上人民群众多样化、多层次的保障需求。

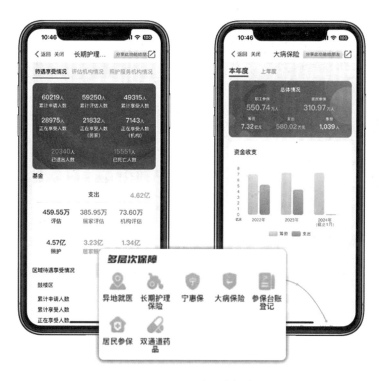

图 1-12　"多层次保障"

六、"招采治理"

"招采治理"专区（图1-13）专注招采改革任务，设置集中采购、带量采购、价格指数、流程监督等功能，推动集中采购、带量采购、直接结算工作，实时关注药品耗材价格趋势，流程可查询、可统计、可跟踪，有力破解医药企业"回款难"问题。

其中，"集中采购""带量采购"模块围绕国家和江苏省药品、医用耗材带量采购，以及本市医用耗材带量采购、企业整体谈判等，实现全程监管。

"集中结算"模块在全国率先实现由医保部门开展全口径药品、医用耗材资金结算工作。制定集中结算各环节时效性规则，实行"五率"监管。

"国谈药品"模块实时记录、比较、监测国谈药品，综合统计346个谈判品种在南京市各医院和药店的推进数量和金额，查看国谈药品详情，让群众买得起、用得到更多救急救命的好药，进一步缓解"用药难、用药贵"问题。

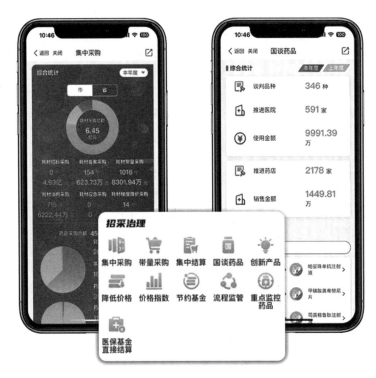

图1-13 "招采治理"

七、"支付改革"

"支付改革"专区（图1-14）聚焦医保改革重点领域，让预警跑得比问题快。其中"DRGs"模块引导医院、医生改进服务，医疗机构规范诊疗行为；"门诊监测"模块关注门诊共济改革成效，通过数据实时分析助力医保门统费用支出可控。

其中"DRGs"模块以预算全贯穿、过程全透明为原则，展现全市200多家参改医院、上万名医生、913个病组、每个病例的费用情况；以统筹区、医院、病组为基础，实时分析病组点值变动情况；以医疗费用、费用组成、患者评价为维度，精准分析医院、医生行为，让医院、医生在第一时间掌握相关信息。

为监测职工医保门诊共济政策执行效果，防范医保基金风险，在本专区开辟了"门诊监测"模块，对政策执行情况进行创新管理，重点关注基金执行进度，对异常情况查实处理，完善事前拦截、事中监控、事后处置的监管机制。

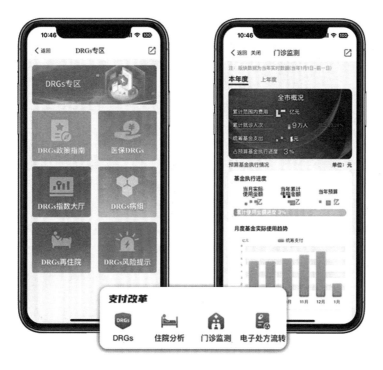

图 1-14 "支付改革"

八、"基金监管"

"基金监管"专区（图1-15）致力于织密、织牢基金监管网络，保障每一分医保基金都能得到合理有效地使用。本专区内设"医保医师""销分管理""负面清单""案例曝光""警示榜"和"光荣榜"等模块，监管医保医师诊疗的每一个病案、每一张单据，以数据呈现诊疗费用、执行医保政策情况，共同构成了全方位、无死角的监管体系。

其中，"医保医师"模块依据《南京市定点医疗机构医保医师管理办法》中的规则，系统根据医师的诊疗行为是否符合医保政策、是否存在过度医疗等情况自动进行评分。通过实时追踪每位医保医师的分数和变化情况，有助于规范医师的诊疗流程，既提高了监管的精准度，也增强了医师遵守医保政策的自觉性。

"负面清单"模块汇总了所有违规行为和处罚措施，围绕DRG付费改革、门诊共济、互联网医院等方向，为收费和诊疗行为提供了明确的行为准则。而"案例曝光"模块则通过公开违规案例，起到了警示和震慑作用。

为了进一步强化监管效果，本专区还设立了"警示榜"和"光荣榜"模块。前者用于提醒可能存在违规行为的医疗机构和医师，后者则表彰遵守医保政策、表现优秀的医疗机构和医师。这种双榜制度不仅增强了监管的透明度，也激发了医疗机构和医保医师的荣誉感和责任感。

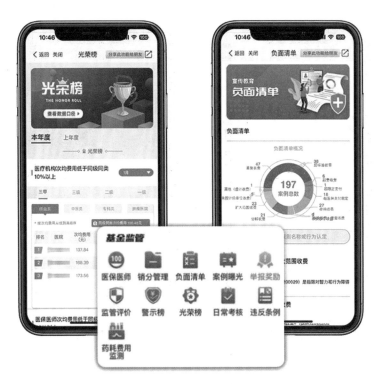

图 1-15　"基金监管"

　　这些模块通过有机结合，能够实现对医保基金的全方位监管，以数据形式直观呈现诊疗费用和执行医保政策情况，为决策层提供有力的数据支持。

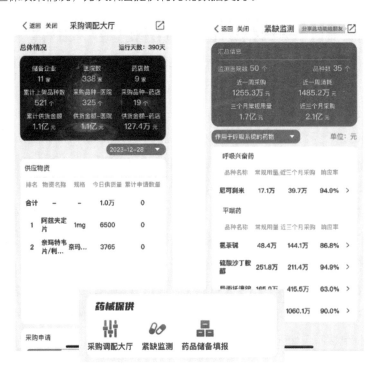

图 1-16　"药械保供"

九、"药械保供"

2022 年 12 月中旬，面对突发新冠病毒感染治疗药品和相关防疫物资短缺，南京市医保局紧急上线手机端"医保高铁""采购调配大厅""紧缺监测"和"药品储备填报"模块，运用大数据技术为南京市重点医疗机构、社区医疗机构和连锁药店紧缺的新冠病毒感染治疗急抢救药品提供网上调配、供应渠道，赋能防疫药品保供，全力守护人民健康。

现在这三大功能已经成为"医保高铁""药械保供"专区（图 1-16）的常驻功能，为人民群众的健康保驾护航。

十、"内部管理"

"内部管理"专区（图 1-17）面对"三医"角色内部需求，提供包括"12393""12345""主题教育""经办培训"在内的相应管理功能。

"12393""12345"模块向医保部门提供外部热线情况的统计分析，确保"件件有回应，事事有落实"；"主题教育"模块依托加强党的建设，提供党建重要论述，对医保工作推进给予指示精神；"经办培训"模块提供医保部门业务经办的培训内容，帮助工作人员提升业务能力。

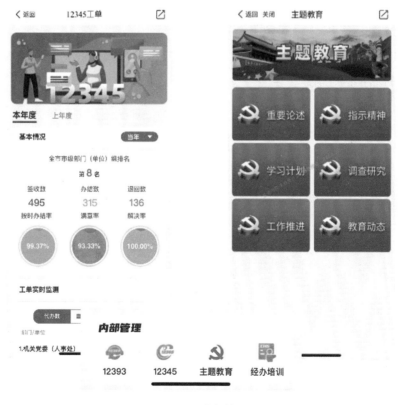

图 1-17　"内部管理"

第三节　4个版本

"医保高铁"以国家智慧医保信息平台为基础，以大数据赋能医保应用，为医保、医院、医生、企业等角色提供了精准的服务。

为了更好地推广、用好"医保高铁"，通过对不同省市地区、不同用户群体来宁需求调研活动交流情况进行总结提炼，同时，通过服务商（浙大网新）对全国多个省份和地市进行交流汇报，共同梳理，从业务运行监管、支付方式改革、基金监管、药械招采治理等医保管理维度，组合打造了"创新版""和谐版""复兴版""示范版"4个版本，促使客户快速使用并见效。这些版本面对不同用户需求，以扎实的医保数据底座为支撑，提供角色授权定制和模块功能定制服务。

4个版本的主要区别如下：

"创新版"以医保业务运行监测为主要功能，实现医保运行、医疗机构运行情况的实时"掌上通览"。

"和谐版"在"创新版"的基础上强化医保基金监管，建立风险预警调度机制，为医保基金安全保驾护航。

"复兴版"在"创新版"的基础上强化支付方式改革，实时掌握DRGs运行情况，实现DRG数字化运行可比较、可导视、可控制。

"示范版"打造完整版"医保高铁"，提升"三医"联动效率，提升业务管理效能，提升医保管理的现代化治理能力。

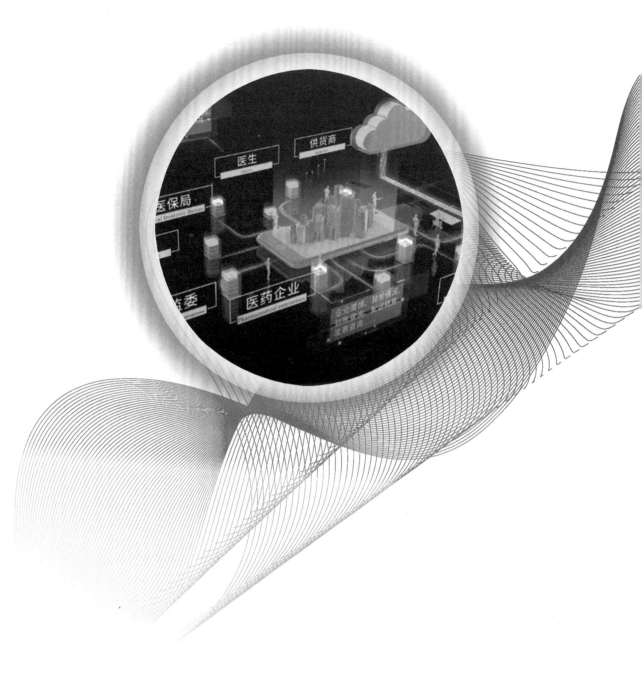

第二篇 特点篇

南京市医保局持之以恒推进信息化工作，提出的"医保高铁"概念，旨在构建高效便捷的医保生态体系。

"医保高铁"聚焦 6 个方面，即快速响应、稳定可靠、精准决策、全面覆盖、先进技术以及得到认可，全面提升数字化水平。它深耕基础，在国家统一平台支持下采取分布式架构，高效汇聚 16 套系统、244 张表单、316.91 亿条"三医"数据，深度挖掘信息。通过云原生技术确保各项功能稳定运行，设计多层保护机制。同时，"医保高铁"注重细节，实现从医院到科室再到个人全面覆盖。它已构建 28 个运行场景模型，全面反映"三医"各节点运作，指导决策。同时它也强调人性化，为不同对象提供定制服务，助力各方面提升工作效率和服务水平。

南京市医保局以奋进姿态推进数字转型。"医保高铁"功能强大，将引领医保事业迈向智慧时代，为全国各统筹区城市推进医保高质量发展提供一份高效样本。

第二章 "医保高铁"快速、平稳、精准、全面、高新、认可

智能高铁是随着中国科技进步和新技术快速发展的一张闪亮名片，具有安全可靠、平稳舒适、方便快捷、节能环保、科技创新等特点。南京市医保局建设"医保高铁""三医"协同数字化治理平台，旨在推动南京医保信息化建设从信息化到发展数字化从而迈向智能化，不断探索政府数字化治理的新实践。

"医保高铁"利用大数据、云计算、人工智能等新一代信息技术构建数据智能的运用能力，依托数据的实时共享，打破部门壁垒，汇聚了"三医"数据，利用智能算法提供决策支撑和精准化的治理能力。运行两年多来不断支撑和推动医保核心业务招采治理、支付改革、基金监管等管理模式创新，助力数字化引领"三医"协同发展和治理新局面，基本体现了快速、平稳、精准、全面、高新、认可 6 大特点：

一是快速，快速整合医保、医疗、医药数据，通过大数据计算，实时更新、推送至医生、医保工作人员、医院管理者等"医保高铁"用户，为"三医"工作提供高效指引。

二是平稳，通过标准规范化建设，"医保高铁"自 2021 年 7 月 19 日上线以来，已经平稳运行超过 900 天，服务 2 187 家医疗机构、1 986 家医药企业、2 333 家零售药店、近 10 万名用户，准确汇聚"三医"全量数据，为医保业务运行安全平稳提供保障。

三是精准，通过颗粒度细化，精细化服务医院、科室、病组、医生等用户，精确到药品、

耗材、试剂、费用等，将各服务场景衔接紧密。

四是全面，通过相关系统全协同、集中全量数据、贯通医保业务，"医保高铁"全面覆盖医院、药企、医生、参保人（单位）、卫生健康、纪委监委等角色，创新构建医保生态体系。

五是高新，"医保高铁"引入知识图谱、大数据挖掘、AI智能识别和区块链等技术，应用新服务理念，使整体规划具有前瞻性，隐患发现具有引导性，技术先进具有代表性。

六是认可，"医保高铁"聚焦医药发展经济性、投入效率性、健康收益性、服务公平性、政策满意度5个方面，全方位数字化评价"三医"运行质量，获得了广大用户群体的高度认可。

第一节　快　速

"医保高铁"这趟飞驰的医保"列车"快速整合了医疗、医保和医药数据，就像一个超级大脑，通过强大的大数据计算能力，对海量信息进行实时分析，迅速推送给医生、医保工作人员和医院管理者等重要"乘客"。

这趟"高铁"不仅提供了宝贵的数据支持，更为"三医"工作提供了明确的方向和高效的指引，具备秒级同步、实时计算、高效调度、分布缓存4大特色，让整个医保业务运行得更加顺畅。

一、秒级同步

"医保高铁"采用数据库底层日志捕获技术，实现非侵入式增量数据同步至"医保高铁"数据基座，同步达到秒级效率。

该技术实时监控数据库的底层日志，捕获数据变更操作，并将这些变更应用到目标系统中，从而实现数据的实时同步。由于采用底层日志捕获技术，不需要对现有系统进行任何修改，因此不会对现有业务造成任何干扰。同时，通过数据的一致性比对和补全机制，能够保证数据的完整性和一致性。通过这种方式，我们还可以将"医保高铁"数据基座的实时数据同步到其他业务系统中，实现业务实时协同。

二、实时计算

"医保高铁"采用实时计算技术实现医保指标的加工计算，根据数据的时效性要求，支持"T+1"和"T+0"两种方式，其中60%以上数据实现"T+0"，即时加工指标数据，提高"医保高铁"数据准确性和时效性。

实时计算技术对"医保高铁"数据进行实时加工，对数据分析指标进行实时加工、快速处理，并实时更新到系统中。通过这种方式，我们可以及时发现数据的变化趋势，实时查看业务动态，对数据异常进行实时预警，提高数据的时效性，更好地支持"医保高铁"业务的发展，为"医保高铁"运营提供更加准确和及时的数据支持。

三、高效调度

"医保高铁"智能调度系统设置工单调度、"高铁"运行等 4 大类 18 条调度规则，实现医保、医疗机构、医师、企业、参保人之间高效调度，累计调度 105 万人次。

通过智能调度系统规则，可以对"三医"角色参与方进行智能化的调度安排，快速、准确地匹配各方的需求和资源，提高调度效率，减少等待和延误时间。自系统上线以来，调度机制得到了各方一致好评。未来，"医保高铁"还将不断完善和优化调度规则和系统，为用户提供更加高效、智能的服务。

四、分布缓存

针对高频业务，"医保高铁"采用分布式缓存技术，可以最大程度地降低系统之间的调用链路深度，大幅提升服务响应速度，查询平均响应时长短于 0.1 秒。

采用分布式缓存和技术，将常用的数据存储在高速缓存中，避免了对数据库等存储设备的频繁访问，从而大大提高系统的查询速度。这不仅能够提升用户的体验，也使得系统能够更好地应对高并发的情况。

第二节　平　稳

自 2021 年 7 月 19 日上线以来，"医保高铁"已平稳运行超过 900 天。这列医保高速列车，凭借着标准化规范化建设，基于统一架构、高可用性、流量监管和安全体系 4 大基石，准确汇聚了 2187 家医疗机构、1986 家医药企业和 2333 家零售药店的数据，吸引了近 10 万名用户使用。

"医保高铁"凭借严谨和可靠，精心梳理着"三医"全量数据，为医保业务的安全平稳运行提供了坚实的保障。

一、统一架构

"医保高铁"基于国家医保统一框架（HSAF）体系，实现微服务分布式架构，统一技术规范，保障系统稳定运行。

微服务分布式架构将系统拆分为多个微服务，每个微服务独立部署、独立运行，提高了系统的可扩展性和稳定性。同时，"医保高铁"统一了技术规范，确保各个微服务之间的通信和交互符合标准，避免了技术上的混乱和冲突，更好地保障了系统的稳定性和可靠性，为用户提供更加优质的服务。通过采用容器化等技术手段，进一步提高了系统的可维护性和可管理性。

二、高可用性

"医保高铁"基于云原生架构理念，依托 Kubernetes（K8s）构建"医保高铁"高可用架构，实现服务启动、运行状态动态感知，宕机自动恢复，实现服务的稳定性和高可用性。

同时该架构还支持服务的水平与垂直弹性伸缩，根据流量负载的动态变化进行动态扩容，确保系统能够应对各种规模的流量压力，实现了服务的可靠性和可伸缩性，确保"医保高铁"稳定运行，为用户提供更加优质的服务。

三、流量监管

为了保障"医保高铁"网络流量服务稳定高效运行，SpringCloud 网关统一管控公网流量，实时监控服务的运行状态。当服务出现异常或流量过大时，网关能够自动触发限流和熔断机制，避免服务过载或崩溃。

该机制能够有效地保护服务不受异常流量或故障的影响，保证服务的稳定性和可靠性。通过实时监控服务状态，能够及时发现并解决潜在的问题，进一步提高服务的可用性和可靠性。同时，通过采用自动化的运维管理工具，实现了服务的快速部署和弹性伸缩，提高了服务的响应速度和扩展性。通过这些技术手段的综合应用，为用户提供更加稳定、高效的网络服务。

四、安全体系

为了确保数据的安全性，"医保高铁"基于国标信息安全软件技术编码以及等保三级安全规范，建立了一套全方位的安全防护体系。这套体系涵盖了物理、平台、网络、数据和应用等多个方面，能够全面保障数据的安全性和机密性。具体采取了以下措施：

物理安全：确保服务器和网络设备的物理安全，防止未经授权的访问和破坏。

平台安全：采用最新的操作系统和软件框架，及时更新补丁和安全加固，防止漏洞被利用。

网络安全：通过部署防火墙、入侵检测系统等设备，对网络流量进行实时监控和防御，防止恶意攻击和数据泄露。

数据安全：采用加密技术对数据进行加密存储和传输，确保数据在存储和传输过程中的安全。

应用安全：对应用程序进行安全审计和漏洞扫描，及时修复漏洞，保证应用程序的安全性。

全方位的安全防护体系能够有效地保障数据的安全性和完整性，为用户提供更加可靠的服务。同时，"医保高铁"还建立了完善的安全管理制度和应急响应机制，确保在发生安全事件时能够及时处理和恢复。

第三节　精　准

"医保高铁"采用精细化管理，将服务颗粒度细化到极致，为医院、科室、病组、医生等用户提供个性化服务。

"医保高铁"通过规范 50 类 2 569 个数据指标，近 8 万个医院、医生、企业动态画像，28 个"三医"治理精准模型，将颗粒和管理具体到药品、耗材、试剂、费用等每一个细节，将各个服务场景紧密衔接，确保医保各环节都能无缝对接，让服务更加高效、便捷。

一、规范指标

"医保高铁"数据指标体系是"医保高铁"数据准确度的核心。这套体系凝练了核心指标，统一了业务口径，确保了数据的准确性和一致性。通过深入分析业务需求和数据特点，累计确定了 50 类 2 569 个数据指标，覆盖了"医保高铁"业务的各个方面，能够全面反映"医保高铁"的运行情况。

在建立这套数据指标体系的过程中，通过与业务部门的沟通和协作，确保指标的定义（图 2-1）、业务口径、计算口径和展现方式符合业务实际需求。同时，建立数据质量监控机制，对数据进行了多层次的校验和审核，确保数据的准确性和完整性。

这套数据指标体系能够全面提升数据的准确度和可靠性，为"医保高铁"业务的发展提供有力的数据支持。未来，数据指标体系将不断完善和优化，以更好地满足业务发展的需求。

指标编号	ZSBY20220626001		
指标中文名称	职工医保参保人数	指标英文名称	Number of employees with medical insurance
指标类型	基础指标	标准主题	业务分析
指标大类	参保征缴	指标小类	职工医保
计量单位	人		
业务定义	参加企业职工医疗保险的总人数，包括目前正常缴费人员和中断人员。		
业务口径与计算公式	按参保状态标识计算，职工医保参保人数=正常缴费人员数+中断人员数。		
指标用途	日常业务分析；业务数据按月、季度、半年、年度向医保部门提交报表等。		
指标属性	时点值	统计周期	按天/Day
数据类型	整型	指标长度	0~12
计算精度	0	加工频率	按天/Day
技术口径与计算规则	select count(distinct aac002) 职工医保参保人数 from archive.rc01 a,empinsured.ac01 b,empinsured.ac02 c where a.rac001=b.rac001 and b.aac001=c.aac001 and a.aae100='1' and b.aae100='1' and c.aae100='1' and c.aae140='110';		
涉及报表	统计月报、季报、年报	指标标准来源	
归属部门	医保服务处	责任人	张三
指标状态	有效	发布日期	2020-3-5
版本号	V1.12	指标说明	无

图 2-1　指标定义规范示例

二、动态画像

为了满足"医保高铁"各类用户的个性化需求，"医保高铁"建立了医院、医师、企业等精准画像（图 2-2）。通过动态更新对象状态和精准识别对象诉求，"医保高铁"能够智能推送精准服务，更好地满足个性化需求。目前已累计形成了 2 106 个医院画像、

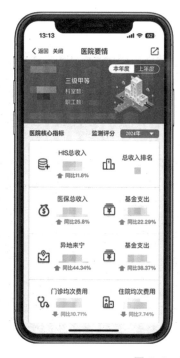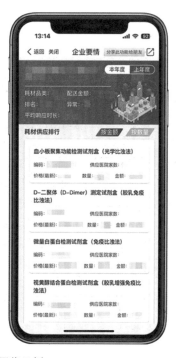

图 2-2　画像示例

10 224 个企业画像和 67 936 个医生画像，这些画像涵盖了服务对象的各个方面，包括基本信息、业务特点、需求偏好等。

在建立精准画像的过程中，采用了大数据分析和人工智能技术，对服务对象的数据进行深入挖掘和分析。通过对数据的多维度分析和模型化处理，能够更加精准地描绘出服务对象的特征和需求。同时建立的画像动态更新机制根据服务对象的状态变化和反馈信息进行实时更新，确保画像的准确性和时效性。

通过精准画像，医保部门能够更好地理解用户的需求和痛点，为其提供更加精准、个性化的服务。同时，也为业务决策提供了更加科学、可靠的支持。

三、精准模型

为了实现“医保高铁”对医保、医院、科室、医生、企业等的精准管理和服务，通过多方数据的实时联动，根据监管规则，构建了“三医”治理模型，以满足不同管理需求，目前已累计形成 28 个监管场景（图 2-3）。这些场景涵盖了医保基金使用、医院运营管理、医生诊疗行为、企业服务等多个方面，能够全面反映“三医”治理的运行情况。

在构建监管场景的过程中，注重“三医”数据的实时性和准确性，确保场景的实时更新和数据的一致性。通过整合多方数据资源，包括医保数据、医院数据、企业数据等，形成了完整的数据链路。同时，“医保高铁”采用了先进的数据分析和挖掘技术，对数据进行深入挖掘和关联分析，发现数据之间的潜在联系和规律，为监管场景的构建提供有力支持。

序号	监督对象	分类	类型	详细定义
3	医院	A2带量不足	异常	连续两次预警（每月带量采购品种累计采购量未完成计划进...
4	医院	A3确认滞后	预警	供货企业上传发票后，医院8天内未进行发票确认
5	医院	A3确认滞后	异常	供货企业上传发票后，医院10天内未进行发票确认
6	医院	A4未执行零差率	异常	耗材使用价格大于耗材采购价格
7	医院	A5支付超期	预警	医院确认发票后，超过20天内未支付货款但未超过25天（带...
8	医院	A5支付超期	异常	医院确认发票后，超过25天（不含）未支付货款（带量耗材...
9	医院	A6非带量超标	预警	采购带量非入围产品超过该类产品采购总量的20%（按月）
10	医院	A6非带量超标	异常	采购非带量产品超过同类产品采购数总量的30%（按月）
11	医院	A7虚假服务	异常	未提供某种医疗服务行为，存在计费现象的
12	医院	A8虚假数据	异常	系统通过数据质量检测，发现不实数据的
13	医院	A9不入库	异常	耗材有使用记录，但是没有入库记录
14	医院	A10跨科室使用	异常	按科室专业分类，超范围使用非本科室的医用耗材

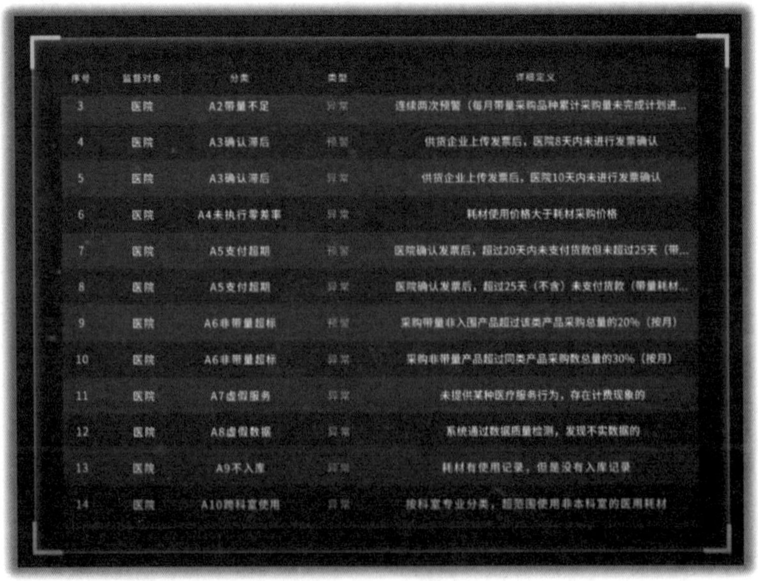

图 2-3　精准模型规则示例

通过这些监管场景，我们能够全面了解"三医"治理的运行情况，及时发现和解决存在的问题，满足"三医"治理的需求。

四、细化颗粒

为了满足国家医保15项标准编码贯标的要求，"医保高铁"将管理服务的颗粒度细化到医院、科室、医生、企业、参保人等每一个主体，精确到药品、耗材、诊疗行为等每一个微观颗粒。

在具体实施过程中，"医保高铁"结合实际情况，制定了一系列的标准和规范，确保了数据的准确性和一致性，通过建立数据质量监控机制，对数据进行多层次的校验和审核，确保数据的准确性和完整性。

细化颗粒的管理方式使数据服务满足国家医保标准编码贯标的要求，便于医保部门更好地掌握医保基金的使用情况，规范医生的诊疗行为，提高医院的管理水平，为企业和参保人提供更加优质的服务。同时也为"三医"治理的精准监管提供了有力支持，推动了医保事业的持续发展。

第四节　全　面

"医保高铁"犹如一列联接各方、汇聚数据的"超级列车"，它协同纪检监察、卫健、医院、企业、药店等相关系统，集中汇聚国家医保信息平台、卫生信息平台、企业平台等全量数据，贯通参保、缴费、招采、结算、DRGs、监管等医保全领域业务，为医院、药企、医生、参保人（单位）、卫生健康、纪委监委等各方角色提供全面覆盖的服务。

"医保高铁"不仅仅是一个数据化治理工具，更是一个创新构建的医保生态体系，它通过数据共享、信息互通，让各个角色在医保领域更加紧密地协作，共同推动医保事业的发展。

一、系统全协同

"医保高铁"构建了医保同纪委、卫健部门、医疗机构、企业、药店等多部门、跨部门的医保生态体系（图2-4），打破了"信息孤岛"，实现了数据共享和业务协同，提高了服务效率和质量。

在构建医保生态体系的过程中，"医保高铁"通过统一数据标准和接口规范，实现了不同部门之间的互联互通和数据共享，使用户能更好地掌握医保基金使用情况、医疗机构

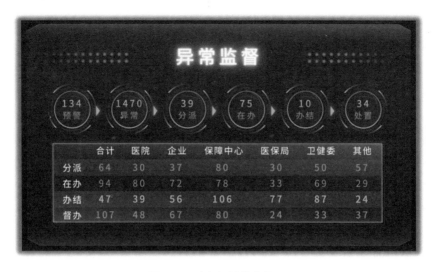

异常监督

| 134 预警 | → | 1470 异常 | → | 39 分派 | → | 75 在办 | → | 10 办结 | → | 34 处置 |

	合计	医院	企业	保障中心	医保局	卫健委	其他
分派	64	30	37	80	30	50	57
在办	94	80	72	78	33	69	29
办结	47	39	56	106	77	87	24
督办	107	48	67	80	24	33	37

图 2-4　跨部门异常监督

服务情况、医药企业药品耗材情况、各类风险预警信息等。

此外，"医保高铁"通过医保生态体系建立起跨部门的业务协同机制，明确各部门之间的职责和协作流程，加强部门间沟通和协作，实现了跨部门的业务协同，提高了服务效率和质量，不仅有利于医保事业的持续发展，也有利于更好地保障患者的权益。

二、数据全集中

"医保高铁"突破原有部门壁垒，积极对接人社、税务、民政、市场监管、卫健、纪检等部门，实现更高效的数据共享。目前已累计汇聚包括国家医保信息平台、卫生平台、企业平台等在内的 16 套系统、244 张表单，合计 316.91 亿条数据。这些数据涵盖了"三医"和外部门多个领域，为业务协同提供了强有力的数据支持。

通过汇聚这些数据，用户能够更全面了解各部门之间的业务情况和数据需求，优化医保数据交换和共享机制，提高数据的准确性和时效性。这不仅有利于提高业务协同的效率和质量，也有利于推动各部门之间的合作与发展。

未来，"医保高铁"通过严密的数据安全保护和管理，继续深化与各部门的合作，进一步拓展数据汇聚的范围和数量，为业务协同提供更加高效、便捷的数据服务，推动整体业务的发展和进步。

三、业务全贯通

"医保高铁"业务应用范围全面覆盖参保、缴费、招采、结算、DRGs、监管等医保全领域业务。通过建立"高铁＋业务"的管理模式，助力医保业务的精细化、智慧化管理，为医保事业的发展提供了有力支持。

在参保和缴费领域，"医保高铁"对参保人员医保信息、缴费情况等进行了全面分析和监控，确保了参保人员的权益和医保资金的安全。

在招采领域，"医保高铁"通过分析药品、耗材等招采数据，对招采过程进行全程监控，确保招采工作的公平、公正和透明，为决策部门提供了科学依据，助力医保部门更加精准地制定招采策略。

在结算领域，"医保高铁"对医保报销和结算数据进行了深度挖掘和分析。通过智能化结算系统和数据分析，提高了结算效率和准确度，减少了人为错误和纠纷，为参保人员和企业提供了更加便捷的服务。

在 DRGs 领域，"医保高铁"通过对 DRGs 病组的精细化分组和深度挖掘分析，为医院和医生提供了更加科学、客观的绩效评价和质量管理依据，助力提升医疗服务质量。

在监管领域，"医保高铁"对医保基金使用、医疗机构运营、医生诊疗行为等进行全面监控和评估。通过建立智能预警和监管系统，及时发现和预警潜在风险和违规行为，为监管部门提供了有力支持。

四、用户全覆盖

"医保高铁"以用户对象为核心，进医院、进企业、进社区，覆盖医保、医院管理者、医务人员、医药企业、药店、卫生健康、纪委监委等人群，提供个性化精准服务（图 2-5）。截至 2023 年，"医保高铁"用户累计 96 675 人，其中医保管理机构 840 人、医院 77 594 人、企业 11 175 人、基层经办机构 3 368 人、药店 3 502 人。这一数字仍在不断增长中，反映出"医保高铁"服务的广泛认可和需求。

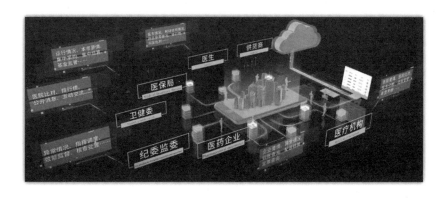

图 2-5　用户全覆盖

针对不同用户群体，"医保高铁"提供了个性化的精准服务：对医保管理者，它提供全面的医保基金使用监控和数据分析，助力科学决策和精细化管理；对医院管理者和医务人员，它提供横向比对、指标排名等服务，提升医疗质量和效率；对医药企业，它提供药品招采、结算等一站式服务，简化流程，降低成本。

"医保高铁"通过服务各类用户，共同推进医保服务的普及和深化：与医院合作开展医保服务培训，提升医务人员的医保服务意识和能力；与企业合作推动药品招采的透明化和规范化；与卫生健康部门合作加强医保数据的分析和利用，助力卫生健康事业的发展等。

未来，"医保高铁"仍将继续坚持以用户为核心的理念，不断优化和完善"医保高铁"服务体系，拓展服务范围，提升服务质量，创新服务模式，以满足更多用户的需求。

第五节　高　新

"医保高铁"技术先进，理念超前，具有极强的代表性和引领作用，是推动医保事业发展的重要力量。它引入了知识图谱、大数据挖掘、AI智能识别和区块链等尖端技术，为医保数据应用和赋能插上了翱翔的翅膀。

通过应用高新技术和新服务理念，"医保高铁"在整体规划上具有前瞻性，既能为当前医保工作提供精准的指引，也能及时感知潜在的风险和问题，为医保事业的发展提供了无限可能。

一、知识图谱

基于图数据库和知识图谱技术，"医保高铁"为医保行业构建了一个全面、准确的知识图谱。这一图谱将病种、药品、耗材、诊疗、参保人、医疗机构和企业等主体紧密关联，形成了一个庞大的知识网络，为医疗信息快速检索提供强大的支撑，促进医保行业的智能化发展。

通过多维度的图谱分析，可以快速检索、整合和挖掘医疗信息，为医疗决策、监管和服务提供有力支撑。例如：可以分析病种与药品、耗材的关系，了解不同病种的治疗方案和成本效益；还可以研究参保人的健康状况与诊疗记录，为个性化医疗提供依据。

此外，知识图谱还有助于提高医保服务的智能化水平。通过自然语言处理和智能问答技术，"医保高铁"可以快速回答参保人的疑问，提供精准的医保咨询。这不仅提升了服务效率，还增强了用户体验，使医保服务更加人性化。

二、大数据挖掘

结合医保违规行为，"医保高铁"运用关联规则、聚类、决策树和神经网络等算法，成功建立了医保大数据反欺诈模型，在医保基金监管中发挥了重要作用，有效识别和预防了欺诈行为，为医保基金的安全保驾护航。

在监管过程中，"医保高铁"基于深入的数据分析和业务理解，已累计设置了95条精准的监管规则和模型，如虚假住院、聚敛盗刷社保卡、挂床住院、体检式入院、购药式入院大数据分析模型，目前已产生了40529条可疑工单，高效处置5427条，2023年成功追回医保资金8097万元。通过及时追回资金，减少了医保基金的损失，也警示了潜在的违规者。

医保大数据反欺诈模型的建立和应用，不仅提高了医保基金监管的效率和准确性，还为医疗行业的健康发展提供了有力保障。"医保高铁"面对更为复杂的欺诈行为，将不断迭代更新模型，确保医保基金的安全和可持续性。

三、AI 智能识别

基于文字识别、人脸识别、图像识别和语音识别等先进技术，"医保高铁"为医保监管、精准服务和业务经办提供了强大的智能化支撑。这些技术不仅提高了数据处理的速度和准确性，还为医保领域带来了前所未有的便利性和高效性。

基于 AI 的智能文字识别技术可以用于医疗票据的智能识别，实现医保零星报销的流程自动化，大大减少了人工操作的工作量和误差，节约了成本（图 2-6）；人脸识别技术用于医疗实人认证，增强了医保系统的安全性，有效防止了冒用身份和欺诈行为的发生；图像识别技术为医疗诊断和治疗提供了科学依据，有助于提高医疗质量和效率；语音识别技术使得医保咨询和服务更加人性化，为患者提供了更便捷的沟通渠道。

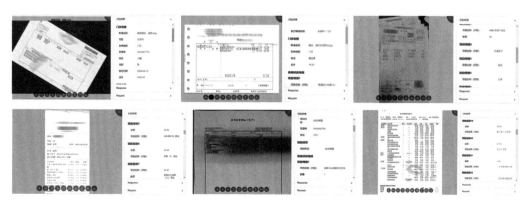

图 2-6　AI 智能识别

这些技术的应用将有力地推动医保领域的数字化转型，为构建智慧医保体系奠定了坚实基础。

四、区块链技术

基于区块链技术，"医保高铁"对医用耗材进行全流程监管（图2-7）。它通过将生产、流通、使用和结算环节的数据全部上链，确保数据的安全性和不可篡改性。

从生产厂家到医院再到患者手中，每一个环节都可以清晰追溯，既有效防止了假冒伪劣产品的流通，也有助于提高医用耗材的安全性和质量可靠性，确保患者的健康安全。区块链技术的引入为医用耗材监管带来了革命性的变化，为医疗行业的健康发展保驾护航。

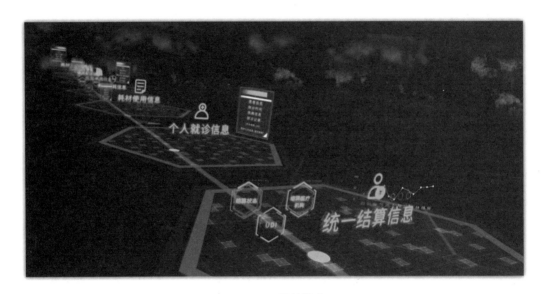

图 2-7　区块链技术

第六节　认　可

"医保高铁"为医保、医院、医生、医药企业用户提供了便捷的掌上服务，建立起聚焦医药发展经济性、投入效率性、健康收益性、服务公平性和政策满意度5个方面的评价体系，通过动态的阳光监管助力自我提升，引导改革创新。

"医保高铁"通过全方位的数字化评价指标，能够准确衡量"三医"运行的质量，为医疗、医保和医药工作提供有力的数据支撑，获得了医保、医院、医生、医药企业"四医"工作者的高度认可，帮助各方更好地理解和应对医保领域的挑战，共同推动医保事业的进步。

一、掌上便捷服务

基于安全的用户认证体系和数据防护体系，建立"医保高铁"掌上便捷服务，真正打通了医保、医院、药企等业务版块，实现了服务融合、一端集成（图2-8）。

安全的用户体系是前提，确保只有经过授权的用户才能访问该服务；业界领先的数据防护体系是支撑，采用严格的数据访问控制机制，确保数据不被非法获取或篡改。掌上平台将各类服务整合后，用户只需通过一个入口即可获得全面的服务。这不仅简化了用户的使用流程，还提高了服务的整体效率和便捷性、安全性和可靠性，为广大用户带来了更加良好的使用体验。

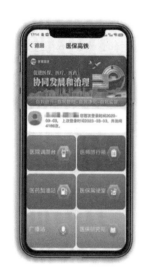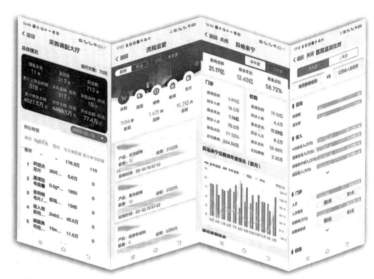

图 2-8　掌上便捷服务

二、科学评价体系

"医保高铁"建立医保、医院、医生、医药企业的医保评价体系，聚焦医药经济性、投入效率性、健康收益性、服务公平性、政策满意度 5 个方面，全方位评价"四医"运行质量：

医药经济性体现在药品成本效益分析和资源利用效率评估上。药品成本效益分析指比较不同药品的成本与疗效，确保药品价格与其价值相符；资源利用效率评估是分析医疗资源的利用情况，如设备使用率、床位周转率等，确保资源得到高效利用。

投入效率性体现在服务产出评估和病患满意度调查上。服务产出评估是衡量医院、医生和药企提供的服务量与质量，如诊疗人次、药品使用量等；病患满意度调查是了解患者对医疗服务的满意程度，以评估服务效率。

健康收益性体现在健康改善指标和生存率与生活质量分析上。健康改善指标评估患者健康状况的改善程度，如再入院率等；生存率与生活质量分析指标比较患者接受不同治疗后的生存率和生活质量。

服务公平性体现在地域均衡性和特殊人群关怀上。地域均衡性旨在分析不同地区或城乡之间的医疗服务供给是否公平；特殊人群关怀则是关注弱势群体或特殊疾病患者的医疗服务是否得到足够关注。

政策满意度主要是医保政策反馈和"三医"协同满意度。医保政策反馈是通过收集各方对医保政策的意见和建议，了解政策的执行效果；"三医"协同满意度评估医院、医生、企业等对医保政策的满意度和落实意愿。

通过以上 5 个方面的评价，我们可以全面了解医保、医院、医生、医药企业的运行质量，为政策制定和优化提供有力依据。同时，也有助于提升医疗服务的质量和效率，更好地满足人民群众的健康需求。

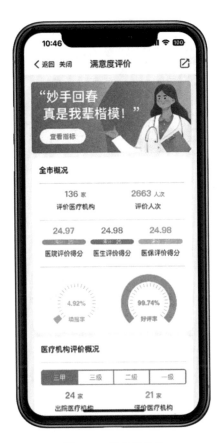

图 2-9　满意度评价

三、权力阳光运行

通过实现医院、科室、医生之间的可对可比、排名"晾晒"，"医保高铁"可以有效地促进"三医"角色实现自我提升、自我管理、自我净化、自我监督：

通过对比其他医院、科室或医生的绩效指标，激发各方的积极性和竞争意识，各医院、科室和医生可以明确自身提升的目标和方向。

通过深入分析"晾晒"排名数据，可以促进各方的经验交流与学习，医院、科室和医生可以加强自身管理，了解自身的优势和不足，制订针对性的改进措施。

通过客观的排名和绩效评估，促使各方遵守行业规范和标准，减少不良行为，提升整个行业的服务水平。

通过权力阳光运行，增加医疗服务的透明度，医保部门可以更加方便地了解各医院、科室和医生的绩效情况，从而促进各方加强自我监督。

通过以上4个方面，"医保高铁"可实现医院、科室和医生之间可对可比，有力地促进"三医"的持续改进和发展，为人民群众提供更加优质、高效的医疗服务。

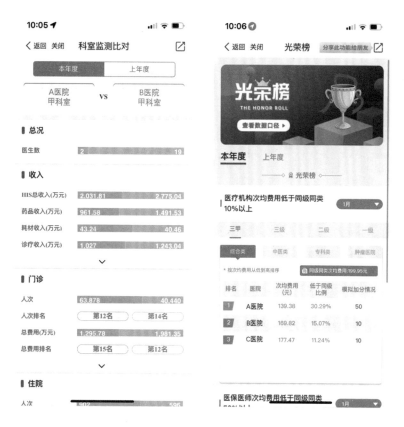

图 2-10　权力阳光运行

四、赋能改革创新

通过"医保高铁"的联动，医保、医疗、医药各利益相关方得以紧密结合，有效解决了信息不对称的问题。这一创新模式为招采改革、集中结算改革、支付方式改革等重点、难点领域的改革提供了有力引导，促使医疗资源得到更合理的配置，降低了医疗成本，提高了医疗服务的效率和质量。

同时，"医保高铁"的联动还促进了"三医"之间的深度合作，推动了医疗行业的协同发展。这种模式将为更多地区和领域提供借鉴和参考，助力医疗保障事业不断发展。

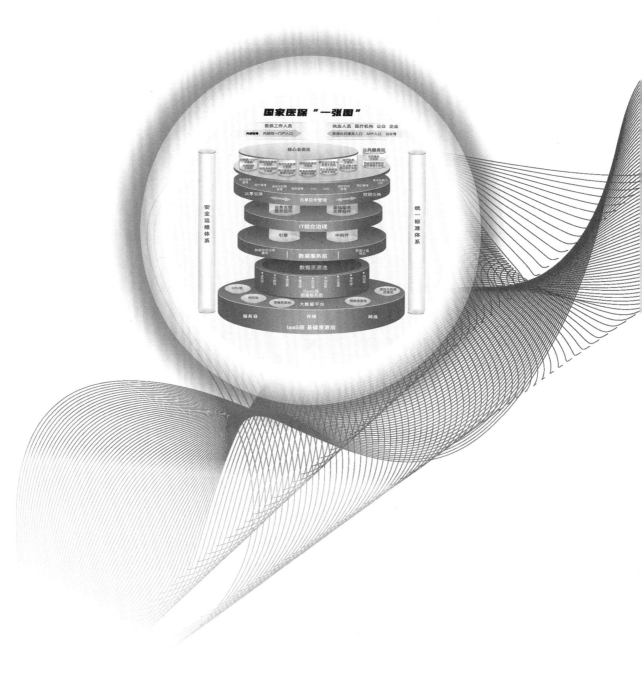

第三篇 结合篇

数据的生命力在于运用，只有应用数据指导实践，才能实现其真正价值。2023年6月27日，国家医保局办公室以内部通知的形式，向全国各省、自治区、直辖市和新疆生产建设兵团医疗保障局印发了《医保数据"两结合三赋能"工作方案》，其中"两结合"是指发挥国家平台建设的统一性与地方业务需求的灵活性有机结合，促进医保数据"走出去"与相关数据"引进来"有机结合。南京作为国家医保局医保数据"两结合三赋能"应用的联系点城市，一直将信息化作为推动医保工作实现高质量发展的重要引擎，在严格遵循国家医保局关于医保数据统一性和规范性要求的基础上，依托医用耗材阳光监管平台，在全国首先建成上线"三医"一体贯通的数据平台——"医保高铁"，通过数据挖掘、集成、分析、呈现等技术手段，纵向贯通国家、省医保数据，横向将分散在市级各个部门的数据进行汇聚和分析，支撑推动南京地区的招采治理、支付改革、基金监管、多层保障等医保主体业务，持续提升参保群众在医保领域的获得感、幸福感。

第三章 纵向推进国家平台标准化数据与地方特色业务数据相结合

为贯彻落实党中央、国务院重大决策部署，加快推进新时代医疗保障事业高质量发展，国家医保局大力推进标准化和信息化建设工作，以制定全国统一医保信息业务编码标准为突破口，按照"统一分类、统一编码、统一维护、统一发布、统一管理"的总体要求，将医疗保障编码标准统一为新时期医保信息交换的数据"通用语言"。为此，国家医保局搭建统一的动态维护平台，实行"纵向全贯通、横向全覆盖"，形成自上而下的全国统一的医保信息编码标准体系，提升医保业务运行质量和决策管理水平。基于国家医保局的标准化数据，南京"医保高铁"持续迭代更新，不断扩大功能模块，发挥了在南京医保管理中的支撑和引领作用。

第一节 贯彻统一信息业务编码

2019年6月，国家医保局率先完成了疾病诊断和手术操作、药品、医疗服务项目、医用耗材4项信息业务编码制定工作，并在官网开通了"医保业务编码标准动态维护"窗口，开放数据信息采集渠道，以实现信息业务编码标准的动态维护，提升医疗保障精细化管理水平。截至 2023 年底，国家医保局从上至下已在全国统一了 18 项医保信息业务编码标准，并持续推进全国统一的医保信息平台深化应用，全面深化业务编码标准维护应用，建立了完善的信息系统运维和安全管理体系。

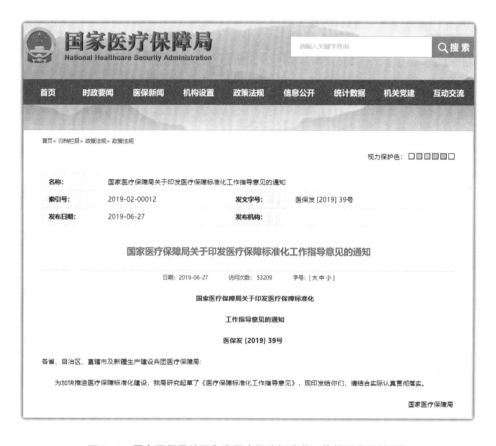

图 3-1　国家医保局关于印发医疗保障标准化工作指导意见的通知

第二节　上线全国统一信息平台

国家医保局于 2022 年 3 月底全面建成全国统一的医保信息平台，向全国 13.6 亿参保人提供优质医保服务。国家医保信息平台致力于医保数据标准化，通过 18 项医保信息业务编码数据治理和应用，实现医保领域"书同文，车同轨"。国家平台以其数据覆盖范围广、迭代速度快、应用价值高等优势，为地方医保深化数据拓展应用奠定了坚实基础。国家医保信息平台的标准化数据支撑推动南京"医保高铁"跑出了"三医"联动信息化新模式。

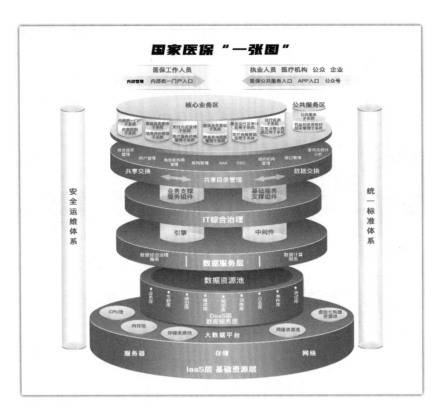

图 3-2　国家医保"一张图"

第三节　奠定"医保高铁"平台基础

　　南京市医保局在国家医保局的顶层设计和江苏省医保局的指导下，切实提高政治站位，勇于责任担当，将信息化当作"头等大事"来抓，把建设全国统一的医保信息平台作为南京医保部门的"一把手"工程，坚持"起跑就是冲刺"，谋划和推动医保信息化工作。平台筹建过程中，局党组始终坚定贯彻国家医保局所明确的医保信息化全国"一盘棋"的指导思想，紧扣"统一、高效、兼容、便捷、安全"的总体要求，规划南京医保"一张网、一张图、一盘棋"新格局，统筹建设南京医保信息平台。2021 年 12 月，南京市按照省、市平台两级部署模式，严格落实国家统一数据标准和规范，正式上线国家医保信息平台，并将长期护理保险、门诊住院基金监管、南京地区招采治理等地方特色化业务需求紧密嵌入平台，为"医保高铁"实现全领域数据汇聚夯实了根基。

第四节　实现纵向数据全面贯通

2021 年 7 月 19 日，南京市依托医用耗材阳光监管平台，建成了"三医"一体贯通的数据平台——"医保高铁"，支撑和服务全市医保基金运行、扩面征缴、异地就医、医保结算、基金监管、国谈药落地、招标采购等医保全领域业务；通过深化应用国家 18 项医保信息业务编码，不断提升编码在定点医疗机构内部的使用率，持续提高药品、耗材、医师药师护士等项目编码的达标率。依托国家医保标准化数据，南京"医保高铁"通过引接省招采、参保、基金监管等数据，实现实时互联互通。

"医保高铁"运行两年多以来，积极探索创新统筹区医保改革、管理和服务的新模式。一方面基于全国统一的信息平台，采用知识图谱、大数据挖掘、区块链等先进技术，将内部关联编码统一对应至国家医保信息业务编码，实现数据来源与国家医保信息平台全面对接，大幅增强了数据的及时性、准确性、有效性；另一方面结合国家技术框架和数据标准，严格遵循"统一建设标准、统一数据来源、统一业务流程、统一操作界面、统一服务支撑"的原则，积极做好国家、省、市间数据传输、共享、交换，实现了医保数据纵向全域贯通，持续为医保高质量发展赋能助力。

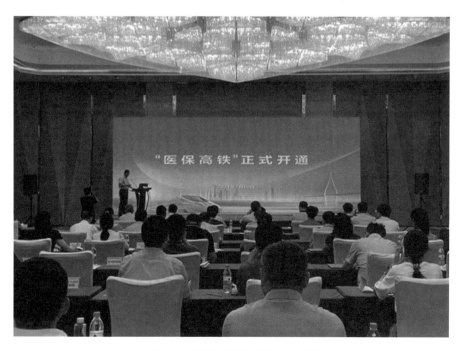

图 3-3　南京"医保高铁"正式开通

第四章　横向推进医保数据"走出去"与部门数据"引进来"相结合

南京市在全国较早成立市数据局，统筹数据资源整合共享和开发利用。南京市医保局成立以后，秉承医保数据"走出去、引进来"理念，在市委、市政府及数据局等部门支持下，于 2019 年 8 月 30 日建设南京医用耗材阳光监管平台，在全国率先汇聚贯通医保基金、医院 HIS、医药价格、招标采购 4 个系统的数据，集聚"三医"数据。

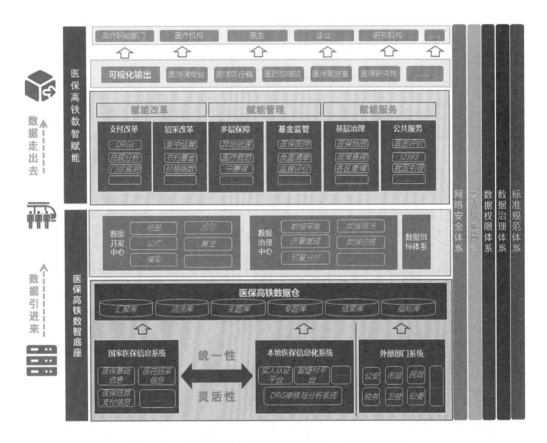

图 4-1　"医保高铁"贯通数据"走出去"与"引进来"

第一节　构建"医保高铁"数据生态圈

南京市医保局挂牌成立 5 年多来，始终加强规范完善医保数据共享制度，建立医保数据共享目录，强化相关部门数据协同共享、校验比对，持续提升业务数据准确性和完整性，提高全市部门关联性强、办事需求量大、企业和群众获得感强的政务服务事项集成化办理水平。南京"医保高铁"嵌入城市运行"一网统管"系统——"我的南京"App，并同步在"南京医保"微信公众号服务大厅上线，借助全市数据资源，融合交互卫健、市场监管、人社、民政、公安、税务、纪委、退役军人、工会、教育、医院、医药企业等数据，不断提升"医保高铁"数字赋能医保改革、管理和服务的精准性和高效性。

医保部门：向人社部门共享人员基础信息、单位基础信息、人员缴费信息、医保定点协议机构基本信息、医保药品目录（查询）、医疗诊疗项目目录（查询）、医保材料目录（查询）、重病慰问人员信息等数据，用于社保待遇审核发放、工伤保险联网结算审核、慰问登记等工作；向司法机关、纪检监察机关共享个人参保缴费记录、医疗费用等数据，用于侦查办案、社会稳控等工作；向残联、民政、总工会、退役军人事务局等部门共享重大疾病人员、长期护理人员等数据，用于开展救助慰问等工作。

数据管理部门：依托市大数据共享平台实现横向部门间数据交互。

人社部门：共享单位参保信息、退休信息、养老个账信息、工伤信息、退役军人信息、原被征地人员信息、社保卡信息等数据，用于医保部门提升人员建档、参保登记、待遇核定、零星报销等业务经办的准确性和及时性，探索实现参保人员业务办理"零跑腿"。

卫健部门：共享医疗机构执业许可证，诊疗科目，校验结论，医疗机构准入、变更和注销信息，行政处罚等数据，用于医保部门校验定点医疗机构的执业资格信息。动态变化的医师注册信息由医疗机构提供医师电子化注册机构端信息数据。

公安部门：共享销户（死亡）人员、走失人员、家庭户籍、亲属关系、姓名、身份证号、联系方式等相关数据，用于医保部门核验参保人员身份，开展参保缴费、待遇享受、家庭账户共济、个人账户管理等相关业务。

市场监管部门：共享药店的药品经营许可、企业统一信用代码、行政处罚等数据，用于医保部门将符合条件的药店纳入医保定点协议管理，开展单位参保缴费业务，减少企业信息填报工作量。

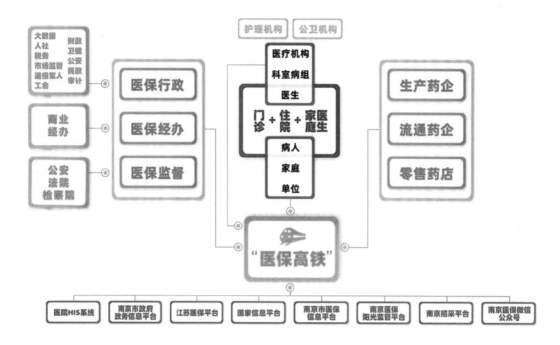

图 4-2 "医保高铁"数据生态圈

税务部门：共享用人单位已纳税人员信息，用人单位、个人参保费用缴纳相关数据，用于医保部门对已纳税未参保用人单位进行参保登记，确认用人单位和个人缴费到账、给予参保人员应享受的医保待遇。

民政部门：共享特困人员，最低生活保障对象，享受民政部门定期定量生活补助费的20世纪60年代精简退职职工，低保边缘家庭成员，支出型困难家庭中的大、重病患者，具有本市户籍的临时救助对象中的大、重病患者，特困老年人，低保及低保边缘户家庭中的老年人，经济困难的失智、失能、半失能老年人基本信息及殡葬火化数据等，用于医保部门精准开展医保参保、帮扶、医疗救助、长期护理保险、待遇终止等业务。

残联部门：共享二级以上残疾人员相关数据，用于医保部门精准开展困难人员医保参保、帮扶及长期护理保险业务。

农业农村部门：共享原建档立卡人员相关数据，用于医保部门精准开展困难人员医保参保、帮扶、医疗救助业务。

退役军人事务部门：共享重点优抚对象相关数据，用于医保部门精准开展困难人员医保参保、帮扶、医疗救助业务。

工会部门：共享特困职工及特困职工子女相关数据，用于医保部门精准开展困难人员医保参保、帮扶、医疗救助业务。

教育部门：共享在读中小学生、大学生相关数据，用于医保部门开展居民医保精准扩面工作。

司法部门：共享涉及医保待遇的司法文书相关数据，用于医保部门开展基金监管，暂时中止服刑人员的医保待遇。

第二节　实现系统全天候运行

"医保高铁"整合南京医保基础信息、医保基础目录信息、医药招采信息、医保结算支付信息、医保基金征缴信息等内部数据，汇聚人社、民政、税务、市场监管、卫健、纪委监委等部门的社保信息、税务信息、电子证照信息、个人诊疗数据、监察数据等外部数据，通过与相关信息系统对接、交互，实现数据全天候实时更新、推送，"三医"人员通过一部手机，就能实现医保事业发展情况"一机尽览"。

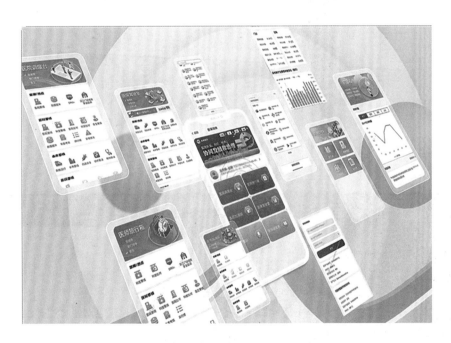

图 4-3　"医保高铁"全天候运行

第三节　引领"三医"协同创新发展

南京"医保高铁"通过全领域数据汇聚、全方位分析展示、全流程监管服务，赋能集中采购、集中结算、医保支付方式改革、医保基金监管等业务，助力医保部门决策和服务，助力医疗机构管理和发展，助力医药企业运营和增效，助力医务人员自警和提升，南京地区"群众享实惠，医保提效能，医院获发展，药企得成长"的多赢局面初步形成。

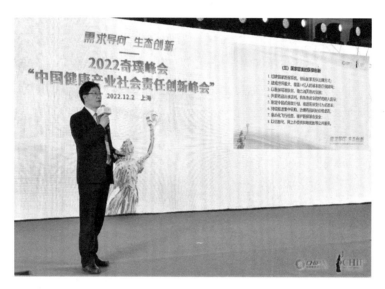

图 4-4　"医保高铁"获得 2022 健康行业政策创新"奇璞奖"提名奖

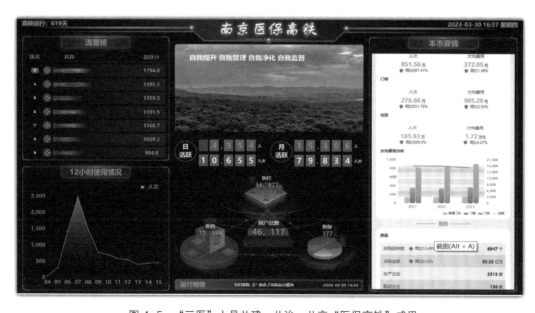

图 4-5　"三医"人员共建、共治、共享"医保高铁"成果

第五章 打造"三医"智治数字基座，
协同推进"医保高铁"

　　"医保高铁"的核心是数据，数据是医保管理的基础和依据。"医保高铁"依托医保内外部信息化和数字化建设基础，提供从数据集成到数据治理、数据加工、资产管理、数据共享、数据服务全流程的数据构建及管理能力，搭建政策制度、标准规范和安全保障三大支撑体系，赋能精准服务、智能监管、科学决策、指挥调度、预测预警等应用场景构建。南京医保部门运用信息化这一最有效的手段，探索出"三医"共建平台、共乘"高铁"、共享数据、共担责任的新路径，"三医"协同能力明显提升。

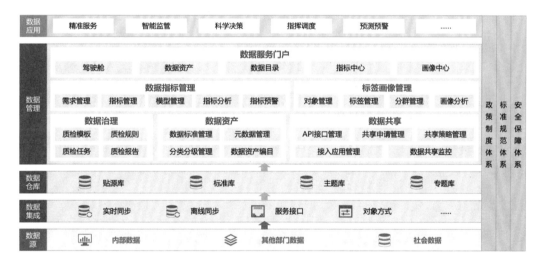

图 5-1 "医保高铁"数据管理应用架构

第一节 实时数据集成，夯实数据底座

　　南京"医保高铁"通过实时汇聚、离线汇聚、对象方式、服务接口等多种数据集成方式，实现数据全天候实时更新、推送，确保所有数据实时稳定对接。充分整合南京医保基础信息、医药招采信息、医保结算支付信息等内部数据，并突破原有部门壁垒，对接人社、税务、民政、市场监管、卫健、纪检等外部数据，实现数据纵向互联和横向互通。目前，南京"医保高铁"

已累计汇聚包括国家医保信息平台、卫生平台、企业平台等在内的 16 套系统、244 张表单、316.91 亿条数据。

（1）实时数据同步：支持数据库日志实时挖掘，实现按用户、表、字段进行秒级实时数据增量同步；支持数据过滤和一源多目标的增量数据订阅；提供实时同步任务配置、启动、暂停、重跑等管理功能；支持表、字段、数据范围的自定义。提供实时增量数据一致性比对和自动补全功能，支持按数据量和数据内容比对的方式，保障采集数据的准确性、一致性；每日提供数据比对和补全报告，及时发现数据问题并进行处理。

（2）离线数据同步：支持全量数据同步和按月、日等定时增量数据同步两种方式，实现海量数据的离线同步；支持数据同步过程中进行数据清洗和标准转换。

（3）文件方式数据同步：支持从关系型数据库直接导出文本文件；支持文件导入非结构化数据库，如 HDFS、MongoDB 等；支持以文件方式快速导入关系型数据库，如 Mysql；支持 txt、cvs 等文件格式。

第二节　全面数据治理，提升数据质量

针对医保原始数据存在的数据缺失、数据不标准不准确、多源数据不一致等问题，南京“医保高铁”构建闭环的数据质量管理体系，建立数据校验机制，对数据的完整性、规范性、一致性、准确性、唯一性、关联性、逻辑性等进行检查，形成数据质量检查报告，发现和分析数据质量问题，并进行数据问题反馈和整改，实现医保数据源头治理，持续提

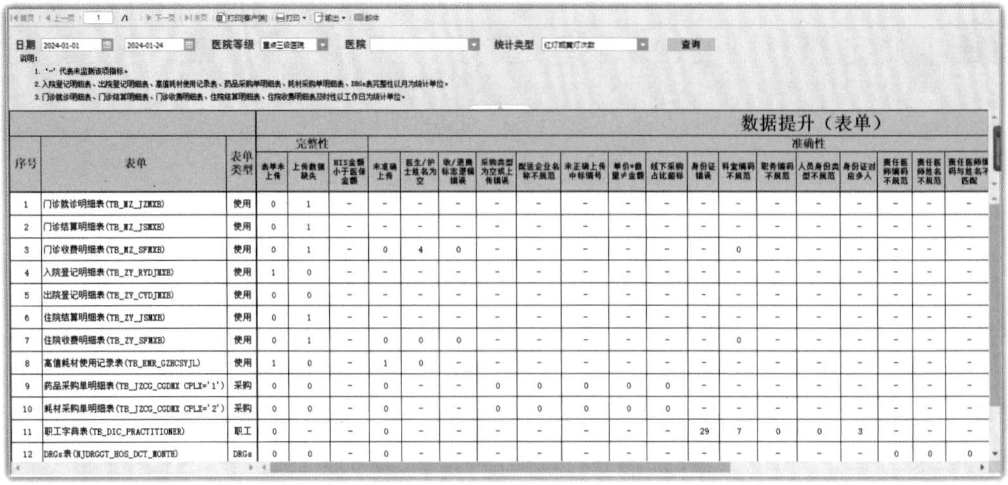
首页　上一页　1　/1　下一页　末页　打印[客户端]　打印　输出　邮件

日期 2024-01-01　2024-01-24　医院等级 重点三级医院　医院　统计类型 红灯或黄灯次数　查询

说明：

1. ‘–’代表未监测该项指标。
2. 入院登记明细表、出院登记明细表、高值耗材使用记录表、药品采购单明细表、耗材采购单明细表、DRGs表完整性以月为统计单位。
3. 门诊就诊明细表、门诊结算明细表、门诊收费明细表、住院结算明细表、住院收费明细表及时性以工作日为统计单位。

			数据提升（表单）																		
序号	表单	表单类型	完整性			准确性															
			表单未上传	上传数据缺失	HIS金额小于医保金额	未准确上传	医生/护士姓名为空	收/退费标志逻辑错误	采购类型为空或上传错误	配送企业名称不规范	未正确上传中标编号	单价*数量≠金额	线下采购占比超标	身份证错误	科室编码不规范	职务编码不规范	人员身份类型不规范	身份证对应多人	责任医师编码不规范	责任医师姓名不规范	责任医师编码与姓名不匹配
1	门诊就诊明细表(TB_MZ_JZMXB)	使用	0	1	-	-	-	-	-	-	-	-	-	-	-	-	-	-	-	-	-
2	门诊结算明细表(TB_MZ_JSMXB)	使用	0	1	-	-	-	-	-	-	-	-	-	-	-	-	-	-	-	-	-
3	门诊收费明细表(TB_MZ_SFMXB)	使用	0	1	-	0	4	0	-	-	-	-	-	-	0	-	-	-	-	-	-
4	入院登记明细表(TB_ZY_RYDJMXB)	使用	1	0	-	-	-	-	-	-	-	-	-	-	-	-	-	-	-	-	-
5	出院登记明细表(TB_ZY_CYDJMXB)	使用	0	0	-	-	-	-	-	-	-	-	-	-	-	-	-	-	-	-	-
6	住院结算明细表(TB_ZY_JSMXB)	使用	0	1	-	-	-	-	-	-	-	-	-	-	-	-	-	-	-	-	-
7	住院收费明细表(TB_ZY_SFMXB)	使用	0	1	-	0	0	0	-	-	-	-	-	-	0	-	-	-	-	-	-
8	高值耗材使用记录表(TB_EMR_GZHCSYJL)	使用	1	0	-	1	0	-	-	-	-	-	-	-	-	-	-	-	-	-	-
9	药品采购单明细表(TB_JZCG_CGDMX CPLX='1')	采购	0	0	-	0	-	-	0	0	0	0	0	-	-	-	-	-	-	-	-
10	耗材采购单明细表(TB_JZCG_CGDMX CPLX='2')	采购	0	0	-	0	-	-	0	0	0	0	0	-	-	-	-	-	-	-	-
11	职工字典表(TB_DIC_PRACTITIONER)	职工	0	-	-	0	-	-	-	-	-	-	-	29	7	0	0	3	-	-	-
12	DRGs表(NJDRGGT_HOS_DCT_MONTH)	DRGs	0	0	-	0	-	-	-	-	-	-	-	-	-	-	-	-	0	0	0

图 5-2　数据质检报告（PC 端）

升数据质量。同时，以国家医保信息平台两定接口规范基线版本为基础，开展直联互通方式，即医疗机构与市医保信息平台直接联通，将数据通过接口方式传输至医保信息平台，传输中启用国家局逻辑校验规则，保证数据质量。

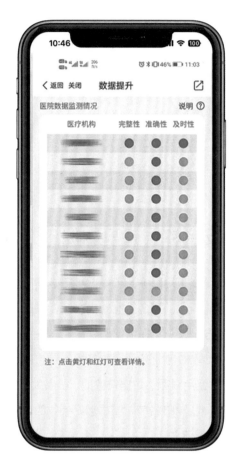

图 5-3　数据质检报告（移动端）

第三节　数据资产管理，提升数据价值

以元数据为驱动，打通各类医保数据关系网络，实现医保数据分级分类管理和数据资产编目，支撑数据资产价值挖掘和应用。通过对数据内容的敏感程度、共享范围、数据种类、业务属性等进行划分，构建科学合理的数据分类分级管理体系，实现数据精细化管理，确保数据安全使用。按照统一的数据资源目录标准规范，进行数据资源编目，实现数据资产清晰透明，支撑跨系统、跨业务、跨部门的数据资源共享。

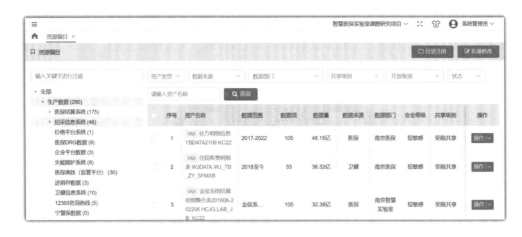

图 5-4　数据资产编目

第四节　安全数据共享，促进数据流动

南京"医保高铁"持续开展数据共享服务工作，基于数据分类分级，梳理数据共享资源目录，建立数据共享分级审批机制，整合并推动南京医保基础信息、医药招采信息、医保结算支付信息等内部数据"走出去"，提供给医保部门、医疗机构、医药企业、人社部门、卫健部门、纪委监委等，支撑横向业务部门和各相关单位的服务、监管和决策，充分发挥医保数据价值。同时，通过调用限额、数据有效期、日最大调用次数等服务控制策略，以及服务申请审核、口令授权、IP黑白名单、国密加密传输等安全保障机制，有效防止数据滥用，保障数据安全，促进数据流动。

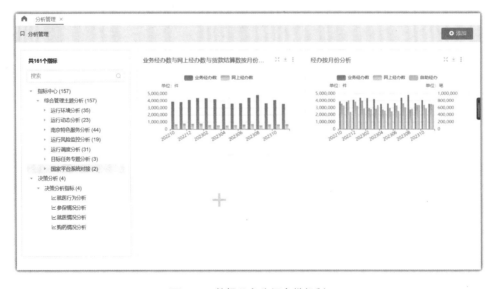

图 5-5　数据共享分级审批机制

第五节　统一指标管理，高效赋能应用

为有效解决不同部门、不同业务需求间指标业务口径不一致、指标重复加工、临时指标加工耗时长、加工逻辑错误、查询不便等问题，南京市基于医保"两结合三赋能"要求，结合医保各业务领域数据分析需求，建立"医保高铁"数据指标体系，规范指标和标签定义，实现指标统一加工固化和全生命周期管理，快速响应数据分析需求，高效赋能业务应用，支撑业务决策。

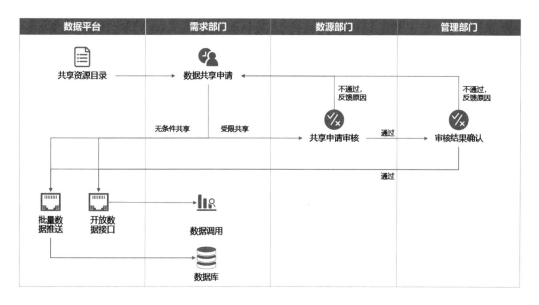

图 5-6　数据指标管理

第六节　标签画像分析，支撑精准服务

面向医院、医生、企业等分析对象，建立标签加工规则和模型，打通跨业务版块、数据域的对象数据，构建用户标签体系，实现用户标签的全生命周期管理；根据各业务部门个性化服务、精准决策、科学监管的需求，对医院、医生、企业等进行多维可视化分析，形成医院、医生、企业等主体画像，助力医保部门全面了解服务对象，实现医保业务服务和决策监管模式创新。南京"医保高铁"已构建完成 2 106 个医院画像、67 936 个医生画像以及 10 224 个企业画像。

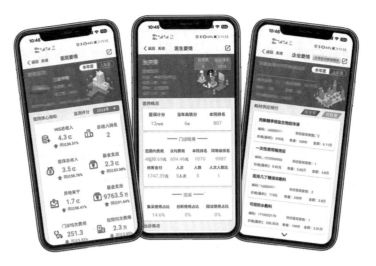

图 5-7 医院画像、医生画像、企业画像

第七节 数据服务门户，实现资产可视

南京"医保高铁"数据服务门户是面向各级领导和业务人员的统一资产查看入口，提供"数据驾驶舱""数据资产目录""数据共享目录""指标中心""专题中心"等功能，实现数仓一屏总览、资产一键检索、数据安全共享、指标多维分析、专题分析应用，便于数据使用者快速了解和使用数据。

南京"医保高铁"以数据"全量归集、全面治理、统一管理、按需共享、敏捷分析、应用赋能"为目标，实现多源异构数据归集，对医保数据进行全面治理，提升数据质量，并基于业务应用需求进行数据加工和跨部门协同共享，构建"一数一源"的中枢化数据资产体系和统一的数据分析指标体系，支撑医保数据分析应用和数据价值挖掘，实现了对"三医"数据的全生命周期管理，积极推动了医保引导医疗、医药协同发展新体系的构建。

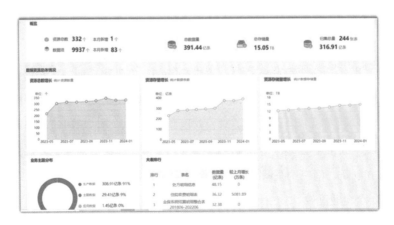

图 5-8 "数据驾驶舱"

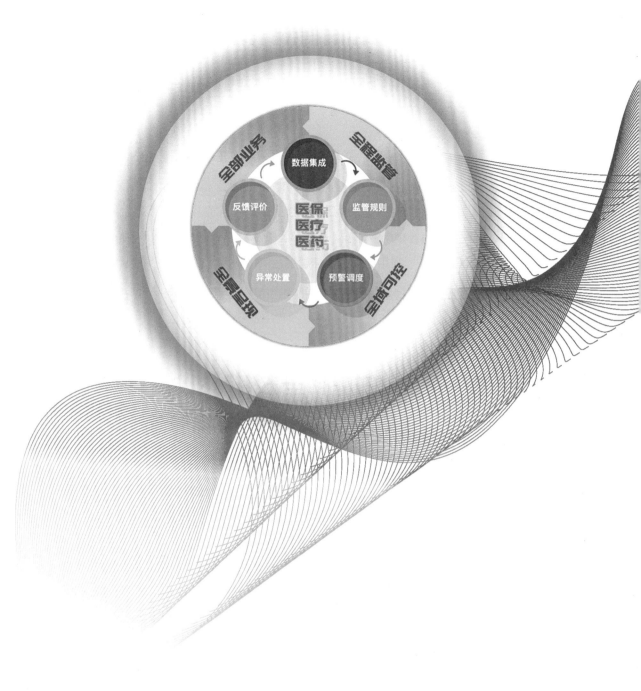

第四篇　机制篇

第六章　建立"三医四全五环"机制，制定评价指标，开展目标管理

近年来，随着人民健康需求的日益提升和技术迭代，医保管理机制面临改革重塑的需求。南京市医保局按照国家数字化转型总体部署，以 PDCA 理论为指南，构建了聚焦"三医"深度融合的"医保高铁"运行监管机制。

该机制横向覆盖医保各项工作，纵向贯穿医保运行全过程。它在"三医"数据深度整合基础上，构成全面监测医保各节点的"三医四全五环"体系，实现了监管运行的闭环管理。通过实现理论与南京市具体实践的嵌合，南京立足于"全面覆盖""全景展现"以及"全域可控"三个角度，不断评估完善运行机制各环节，保证了医保各项工作高质、高效开展。

实践证明，"医保高铁"利用国家医保信息平台支持和大数据手段，通过重塑医保运行监管机制，为医保工作提供了量化指导，有效防控了流程环节中的潜在隐患。

第六章　落实"三医四全五环"机制，制定评价指标，开展目标管理

为深化"三医"融合与数字转型，南京医保部门进一步推进"医保高铁"建设，建立完善"三医四全五环"监管机制、数据指标考核机制、任务调度机制、风险预警机制及业务闭环机制这五大工作机制。

其中，"三医四全五环"机制构建了互联互通大数据平台监测全过程。数据指标体系提供自我诊断改进参考。调度机制协调任务分配。风险预警将问题及时反馈给管理部门。最后，通过业务闭环形成处理机制。

五大机制构成的管理体系为医保管理提供了数字支撑，也有效提升了医保政策落地效率与医疗服务水平。"医保高铁"标准模式下"三医"深度融合与管理创新，将为我国医保体制改革提供重要借鉴。

第一节　PDCA 理论视域下的监管机制建设
——"三医四全五环"

南京市医保局秉承医保数据"走出去、引进来"理念，在全国率先汇聚贯通医保基金、医院 HIS、医药价格、招标采购 4 个系统的数据，集聚"三医"数据，构建南京"医保高

铁"，联动医保、医疗、医药各利益相关方，协同医保改革，有效解决信息不对称、不系统、不及时的问题，通过数据挖掘、集成、分析和呈现，聚焦医保主体业务，创新医保信息化、精细化管理模式，探索引领"三医"协同发展和治理的新实践、新机制。

为实现治理机制革新，优化南京医保统筹区医保治理模式，南京市医保局根据国家医保局"两结合三赋能"工作要求，依照 PDCA 循环管理理念，强化"三医"数据集聚，提升大数据分析应用能力，提升"医保高铁"数字赋能医保改革、管理和服务的精准性和高效性，推进形成风险严控、过程严管、处置严肃的医保业务全流程闭环监管格局，构建了"医保高铁""三医四全五环"监管机制。

何为"三医四全五环"监管机制？它是对医保全部业务工作运行风险"全景呈现、全程监管、全域可控"，构建完善"数据集成、监管规则、预警调度、异常处置、反馈评价"5个环节，促进医疗保障事业高质量发展，助推"三医"共建、共治、共享新生态、新体系。其借鉴由美国质量管理专家沃特·阿曼德·休哈特（Walter A. Shewhart）提出的 PDCA 循环，即 plan（即计划，包括方针和目标的确定，以及活动规划的制定）、do（即执行，根据已知的信息，设计具体的方法，进行具体运作，实现计划中的内容）、check（即检查，检查总结执行计划的结果，分清哪些对了，哪些错了，明确效果，找出问题）和 act（即处理，对检查结果进行处理，将成功的纳入标准，复盘失败教训，并进行下一个 PDCA）。在该理论的指导下，南京市医保局优化"医保高铁"机制建设，通过循环不断地进行"计划－执行－检查－处理"，推进"医保高铁"更加高效科学地运行，以更好地满足人民群众对医疗保障的需求。其具体环节如下：

目标任务分配调度（P）："医保高铁"的运行过程中，目标分配调度的环节便融入了战略管理理论的思想，即组织为实现战略目标，制定战略决策，实施战略方案，控制战略绩效所实施的动态管理过程[①]。战略管理理论起源于 20 世纪的美国，最早应用于军事领域。管理大师明茨伯格将战略管理划分为 10 个学派、3 个类别，分别是安索夫的资源配置战略理论观点、波特的竞争战略观点、安德鲁斯的目标战略理论观点。10 个学派中不同的学者对于"战略"一词有着不同解释，但一致的观点都认为，战略是确定、选择行动途径和实现最终目标的一些政策和计划。因此，战略管理理论通常定义为组织为实现战略目标，制定战略决策，实施战略方案，控制战略绩效所实施的动态管理过程。南京"医保高铁"构建全方位分析展示比较评价调度机制，优化医保高铁监测规则，全天候、全流程监测调度各项业务运行情况，监测各指标变化情况，达到风险运行预警阈值后自动生成预警，并同

---

① 杨柳. 企业战略管理的理论演变与战略风险探析 [J]. 中国管理信息化,2019, 22(15):81-83.

步调度到各责任主体及监管部门负责人，使监管工作导向从"治已病"向"防未病"转变，实现事前预警，提前介入，防患未然。

风险预警监控管理（D）：这一机制体现了风险管理理论的运用。风险管理思想在18世纪产业革命时期被正式提出，当时的法国管理学家亨瑞·法约尔（Henri Fayol）在《一般管理和工业管理》一书中将其应用在企业生产经营领域[①]，指如何在一个肯定有风险的环境里把风险可能造成的不良影响减至最小的管理过程。经过不断地研究与探索，风险管理理论从应用于企业管理逐步拓展到公共管理领域，风险管理的目标主要是控制和处置风险[②]。南京"医保高铁"建设有完整的风险预警机制，助力各项医保改革政策落地，协同各参与主体良性发展。"医保高铁"围绕招采治理、支付改革、基金监管、经办服务等各项医保改革和工作任务，构建监管指标体系，明确核心监测要素、统计口径、公开规则，设定风险运行预警、异常阈值，打牢全业务、全流程闭环监管的数据底座。

数据指标评价考核（C）：随着实际评价系统日益大型化、数字化、智能化和集成化，研究系统评价问题已避不开它的复杂性，常规的系统评价方法已不适用于复杂系统评价问题中涉及多层次多因子的综合评价，综合评价法便应运而生[③]。综合评价理论是指运用多个指标对多个参评单位进行评价的理论方法，又称为多变量综合评价理论。其基本思想是将多个指标转化为一个能够反映综合情况的指标来进行评价，如不同国家经济实力、不同地区社会发展水平、小康生活水平达标进程、企业经济效益评价等都可以应用这种理论方法。因此，南京"医保高铁"对于数据指标评价与考核也将该理论融入了实际运用。"医保高铁"建设包含"医保驾驶室""医院调度台""医师旅行箱""医药加油站"等版块，分角色挖掘、集成、分析、呈现南京地区"三医"数据，构建数据指标体系，形成全方位、多维度的分析报告，实现对医疗机构、医务人员、医药企业的精准服务，建立医保、医院、医生、企业的医保评价体系，发挥"医保高铁"智能监控功能，对各责任主体异常情况响应、处置情况持续开展跟踪监测、考核评价、回顾管理，确保整改见行见效。

业务工单闭环处置（A）：闭环管理理论是管理中质量控制方面的一种管理理论，最早由罗伯特·卡普蓝和戴唯·诺顿提出。作为一种新型管理模式，面对不断变化的客观实际外部环境，动态形成决策、控制、实施、反馈到再决策、再控制、再实施、再反馈的封闭管理系统，解决工作中存在的问题，并不断提高组织的内部管理效益[④]。南京医保部门注重

---

① 张念念. 基于风险管理理论的采场冒顶片帮事故分析 [D]. 昆明：昆明理工大学，2014.
② 郭焱. 风险管理理论视角下我国海关系统科技反腐问题研究 [D]. 天津：天津财经大学，2021.
③ 孙利荣. 现代综合评价理论的发展 [J]. 中国统计，2009(6)：59−61.
④ 周俊辉. 基于闭环管理的大学生职业能力提升路径 [J]. 温州职业技术学院学报，2021，21(3)：53−58.

建立健全异常处置机制，明确处置规则及责任部门，通过"医保高铁"对预警达到异常等级的业务自动生成异常工单，分派给责任主体进行情况说明，由负有监管责任的处室、单位进行核实处理，依规对查实存在异常问题的责任主体进行督查督办，并在"医保高铁"反映处置结果，形成闭环。

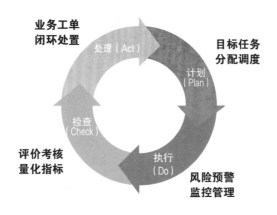

图 6-1　PDCA 循环法

在 PDCA 循环及相关理论支撑下，南京市"医保高铁"一方面聚焦医保业务工作全流程闭环监管的难点、痛点、堵点，通过不断建设、优化、完善"医保高铁"可视化功能，精心打造智慧化应用场景，为医保、医院、企业管理决策提供支持。将"三医"数据作为驱动和优化智慧医保建设的核心要素，健全医疗保障大数据治理体系和指标体系，推进医保、医疗、医药三方数据资源的规范采集、集中汇聚、高效治理和开放共享，深化"三医"大数据在行业健康发展中的创新应用。另一方面坚持整体协同、一体化布局，发挥医保引领作用，突出医疗、医药自我监管的主动性和能动性，提高基金运行和使用效率，形成全流程闭环监管的"三医"协同发展和治理格局。强化数据共享共用，推进打破医保、医疗、医药信息系统数据壁垒，有效联通、汇聚、整合和运用"三医"数据，强化"医保高铁""数据一屏展示、指标一屏分析、指挥一屏联动、治理一屏闭环、场景一屏透视"的中枢功能，提升数字支撑业务能力，推动医保管理强基提质。

为深入贯彻落实国家医保局"两结合三赋能"工作要求，提升"医保高铁"数字赋能医保改革、管理和服务的精准性和高效性，推进形成风险严控、过程严管、处置严肃的医保业务全流程闭环监管格局，南京市医疗保障局建立"医保高铁""三医四全五环"监管机制，

图 6-2　"三医四全五环"政策文件

对医保全部业务工作运行风险全景呈现、全程监管、全域可控,构建完善数据集成、监管规则、预警调度、异常处置、反馈评价 5 个环节,促进医疗保障事业高质量发展,助推"三医"共建、共治、共享新生态、新体系。

一、推进"三医"协同

党的二十大报告指出:推进健康中国建设。人民健康是民族昌盛和国家强盛的重要标志,深化医药卫生体制改革,促进医保、医疗、医药协同发展和治理。南京"医保高铁"遵循"共建共享共治,管理服务并重"理念,打破部门、医院信息壁垒,汇聚医保、医院、医药大数据,为医院、医生建设"医院调度台""医师旅行箱"版块,为定点药店从业人员建设"药店调度台",为医药生产经营企业建设"医药加油站"版块,为医保工作人员建设"医保驾驶室"版块,聚焦"三医"主体中的医院、科室、药店、生产企业、流通企业的运行动态,聚焦医疗行为中的医师、患者、病组等救治收费信息，根据管理和改革的需要，设置主体业务专题功能，自动生成各种维度的分析报告，开展医院比对、科室比对，形成行业标杆，促进良性竞争，推动"三医"从业者"自我管理、自我监督、自我提升、自我净化"。创设"广播站""医保研究苑"版块，为"三医"人员开设交流互动、政策学习、课题研究的掌上移动平台，引领南京医保、医疗、医药事业高质量发展。

二、监管 4 个"全"

1. 全面覆盖

"医保高铁"自建设伊始，就以服务医保全部业务、助力医保改革为目标，成立了主要领导挂帅、分管领导和各处室单位主要负责人参加的局领导小组，并设立分管领导任组长，市医疗保障综合服务中心、规划财务和法规处、信息管理处等单位负责人为成员的"医保高铁"调度指挥中心，统筹"医保高铁"建设工作，组织全局各处室、单位、分局围绕各自工作职责、工作目标，协同配合推进"医保高铁"功能模块建设，在"医保高铁"设置"招采治理""基金监管""支付改革"等 10 大主题区，覆盖医保全部业务工作。随着医保改革攻坚工作纵深推进，南京市医保局不断完善强化"医保高铁"建设工作推陈出新，围绕新的改革任务、工作目标，建设上线新的功能模块，推进医保各项工作高质量发展。

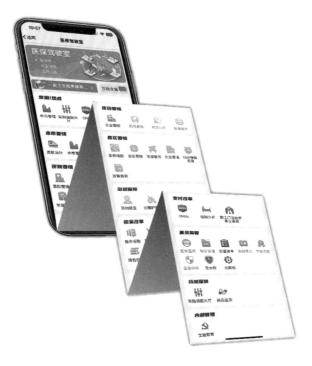

图 6-3 "医保驾驶室"

在推进药品和医用耗材招采治理改革工作过程中，"医保高铁"围绕集中采购、带量采购、集中结算三大指标建设"招采治理"主题功能区，并逐渐开发上线"降低价格""节约基金"等模块，多角度监测分析招采治理改革的成效。2020年二季度起，南京在全国率先按季度发布医用耗材价格指数，"医保高铁"开发上线了"价格指数"模块，监控各类医用耗材价格变化趋势。2023年南京市医保局开展医保基金直接结算试点改革工作，"医保高铁"随之上线了"医保基金直接结算"模块，实时监测试点单位直接结算工作开展情况，跟踪年度直接结算目标工作任务完成进度。为推进国谈药品政策落地，"医保高铁"开发了"国谈药品"模块，跟踪分析全市各医疗机构、各医生、各定点药店、各个国谈药品的使用情况。为支持生物医药创新政策，"医保高铁"上线了"创新产品"模块，跟踪生物医药创新产品在全市的推广使用情况。为督促各定点医疗机构提高合理用药水平，加强对国家、省重点监控合理用药目录内产品的使用管理，"医保高铁"上线了"重点监控药品"模块。"医保高铁"的建设始终以医保业务全领域覆盖为目标。

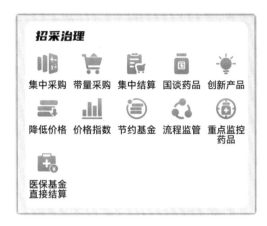

图6-4 "招采治理"主题功能区

2. 全景呈现

如何实现对医保各项业务工作的全景呈现？"医保高铁"建设从这几个方面进行了探索：

（1）健全指标体系："医保高铁"围绕各项医保业务设置了3 000多个指标项，对各类数据按日、月、年进行多维度数据的统计与分析，对各项工作业务开展情况精准画像，并以多样的图表形式实时推送给用户。

（2）强化对比分析："医保高铁"从多个角度对重要指标进行对比分析。设置纵向监测指标，对各项工作开展情况进行长期的跟踪，按时间维度进行纵向的环比、同比比较，以时间为坐标呈现各项业务工作在不同时间、不同节点的推进情况、变化趋势，帮助各部门单位发现规律，把握未来。同时开展横向比较，对各项相同工作在不同部门、不同单位、不同区域间推进、开展的情况进行比较，帮助各部门、各单位认识差距，形成良性竞争。在各个模块设置专项工作完成情况的排行榜，表彰先进，激励后进，鼓励走在前、做示范、出经验、高质量；已建设"医院比对""科室比对"模块，后续还将上线"企业比对""药店比对"模块，助力各单位对标找差，奋勇争先。

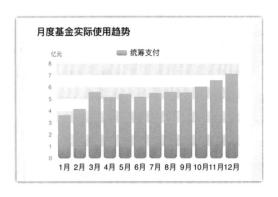

图 6-5　月度基金实际使用趋势

（3）细分监测层级：依托大数据优势，"医保高铁"对全市各项工作的监管可以做到"既抓大也不放小"，建设"本市要情""各区要情"模块，对各项业务在全市、各区推进情况进行宏观监测；开发"医院要情""企业要情""药店要情"等模块，对各单位、各部门进行精准画像；在"医生要情""门诊统筹""15 分钟医保服务圈"等专题还可以实现对每名医生、每名病人、每名工作人员、每张处方、每个产品的调度，查询到门统费用居前 50 位的医生、就诊人员的每一张结算明细单，跟踪每位医生每个带量采购药品的使用情况、查询每一名社区网格员的业务经办情况。

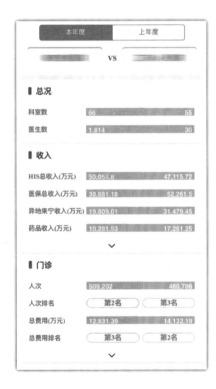
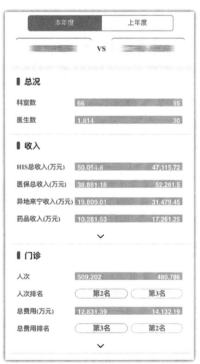

图 6-6　指标对比

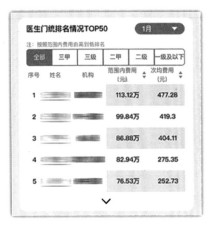

图 6-7　医生门统排名情况

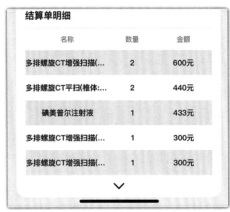

图 6-8　结算单明细

3. 全程监管

"医保高铁"基于国家医保信息平台统一标准，运用大数据技术，确保各项业务数据全程留痕，每个数据指标可追溯，建立起事前拦截、事中监控、事后处置的全流程监管的闭环管理机制。各业务部门围绕各项业务目标任务，拆分细化工作环节，设置各环节关键指标，制定预警异常阈值，明确处置手段，在"医保高铁"上进行公示后，对各项业务的开展情况进行全程跟踪监测。以招采治理工作为例，将医用耗材从采购到使用划分为采购、配送、确认、结算、使用5个环节。针对采购环节，设置了网采率、"分类采购"等监测指标，督促医疗机构落实集中采购政策，优先采购质优价廉的"优先采购"类医用耗材产品；为监测企业配送情况，设置了配

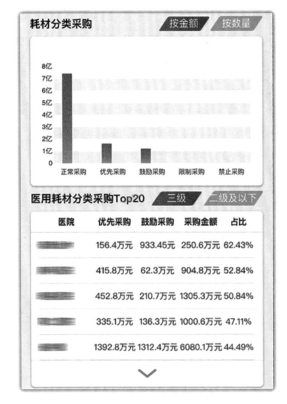

图 6-9　耗材分类采购

送率、平均响应时长等指标，列入企业协议管理，在"医保高铁"公示预警，确保企业及时供货，保障医疗机构临床需求；在结算环节，进一步将结算流程细化拆分为申请、确认、付款、结算4个环节，明确各个环节的责任主体、监测指标，实时跟踪监测并提醒各责任

主体按规定做好集中结算工作；在使用环节开展重点药品耗材使用监测、门诊处方费用监测等，保障医用耗材、药品合理使用，减轻病人治疗费用负担，保障基金安全。在此基础上，"医保高铁"进一步优化完善闭环管理机制，将异常数据推送给相关责任主体，跟踪异常数据处置情况，不断反馈评估，确保各项工作按规定推进落实。

4. 全域可控

"医保高铁"整合全市医保基础信息、医保基础目录信息、医药招采信息、医保待遇结算信息、医保基金征缴信息等内部数据，汇聚人社、税务、市场监管、卫健、纪检监察等部门的社保信息、税务信息、电子证照信息、个人诊疗数据、监察数据等外部数据，汇聚医保、医药、医疗全领域数据。各部门围绕各项业务制定监测考核指标，对医保、医疗、医药业务开展全领域监测，并在"医保高铁"上实时呈现。

建立异常数据风险预警、异常工单管理机制，异常数据实时推送给各责任主体，以及医保、卫健、纪检监察部门，督促各责任主体及时整改。对派发工单后仍然未按要求整改的责任主体，由相关部门进行通报、约谈、警示、暂停协议等处置，确保各项业务按照预期目标的要求开展完成，各项业务工作结果可控。

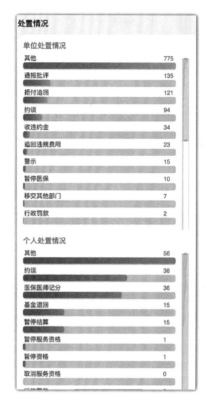

图 6-10　处置情况

三、贯通 5 个环节

1. 强化数据集成

医保高铁强化数据共享共用，推进打破医保、医疗、医药信息系统数据壁垒，汇聚贯通医保基金、医院管理（HIS）、医药价格、招标采购 4 个系统的数据，有效联通、汇聚、整合和运用"三医"数据，以"三医"数据的集成完善和质量提升为基础，嵌入城市运行"一网统管"系统的重要载体——"我的南京"App，借助其全市性的数据资源，进一步融入卫健、市场监管、人社、民政、公安、税务、纪委、医疗机构、医药企业等部门单位有关数据，强化"数据一屏展示、指标一屏分析、指挥一屏联动、治理一屏闭环、场景一屏透视"的中枢功能，提升数字支撑业务能力，推动医保管理强基提质。

2. 健全监管规则

南京市医保局各业务部门围绕招采治理、支付改革、基金监管、经办服务等各项医保改革和工作任务，构建完善监管指标体系，设置监测指标3 000多个，确定核心监测要素，制定统计口径计算方法、考核评价规则，明确每项工作责任主体、监管部门的责任和义务，并在"医保高铁"公布。在此基础上对各项工作的开展情况进行实时监测，并建立起风险预警、异常处置、跟踪反馈的全流程闭环管理机制，引导各项工作的开展有序可控。

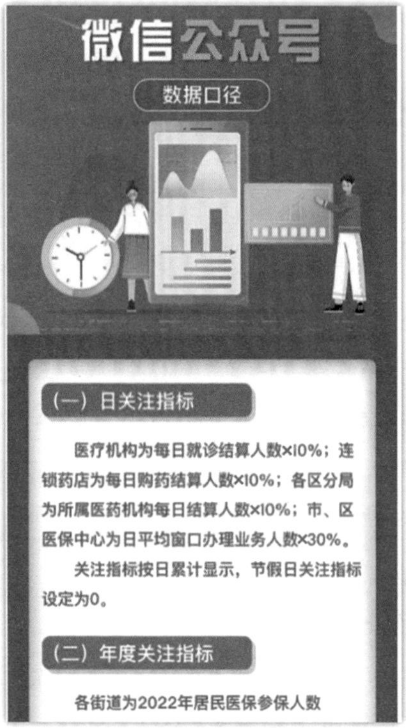

3. 加强预警调度

"医保高铁"建立风险预警机制，围绕各项工作制定监测规则，设置风险预警阈值，全天候、全流程监测各项业务运行情况，监测各指标变化情况，在达到预警阈值后自动生成预警，并同步调度到各责任主体及监管部门负责人，使监管工作导向从"治已病"向"防未病"转变，实现事前预警，提前介入，防患未然。

图6-11 关注指标

4. 完善异常处置

"医保高铁"不断建设完善异常处置机制，明确每项业务处置规则及责任部门。对预警达到异常等级的业务自动生成异常工单，分派给责任主体进行情况说明，由负有监管责任的处室、单位进行核实处理，依规对查实存在异常问题的责任主体进行督查督办，并在"医保高铁"反馈处置结果，形成闭环。

5. 落实反馈评价

各业务部门发挥"医保高铁"智能监控功能，对各项业务建立长效监测机制，对各责任主体异常处置后整改情况持续开展跟踪监测，分析结果，定期考核评价，指导异常主体不断改进和完善工作，确保整改见行见效，引导各项工作良性运行。

"三医四全五环"监管机制按照信息引领、问题导向，数据驱动、共治共享，智能监管、"三医"协同的工作原则，聚焦医保业务工作全流程闭环监管的"难点""痛点""堵点"，通过不断建设、优化、完善"医保高铁"可视化功能，精心打造智慧化应用场景，为医保、医院、企业管理决策提供支持。将"三医"数据作为驱动和优化智慧医保建设的核心要素，健全医疗保障大数据治理体系和指标体系，推进医保、医疗、医药三方数据资源的规范采集、集中汇聚、高效治理和开放共享，深化"三医"大数据在行业健康发展中的创新应用。坚持一体化布局、常态化展现、日常化运行、普遍化使用、指标化引领，突出医疗、医药自我监管的主动性和能动性，提高基金运行和使用效率，形成全流程闭环监管的"三医"协同发展和治理格局。

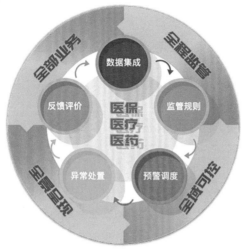

图 6-12　"三医四全五环"

第二节　P：战略管理理论视域下的目标机制建设
——"目标任务分配调度"

作为 PDCA 循环中的计划环节，南京市医保部门以战略管理理论为技术工具，为进一步提升南京医保统筹调度能力和医保治理现代化水平，以医保高铁为抓手，以协同创新为驱动，以生态赋能为要义，运用大数据、"互联网＋"等先进技术，建设"医保高铁"目标调度功能，构建全方位、立体式的目标任务分配调度机制。

南京医保目标任务分配调度工作机制指的是通过南京医保各项任务指标进行合理安排、协调、调度和监督，确保医保各项重点工作达到预期目标的一种管理机制。南京市医保局在面对复杂多变的医保业务场景时，任务调度推进工作机制显得尤为必要。

一、　构建目标任务及分配机制

南京医保目标任务调度工作机制通过计划制定、任务安排、执行监督 3 个环节制定工作目标，分配工作任务。在计划制定环节中，南京市医保局以国家医保局、江苏省医保局和市委、市政府下达的重要任务指标为依据，明确了工作目标、主要任务、工作进度和完成时间等方面，通过"医保高铁"编制进度表，实现任务安排和执行监督。在任务安排环节中，依靠南京"医保高铁"根据任务紧急程度和重要性，合理分配资源，定期调整工作重心，确保每个任务得到充分的关注，同时在任务执行过程中随时调整细节指标，以更好地适应工作环境和任务需求。在执行监督环节中，依托"医保高铁"数据监测功能围绕工作目标对工作进度、人员配备、资源使用、成果质量等方面进行全方位的监督和管理，及时发现问题并做出调整。

二、构建评价调度及比较机制

南京医保工作以目标任务为导向，全年工作紧扣任务指标压茬推进。为确保各项工作有序推进，南京医保依托"医保高铁"构建全方位分析评价调度及比较机制，在医保各业务领域设置任务调度及监测规则，全天候监测调度业务运行情况。医保各项重点工作指标达到风险运行预警阈值后，自动生成预警，同步调度至各责任主体及监管部门负责人，全面实现各项医保重点工作的监管从"治已病"向"防未病"转变。

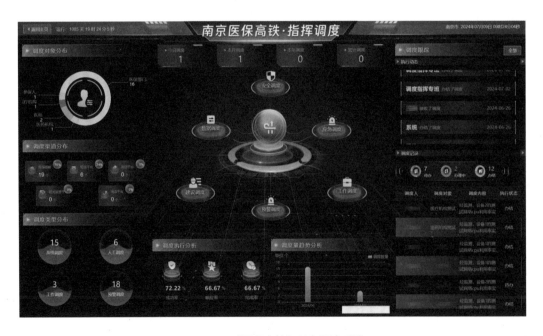

图6-13　"医保高铁"任务调度系统

"医保高铁"任务调度系统设置规则及阈值，系统按照规则自动点对点调整。系统内设置用户登录、结算系统操作、异常工单操作、数据提升调度等 4 大类 17 条智能自动调度规则，实现医保、医院、医师、企业、参保人之间高效调度，对不同调度场景、调度类型，通过短信平台、医保微信公众号、"我的南京"App、阳光监管平台等实现不同频次实时调度。针对"三医"各部门人员，维护个人信息内容，实现点对点精准调度；特殊的调度项目还可以强化调度、实时调度。

三、构建智能调度及跟踪机制

南京市医保局为确保年度各项任务指标高质量完成，构建"医保高铁"智能调度及任务监督机制，通过"医保高铁"实现对医保、医疗、医药各项业务行为的智能化调度及跟踪管理。例如，通过"医保高铁"，围绕同一病组院内不同医生、院外同级机构，不仅提供整体成本分析，而且提供检查、用药、耗材、治疗等详细结构分析。

在疫情防控期间，通过南京"医保高铁"采集医疗机构、零售药店的药品申购需求和储备状况，结合供应优先等级，智能生成调配方案，及时配送物资，推动药品采购调配由"实体化"向"数字化"转变，在应急药品保供中发挥了重要作用。

为锚定紧缺品种，依托"医保高铁"对医药企业围绕订单配送、申请、确认、付款、结算等关键环节进行付款进度展示，智能调配紧缺物资，锁定保供企业，每日更新上架物资目录和数量。通过"医保高铁"调度任务监督功能实现对已调度内容实时跟踪反馈，响应率、完成率关键指标实时呈现给业务部门，调度任务日志随时追溯调度明细情况。

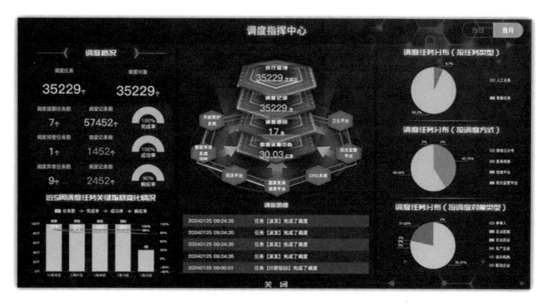

图 6-14　调度指挥中心

四、构建动态调度及监测机制

南京医保工作坚持目标导向、问题导向、结果导向，依托"医保高铁"建设构建动态调度及实时监测机制，锁定南京医保工作目标，分配任务指标，在"医保高铁"公示，实时监测工作进展情况。

锚定目标任务不放松，南京医保紧紧围绕"医保高铁"、依托"医保高铁"开展目标任务动态调度和实时监测。例如为推广南京医保微信公众号，职能部门拆分目标任务，制定日关注指标、年度关注指标、关注人数 3 项指标，分配给每家责任单位，在"医保高铁"建设公众号推广模块，实时展示各单位目标任务进展情况。

南京医保在日常业务工作推进中，加强目标任务分解及监测，例如招采治理环节，紧紧依托"医保高铁"，调度管理国家、省、市集采执行进度，基于年、月、日 3 个维度和医院、科室、个人 3 个层面，对医院、医生、企业精准画像，引导医院、医生相互竞争、自我提升，进一步推动集中采购、带量采购工作，医药企业可查询、可统计、可跟踪，引领医药企业做好药品耗材供应工作，有力破解医药企业"回款难"问题。

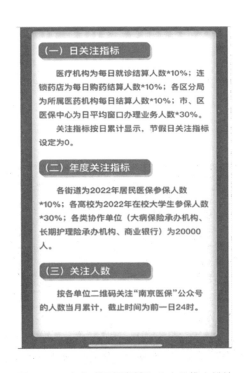

图 6-15　南京"医保高铁"公众号推广模块

第三节　D：风险管理理论视域下的管理机制建设
——"风险预警监控管理"

对于 PDCA 循环中的执行环节，南京医保部门以风险管理理论为理论工具，对医保工作开展数字化运行监测，结合评价考核机制，开展大数据建模分析，生成风险预警规则，实时产生风险预警，提醒各参与主体及时纠偏，形成风险预警机制，助力各项医保改革政策落地，协同各参与主体良性发展。风险预警机制是现代管理理论中一个至关重要的组成部分，特别是在医疗保障领域。这一机制不仅有助于识别和降低潜在风险，还能确保资源有效分配和运营效率。在医保和医疗领域，风险预警机制的实施尤为关键，因为它直接关系到患者福祉、医疗服务质量以及整体医疗体系的可持续性，它有助于及时发现和纠正医疗保险欺诈行为，保障患者能接受适当的医疗服务，同时确保医疗资源的合理分配。

风险预警机制的实施步骤（见图 6-16）可以分为以下几个阶段：

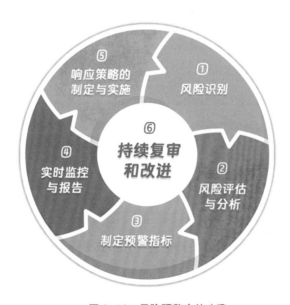

图 6-16　风险预警实施步骤

一、风险识别

这是风险管理的起点。它包括确定和记录可能影响组织目标实现的内部和外部风险。在医疗保险领域，这可能包括欺诈行为、服务质量问题、供应链中断、法规变更等。

二、风险评估与分析

这一步骤涉及评估已识别风险的概率和影响。这包括对风险（可能的财务损失）进行量化和对影响（对患者健康和机构声誉的影响）进行评估。

三、制定预警指标

基于风险评估的结果，制定监测风险的关键性能指标（KPIs）。这些指标能够在风险出现初期提供信号，从而可以及早采取措施。

在招采治理领域，围绕医院、医生、供应商三类重点监管对象设置风险预警规则。医院规则包括线下采购、带量不足、支付超期、过量使用、确认滞后、未执行零差率等，供应商规则包括配送超期、申请滞后、假冒问题、贿赂问题、产品不一致等等，医生规则包括过度使用、串换使用、虚假收费等。如表6-1所示：当某医疗机构采购带量采购品种累计采购量未完成计划进度（按月）时，自动产生预警；当第3个月结束采购比例小于15%，第6个月结束采购比例小于40%，第9个月结束采购比例小于75%，第12个月结束采购比例小于100%时，则自动升级为异常。

表6-1 招采治理－医院－预警规则

序号	分类	类型	详细定义
1	A1 线下采购	异常	医疗机构使用某一品种数量超过采购量（高值耗材）
2	A2 带量不足	预警	带量采购品种累计采购量未完成计划进度（按月）
3	A2 带量不足	异常	第3个月结束采购比例小于15%，第6个月结束采购比例小于40%，第9个月结束采购比例小于75%，第12个月结束采购比例小于100%
4	A3 确认滞后	预警	供货企业上传发票后，医院8天内未进行发票确认
5	A3 确认滞后	异常	供货企业上传发票后，医院10天内未进行发票确认
6	A4 未执行零差率	异常	耗材使用价格大于耗材采购价格
7	A5 支付超期	预警	医院确认发票后，超过20天未支付货款但未超过25天（带量耗材），超过50天未支付货款但未超过55天（非带量耗材）
8	A5 支付超期	异常	医院确认发票后，超过25天未支付货款（带量耗材），超过55天未支付货款（非带量耗材）

序号	分类	类型	详细定义
9	A6 非带量超标	预警	采购带量非入围产品超过该类产品采购总量的20%（按月）
10	A6 非带量超标	异常	采购非带量产品超过同类产品采购数总量的30%（按月）
14	A10 跨科室使用	异常	按科室专业分类，超范围使用非本科室的医用耗材
15	A11 重复计费	异常	某件医用耗材使用后，存在重复计费现象
17	A13 线下结算	异常	企业提供和医疗机构线下结算的票据
19	A15 应急采购超量	预警	应急采购量超过上一年度总采购量的2.8%（三级）
20	A15 应急采购超量	预警	应急采购量超过上一年度总采购量的1.8%（二级）
21	A15 应急采购超量	异常	应急采购量超过上一年度总采购量的3%（三级）
22	A15 应急采购超量	异常	应急采购量超过上一年度总采购量的2%（二级）

四、实时监控与报告

持续监控这些预警指标，并在指标达到或超过预设阈值时生成报告。这需要依赖高效的信息系统来收集和分析数据。

五、响应策略的制定与实施

一旦检测到风险，立即采取预先规划的响应措施。这可能包括紧急干预、流程调整或者启动应急计划。

六、持续复审和改进

风险预警机制不是一次性活动，而是一个动态的、持续的过程。要定期复审和评估风险管理策略的有效性，并根据新的风险情况进行调整。

在南京医保部门的实践过程中，风险识别主要从范围、特征、产生条件、类型、等级、可能导致的后果、所涉及部门、岗位和业务环节等方面，围绕药品（医用耗材）招采治理、DRGs 运行、门诊共济改革、数据治理等各类主题，科学制定风险识别标准，利用人工智能（AI）和大数据技术开展建模分析，并经筛选、确认、分类汇总形成预警规则。根据预警规则采用定性和定量的方法对风险进行评估，制定可执行的方案，选择执行的频率（每天、每周、每月），定期执行预警规则，发现风险点并产生预警指标。预警指标主要从指标名称、对应风险、指标类型、指标等级、计算方法、阈值、指标频率、预警区间、设定的校验规则以及应用范围进行描述。对于长期或者严重超出预警规则的预警指标，系统自动升级为异常指标。

数据质量是"医保高铁"正常运转的生命线。在数据治理领域，围绕完整性、准确性、及时性等方面设置了 112 个数据质量监测点，建立了医院端数据监测指标。完整性规则包括医院医保总收入大于医院总收入，未完整对接 DRG 数据，1 个月未上传高值耗材使用数据等；准确性规则有 DRG 责任医师编码不规范，线下采购数据超 50%，收费数据开单医生为空等；及时性规则包括 1 个月未上传采购数据、超过 5 天未更新收费数据等。数据风险预警按月生成医院预警异常数据，通过"医保高铁"数据提升功能模块，实时展现医院数据质量状况，形成医院端数据公示机制。

第四节　C：综合评价理论视域下的考核机制建设
——"数据指标评价考核"

作为 PDCA 循环中的检查环节，南京医保部门以综合评价理论为理论抓手，为了考核评估各项工作的开展情况，将其具象为数字化的主题场景和精准画像，通过数据集成、数据分析、数据提炼形成数据指标对医保工作成效开展评价，形成"数据指标评价考核"机制。这一机制在医疗保险领域的应用中扮演着关键角色，有助于持续改进医疗服务流程和质量，提升患者满意度，进而推动整个医疗保障系统持续发展和优化。

一、实施步骤

数据指标评价考核机制的实施步骤（见图 6-17）可以分为以下几个阶段：

1. 指标体系的构建：构建一个全面且科学的指标体系是实施数据指标考核评价机制的第一步。这个体系应涵盖医保基金运用的效率、参保群体的满意度、医疗服务质量等多个方面。例如，可以包括医院的服务效率指标、药品和医疗用品的使用指标、患者的健康结果指标等。

2. 数据收集与整合：数据的准确收集和整合是评价机制的基础。这包括从多个渠道和系统中收集相关数据，并将其整合成统一的格式，以便于分析和评估。

3. 定量与定性分析：利用统计方法和数据分析工具对收集到的数据进行分析。这包括

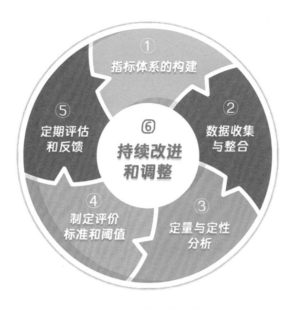

图 6-17　评价考核实施步骤

对数据进行定量分析以识别趋势和模式，以及进行定性分析以深入了解数据背后的原因。

4. 制定评价标准和阈值：基于分析结果，制定一系列具体的评价标准和阈值。这些标准和阈值用于衡量医保基金使用的效率和效果，以及各项医保政策的实施情况。

5. 定期评估和反馈：定期对医疗保障系统进行评估，并根据评估结果提供反馈。这不仅包括对医疗机构和医务人员的评估，也包括对医保基金管理和政策实施的评估。

6. 持续改进和调整：根据评估结果和反馈，不断改进和调整医保基金的管理和使用策略。这包括调整政策、优化流程、提高服务质量等。

在南京医保部门的具体实践中，以"南京医用耗材阳光监管平台"的数据底座为基础，接入长期护理险、宁惠保、处方流转、医患评价等医保全口径数据，围绕医保改革业务场景和"三医"运行主体运行状态开展建模分析，凝练数据指标，开展考核评价。

二、医保改革场景

为深入贯彻落实《中共中央、国务院关于深化医疗保障制度改革的意见》，南京医保部门将医保总体业务细分为全民医保、待遇保障、支付改革、公共服务、阳光招采、集中结算、基金运行、基金监管 8 大主题，各主体场景又按业务细节进行数字化细分，形成各微观主题，比如将待遇保障细分为全民参保、居民参保、大病保险、长期护理险、宁惠保、双通道药品等微观主题，将阳光招采细分为集中采购、带量采购、国谈药品、创新产品、重点监控药品、价格指数等微观主题。"医保高铁"通过可视化呈现各微观主题运行状态，生动描绘医保各项事业发展的状况。

在各个业务场景中，数据指标分为评价考核指标和运行状态指标两大类。评价考核指标包括国家医保局和江苏省医保局重点考核指标，以及南京市本级特色的重点考核评价指标。举例：医保电子凭证应用的激活率和使用占比是国家医保局信息化的考核指标，基本医疗保险参保人数和基本医疗保险参保率是江苏省医保局考核指标，职工住院费用基金支付占住院总费用比例、居民住院费用基金支付占范围内费用比例是南京市医保局考核指标，住院范围外费用占比和门诊范围外费用占比是运行状态指标。

以阳光招采主题为例，确定的重点指标包括医疗机构网上集中采购率、药品集采执行进度、集采药采购占比、国谈药采购占比、医用耗材集采执行进度等11项（表6-2）。南京市同步明确各类重点指标的责任单位和部门，比如综合服务中心负责医疗机构网上集中采购率、企业供货及时率、医用耗材集采执行进度等指标的运行情况。

表6-2　阳光招采重点指标

序号	评价指标项	指标类型	责任处室
1	医疗机构网上集中采购率	市级考核指标	综合服务中心
2	药品集采执行进度	运行状态指标	综合服务中心
3	集采药采购占比	运行状态指标	医价处
4	国谈药采购占比	运行状态指标	医服处
5	医用耗材集采执行进度	运行状态指标	综合服务中心
6	医用耗材（药品）集中采购年节约资金	市级考核指标	医价处
7	企业供货及时率	运行状态指标	综合服务中心
8	地产创新产品推广进度	运行状态指标	医价处
9	生物医药创新产品累计推广个数	市级考核指标	医价处
10	谈判（续签）次数	运行状态指标	医价处
11	价格指数发布次数	运行状态指标	医价处

三、"三医"运行主体

《中共中央 国务院关于深化医疗保障制度改革的意见》明确"实施基金运行全过程绩效管理，建立医保基金绩效评价体系"，"医保高铁"主要从医疗机构、零售药店、医药生产企业、配送企业、医务人员等维度构建数据指标体系，形成全方位、多维度的精准画像和分析报告，聚焦医药经济性、投入效率性、健康收益性、服务公平性、政策满意度5个方面，构建具有南京特色的医保评价体系。南京医保部门将评价体系量化融合到各类考核制度中，通过"两定"协议对定点医疗机构和零售药店开展动态考核，通过供货企业协议对医药生产企业和配送企业开展常态考核，通过《医保医师计分管理办法》对医务人员进行评价展示。

同时，南京医保部门将所有数据细分到各辖区，对各辖区进行主题分析和精准画像，对辖区内医保工作开展进行评价。各辖区对辖区内的二级及以下定点医疗机构和零售药店及医务人员进行评价。

举例：在"企业协议管理"模块中，重点围绕配送率、申请率进行监测，按对应的完成情况处以通报、约谈、暂停协议等处置。

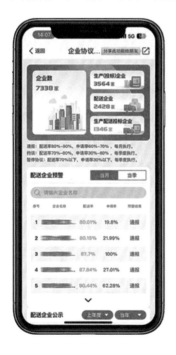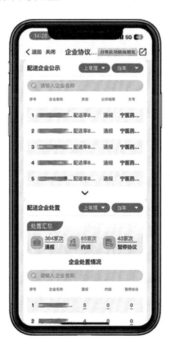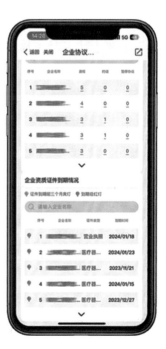

图6-18 "企业协议管理"模块

第五节　Ａ：闭环管理理论视域下的处置机制建设——"业务工单闭环处置"

如何充分发挥大数据监控对医保各项业务的调度作用？作为PDCA循环中的处理环节，南京医保部门以闭环管理理论为指导思想，在工作中探索建立业务工单闭环处置机制。围绕重点业务工作，建立异常处置规则，明确主管职能部门及责任主体，通过"医保高铁"对预警达到异常等级的数据自动生成异常工单，派发给责任主体进行情况说明，再由负有监督管理职责的主管职能部门进行核实处理，依规对查实存在异常问题的责任主体进行督查督办，并在"医保高铁"上处置、反馈，建立形成业务工单闭环处置机制。目前已有招采治理、门诊统筹、DRG运行、数据治理等4项工作，在"医保高铁"上就建立起业务工单闭环处置机制。

一、制定异常监督规则

制定科学合理、切实可行的监督规则，是运用大数据开展异常监督的重要前提。南京市医保部门不断围绕医保重点工作，提炼监测指标，建立完善异常监督规则，发挥"医保高铁"大数据挖掘、集成、分析功能，发现、查找异常问题，并将所有监督规则在"医保高铁"上公布，引导各责任主体自我监督、自我管理，发挥事前控制的作用。

1. 招采治理

在招采治理工作中，南京医保部门围绕医院、医生、企业三类重点监管对象，针对容易出现的问题，研究制定了91条监控规则，对医用耗材、药品招标、采购、配送、使用、结算、支付的全过程进行全天候监测。对医院的异常监控包括线下采购、带量采购进度、过量使用、超期支付货款等，对企业异常监控包括配送超期、产品不一致、贿赂问题等，对医生异常监控包括过度使用、虚假服务、串换使用等。

2. 门诊统筹

2023年门诊统筹政策上线后，为遏制全市门诊统筹待遇过度使用的现象，南京医保基金监督部门围绕医院、医生两类监测对象，紧紧抓牢门诊处方费用，制定了医疗机构均次费用超过同级同类10%以上、单张处方范围内费用超2000元、医保医师次均费用超过同级同类50%以上、次均费用增幅超标等4条门诊统筹费用异常规则。

3. DRG运行

为加强对医疗机构住院费用的监测，保障医保基金安全，南京医保基金监督部门根据

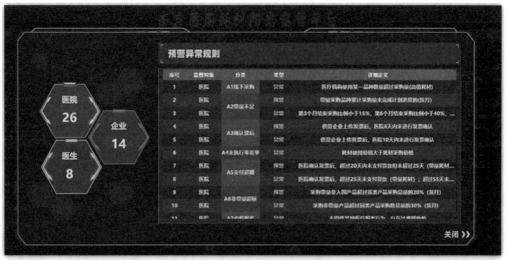

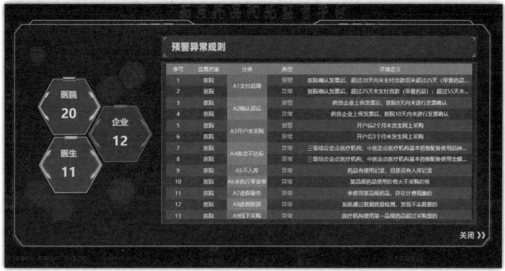

图 6-19　预警异常规则

在监管工作中发现的问题，抓住分解住院、自费费用超比例、检查费用超比例 3 项指标，制定了 DRG 风险运行异常规则，包括疑似分解住院、自费费用超规定比例单据、检查费用超 70% 单据等 3 条规则。

4. 数据提升

数据质量是"医保高铁"正常运转的生命线。为督促医疗机构准确、及时、完整上传数据到"医保高铁"，南京医保数据监测部门设置了 112 个数据质量监测点，对医疗机构上传数据质量进行动态监测，并提炼为完整性不达标、准确性不达标、及时性不达标等 3 条异常规则。

各项规则的建立为业务工单闭环处置机制打下了基础。南京市医保部门在实践中不断优化调整监管规则，完善监管范围。

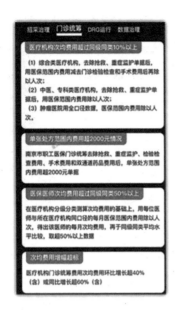
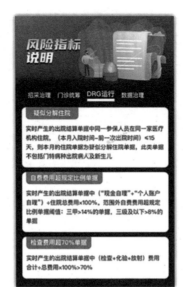
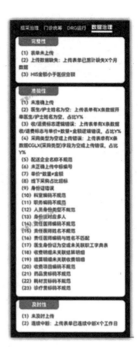

图 6-20　风险指标说明

二、建立工单闭环管理流程

"医保高铁"按照先预警后异常的顺序，对预警后未能及时整改，达到异常的数据，形成异常工单，建立异常工单的闭环流转机制，在医保管理部门、医保经办机构、医疗机构、医师、供应服务企业间闭环流转，实现医保部门对各参与主体的直接管理（包括管理到医生的一支笔），实现医保部门管理的具象化，通过异常工单的流转跟踪，及时化解风险、防范风险。南京"医保高铁"业务工单闭环流转机制主要包括派发、办理、审核、办结、处置等 5 个环节。

1. 派发

"医保高铁"将各种异常规则嵌入各个功能模块，对采集到的数据进行分析判断，一旦发现不规范或违规的行为，按照先预警后异常的顺序，先生成预警提醒，对预警后未能及时整改，达到异常阈值的，生成异常工单，经过工作人员审核后，派发给医疗机构、医生、企业等责任主体，并通过"医保高铁"、短信、微信等途径进行调度。"医保高铁"还将异常工单同步推送给医保、卫健等主管部门，将问题频发、异常较大的问题线索直接推送给纪委监委。2023 年"医保高铁"共生成预警 74 303 个，其中 46 012 个预警达到异常标准，转化为异常工单。

2. 办理

各责任主体接收到异常工单后，必须在规定的时间内登录"医保高铁"异常工单模块

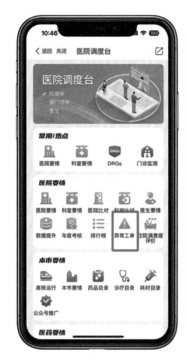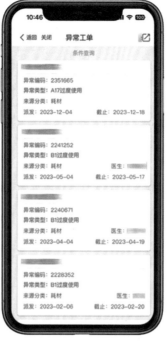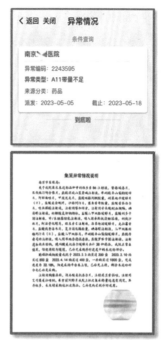

图 6-21 "医院调度台"异常工单

确认受理工单，并结合实际情况针对相应问题作出解释和处理，并上传处理的规范文件和证明材料，完成工单办理工作。

3. 审核

各责任主体完成异常工单办理后，医保、卫健等各主管职能部门对异常工单办理情况进行审核，查看处理信息、文件材料，核实整改情况，裁定工单办理是否符合标准。如处理复核不通过，则说明理由，退回相关责任主体重新办理；复核通过的工单流转至"医保高铁"调度指挥中心，进入办结流程。

4. 办结

"医保高铁"调度指挥中心工作人员结合责任主体办理情况及职能部门审核意见，提出办结意见，将异常工单进行办结，或者将严重问题转入处置问责流程。

5. 处置

负有监管责任的处室、单位、分局依规对查实存在异常问题的责任主体进行督查督办，并在"医保高铁"反映处置结果，形成闭环管理。处置方式包括约谈、警示、通报批评、责令限期整改、解除协议、其他等，处置结果与年度考核和基金支付挂钩。2023年各职能部门共对医疗机构、企业、医生等责任主体执行处置 1 014 次。

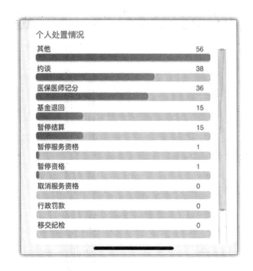

图 6-22　处置情况

三、规范闭环管理规范

为规范异常工单闭环管理流程，南京"医保高铁"将异常工单流转分解形成转化率、办理率、审核率、办结率、处置率等"五率"指标，在"医保高铁""风险预警"模块进行分析，对各责任主体异常工单办理情况进行全流程晾晒，及时分析异常工单的流转情况，持续优化预警规则，疏通流转堵点，对于严重超期未及时流转的情况自动生成红色、橙色、黄色督办。红色督办由各级纪委监委派驻机构进行挂牌督办，督促问题单位和部门进行整改，整改材料实时上传，在主管部门网上审核后进行预警消除。

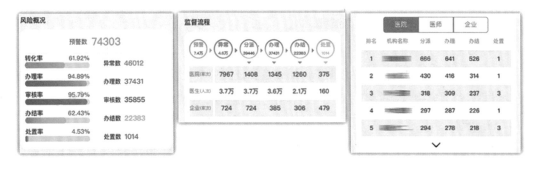

图 6-23　月度基金实际使用趋势

为保障业务工单闭环处置机制落到实处，提高异常工单的流转效率，督促定点医疗机构加强对工单办理工作的重视，南京市医保局将工单办理情况列入定点医疗机构年度考核，考核结果与基金支付挂钩。定点医疗机构按规定时限及时、准确办理阳光监管平台工单的，在年度考核中得 30 分；未按规定时限办理工单的，发现 1 条扣 3 分；同一工单办理重复 3 次及以上的，发现 1 条扣 3 分。

同时，为保证异常处置闭环管理见行见效，南京市医保局将异常工单及时办理率及工单数量有效降低情况也纳入了定点医疗机构年度考核，鼓励医疗机构提高工单办理效率，减少异常数据产生。

新增 2023 年度定点医疗机构考核评分标准

考核事项	考核指标	指标分值	评分标准	责任部门	备注
加减分管理（累计封顶 300 分）	进销存管理	±10	未通过医疗保障信息系统全量准确传送医用耗材、药品、试剂进销存情况的，扣 10 分。 机构上报进销存数据，与系统后台调取数据一致的，加 10 分。	基金监督处	
	费用异常工单及时办结率	±10	1.异常工单及时办结率 100%，加 10 分。 2.异常工单及时办结率 95%（含）以内不扣分。 3.异常工单及时办结率 85%（含）-94.99%的，扣 5 分；85%以下的，扣完。	稽核部	
	费用异常工单数量有效降低	±10	1.按月计算，一个自然年度内，一个月据数同比、环比均有下降的，加 2 分。 2.单据数同比、环比基本持平的，不加分。 3.一个月内同比、环比均上升的，扣 2 分，直至扣完。	稽核部	
	运用医保高铁赋能机构日常管理考核工作	20	1.开展医保高铁功能模块专题宣传培训（提供影像资料、培训台账等），每次培训得 1 分，最高得 5 分； 2.在医保高铁发表医保高铁赋能医院管理类文章，经审核录用，每篇得 1 分，最高得 5 分； 3.积极响应医保高铁功能模块建设工作，对医保高铁功能模块提出完善建议，参加医保局高铁赋能活动取得积极成果，经采纳或认定的，每项加 1 分，最多得 10 分。	服务保障中心	
	落实"三确定"下转要求	20	对于确定急性后期治疗方案、承接医疗机构床位、主任医师定期查房结对指导机制，帮助患者顺利下转康复的三级医院，每 1 例加 2 分。	医药服务处医保结算部	
	长期住院投诉快速处理机制	-20	对于推诿参保病人、短期重复住院等问题投诉，每发生 1 件工单（"12345"、"12393"等）扣 5 分，每发生 1 起局长信访件扣 5 分。	医药服务处基金监督处	

图 6-24　新增 2023 年度定点医疗机构考核评分标准

业务工单闭环处置机制通过制定异常规则，生成异常工单，调度责任主体，督促整改落实，跟踪反馈评价，分类依规处置，实现对业务工作的全流程闭环管理。

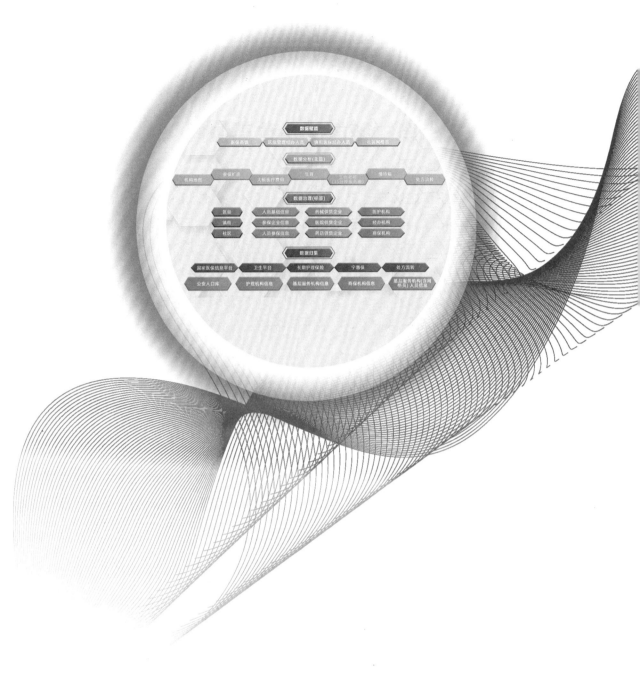

第五篇　赋能篇

第七章　赋能医保改革协同化

"医保高铁"在医保支付改革、药品采购改革、结算体系改革等多个环节搭建模块平台，形成保障各项改革高效运行的"信息桥梁"。它以"导向灯""记录仪"形式指导医疗资源优化配置，应用透明监督药企全过程采购，建立"五率"全闭环监管，推进结算改革。平台实现医疗、医药、政府三方全流程链接，利用大数据提升决策支撑能力。

"医保高铁"体现数字技术服务社会需求原则，实现数据共享，架起各主体沟通合作新桥梁，助推医保体制改革深入实施。未来，南京医保将在"医保高铁"指导下扩大数字优势，推广改革成果惠及更广大群众。

第一节　赋能医保支付改革：引导规范医疗服务行为

2022年1月1日起，《南京市基本医疗保险按疾病诊断分组（DRG）点数法付费暂行办法》正式实施，这表明南京市正式启动了DRG支付方式改革。这一改革是控制医药费用过快增长，促进医院加强自身管理，规范医保服务，合理使用医保基金，推动高质量发展的重要手段。

DRG的基本原理是根据年龄、疾病诊断、合并症、并发症、治疗方式、病症严重程度及转归和资源消耗等因素，将患者分入若干诊断组进行管理和打包付费。通过促进医院提质、控费、增效，更关注药品、耗材等成本管控，逐步挤压临床医疗服务中的"水分"，激发医疗机构合理控费、阳光结余的内生动力，推动医疗机构从数量规模向质量效能转型发展。

在DRG支付方式改革制度设计及实施过程中，南京市医保局积极推进信息公开、数据共享、管理透明。为了方便医疗机构和医生掌握全市、本医疗机构以及本人的DRG运行情况，在"医保高铁"上建立了"DRGs专区"，面向医保、医疗、医药等改革各方提供多维度全天候智能化动态指引，有力地支撑和促进了南京DRG付费改革平稳实施。由于医疗服务领域通常存在严重的信息不对称、垄断和外部性等因素，医疗服务定价特别需要政府和市场共同发挥作用。其中，政府规制是政府干预市场活动的总称，即在市场经济条件下，政府为了实现公共政策的目标（提供公共服务和公共物品等）对相关微观经济主体进行规范与约束。而标尺竞争理论是施莱弗为了更好地解决医疗服务定价问题提出的，主张政府通

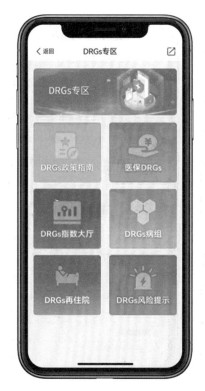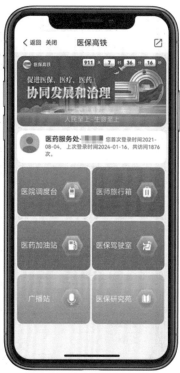

图 7-1 "医保高铁"支付改革版块 ——"DRGs 专区"

过标尺竞争使医疗机构之间进行竞争性激励,从而使医院降低成本[1]。接下来是对"DRGs 专区"模块功能的具体介绍。

一、模块功能

1. "DRGs 政策指南"

按年度展示全市 DRG 支付方式改革政策文件,提供 967 分组器与 913 分组器 DRG 病组对比查询功能,按月展示全市 DRG 参改医疗机构预结算分组情况,为医疗机构指明政策方向。

2. "医保 DRGs"

通过实时动态呈现和纵向、横向比较,全方位、多维度展示全市 DRG 支付方式改革运行情况,帮助医疗机构找准自身目标定位和转型发展方向,下面就部分栏目做重点介绍。

---

①李乐乐,俞乔.政府规制、标尺竞争与医保支付方式改革 [J]. 中国行政管理,2022(10): 90-98.

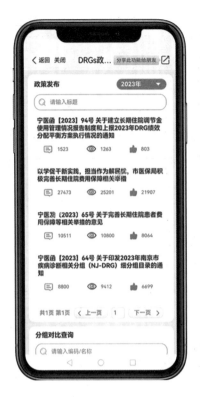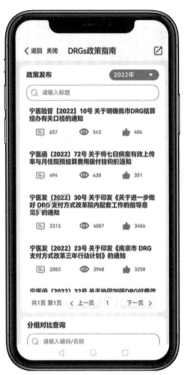

图 7-2 "DRGs 政策指南"

（1）医院病组费用排行榜

该栏目按医疗机构获得"金牌病组"的数量由高到低依次排名，并将"金牌病组"纳入 DRG 价值医疗项目予以系数倾斜，鼓励医疗机构争创更多"金牌病组"，为参保患者提供质优价廉的医疗服务。具体规则：按照三甲、三级、二甲、二级和一级 5 个类别，对 DRG 各病组均费在同等级医疗机构中由低到高依次排列，其中排名前三的病组分别获 1 枚"金牌""银牌""铜牌"。

2022 年，共对 44 家医疗机构 626 个"金牌病组"赋予价值医疗系数 1.05，医保基金增加支付 1 189.52 万元。

（2）分组管理情况

基础病组情况：该栏目区分内科组、外科组、操作组，按照三甲、三级、二甲、二级和一级 5 个类别，展示同级别医疗机构基础病组数量、入组病例数和病组均费，支持和引导常见、轻症、易治、稳定的基础病种下沉到基层医疗机构收治，协同推进分级诊疗制度落实、落地。2023 年，全市二级及以上医疗机构基础病组病例同比上升 45.59%。

中医病组情况：区分内科组、外科组，按照三甲、三级、二甲、二级和一级 5 个类别，展示同级别医疗机构中医 DRG 病组数量、入组病例数和病组均费，支持和引导医疗机构提

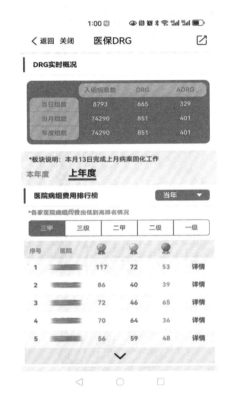

图 7-3 医院病组费用排行榜

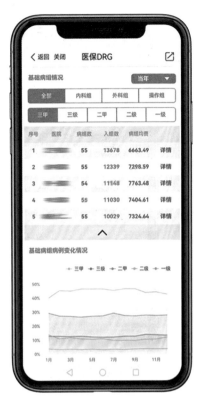

图 7-4 基础病组情况

供更多的中医优势病种诊疗服务。

2023 年，全市 79 个中医 DRG 病组入组病例共计 16 158 例，按政策结算点数上涨 23.55%，医保基金结余 1 670.25 万元。

3.“DRGs 指数大厅”

该模块按照三甲、三级、二甲、二级和一级 5 个类别展示全市实际点值变化和次均费用、平均住院日走势曲线，帮助医疗机构掌握全市医保结算、费用控制和时间消耗水平，提醒医疗机构对标同等级有关指标，做好提质增效等院内协同管理工作落实。

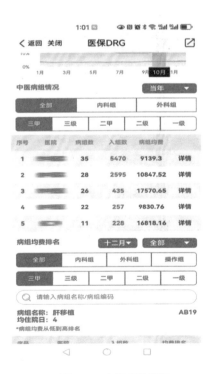

图 7-5 中医病组情况

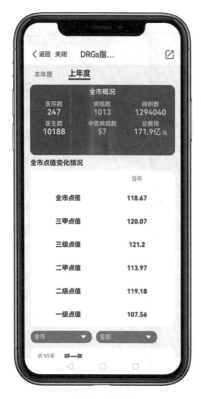
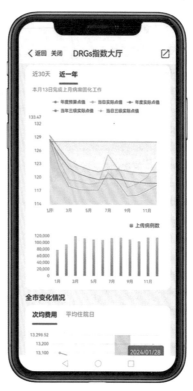

图 7-6　"DRGs 指数大厅"

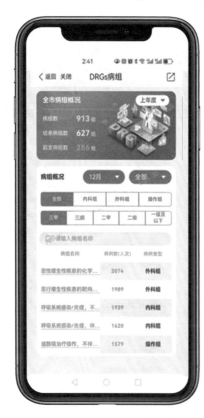
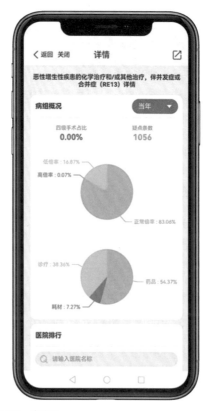

图 7-7　"DRGs 病组"

南京"医保高铁"
数字化工具创新医保新生态

4. "DRGs 病组"

该模块区分内科组、外科组、操作组，按照三甲、三级、二甲、二级和一级及以下 5 个类别，展示各 DRG 病组入组病例数、平均住院日、次均费用、自付比例、总点数、医保结算率等指标，提供病组内倍率分布、费用结构、医院排行、药品使用前 10 位等明细信息，方便医疗机构基于 DRG 病组实施管理和服务。

二、工作成效

通过"DRGs 专区"6 大模块的动态展示和数据运用，抓住了医保支付这个"三医"协同发展治理的"牛鼻子"，发挥了"战略购买"对于临床医疗高质量发展的"指挥棒"作用，为全市 DRG 支付方式改革走前列、做示范奠定了坚实基础。

1. 精准支持医疗机构转型发展

通过传递政策导向和靠前引导服务，基本形成了"医、保、患"三方共赢的良好局面。一是控费成效明显。在出院人次同比上升 1.61% 的情况下，住院费用、医保基金、次均费用、平均住院日分别同比下降 8.8%、9.85%、10.24%、11.34%，医疗费用不合理增长以及过度医疗趋势实现逆转。二是实现精准补偿。通过中医 DRG 分组付费机制支持中医药发展，中医 DRG 病组医保结算率高于对应西医病组 10 个百分点；通过基础病组支持分级诊疗制度落地，基础病组病例中三甲、三级医疗机构病例占比分别同比下降 3.27%、18.74%。三是形成良好格局。全市 DRG 病案匹配率和入组率均达到 99.9% 以上，医院规范诊疗行为、使用集采产品的内生动力持续增强。同时，医药企业密切配合，积极参与集采降价，提供质优价廉的产品组合，为 DRG 费用控制腾出空间，"三医"协同治理成为各方共识，改革红利惠及更多群众。

2. 及时提醒医疗机构找准方位

医疗机构瞄准 DRG 点值变化走势，围绕 DRG 病组费用构成变化等核心指标，通过横向、纵向比较找准自身改革方位和方向，形成了医疗机构间"比、学、赶、超"的良性竞争氛围，有效地降低了医疗成本和费用负担。

某三级甲等医院把"DRGs 指数大厅"作为观察 DRG 支付方式改革运行情况的"晴雨表"，及时查看分析各项标杆指标，尤其是全市及同级别医院效率指标。各临床科室密切关注病组指标如病组次均费用、平均住院日、全市医院病组点值等，让临床一线的效率管理、规范化管理更具抓手。2023 年，医院获"金牌病组"72 个、"银牌病组"46 个、"铜牌病组"65 个，位居全市三甲综合性医院第一名。

3. 持续警示医疗机构规范行为

医疗机构可以随时随地查阅疑似分解住院等不良行为曝光信息，方便医院管理者和医保、医政、质控等职能部门跟进自查，及时加强教育管理，纠正行业不正之风，回归医疗初心和使命，切实规范临床医疗服务行为。

第二节　赋能国谈药品管理：提高国谈药品可及性

自2018年以来，国家医保局连续6年开展医保谈判，累计纳入744个国谈药品，经医保谈判实现价格大幅下降的药品越来越多，提高了患者的用药可及性，极大减轻了患者的医疗负担。在国谈药品落地过程中，药占比、医保总额控制、医疗费用增长幅度控制等指标的约束一定程度上导致了医疗机构采购和使用谈判药品动力不足，患者在医院买不到国谈药或在药店自费购买国谈药等情况。美国政治学家哈罗德·史密斯认为政策执行过程中的诸多环节，例如政策制定、预算分配、执行监督和评估都可能导致政策意图和最终结果之间的差异。实际过程中的多个利益相关者可以通过多种手段影响政策执行结果。在深度挖掘国谈药品管理职能时，南京市医保局深入群众，依托史密斯政策执行模型理解了国家医保谈判带来的药品福利和群众实际获益之间的矛盾，以期通过执行的创造性和自主性疏通改革的困难点，让群众真正享受到国谈药的优惠，提高参保群众在医保领域的幸福感和获得感。基于此，南京市医保局在"医保高铁"建设"国谈药品"模块，努力打通国谈药落地"最后一公里"。在模块的设计中，充分结合患者/消费者、医疗机构、医保部门等多个利益相关者的需求，破解各利益相关者之间的"信息孤岛"，用数据动态展示政策执行情况，为后续政策调整提供科学依据。

一、模块功能

"国谈药品"模块统计本年度和上年度国谈药推进定点医疗机构和定点零售药店的数量，以及使用和销售的整体金额，相关数据按日实时更新（图7-8）。

2023年，南京市国谈药在916家医疗机构以及2 467家零售药店落地，使用和销售金额31.03亿元。表7-1呈现了2020—2023年南京市国谈药工作情况。

模块重点监测国谈药品中每个药品的基本信息和落地情况，如药品名称、医保类别、个人先行自付比例、生产企业、药品价格、限定支付范围等，通过柱状图按月度展示各药品在不同定点医疗机构和定点零售药店的使用和销售情况，并统计累计金额和同比情况。

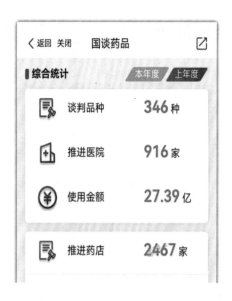

图 7-8　"国谈药品"模块

表 7-1　2020—2023 年南京市国谈药工作情况

年份	医疗机构 / 家	零售药店 / 家	使用金额 / 亿元
2020 年	623	1 968	5.62
2021 年	756	2 143	17.01
2022 年	894	2 311	23.93
2023 年	916	2 467	31.03
2023 年较 2020 年增幅 /%	47.0	25.4	452.1

相关数据实时记录，监测国谈药品在南京定点医药机构的具体执行情况。

　　以甲磺酸奥希替尼片为例，"医保高铁"上展示了该药医保支付标准为 4 966.2 元，个人先行自付比例为 5%。2023 年度在全市使用 4 851.3 万元，同比 2022 年增长 15 134.97%，累计使用 4 883.1 万元。

　　每家医院和药店可以查看自己使用该药的情况。如某医院使用情况图（图 7-9）中展示 2024 年 1 月该院甲磺酸奥希替尼片使用金额为 76.48 万元，同比增长 30.53%。

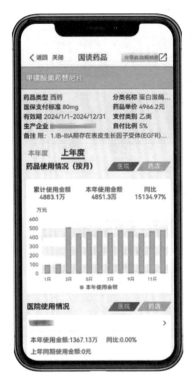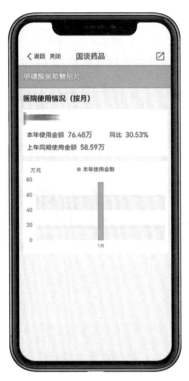

图 7-9 "医保高铁"国谈药品模块甲磺酸奥希替尼片使用情况

二、工作成效

切实减轻患者医疗负担。准确记录国谈药品在全市"两定机构"的使用和销售情况，让医保部门、医疗机构和医药企业实时掌握相关药品在南京的落地情况，便于及时发现问题、分析问题、解决问题，进一步提高国谈药可及性，促使改革红利惠及更多患者。2020—2022 年，南京市每年国谈药品节约资金分别为 1.6 亿元、10.1 亿元、19 亿元，国谈药使用量占全市药品总采购量的 13.4%，切实减轻了南京参保群众的医疗负担。

提供政策调整依据和决策参考。不同国谈药品使用和销售的动态变化，反映出国谈药品相关政策执行情况，为医保部门药品支付政策、DRG 结算政策调整等提供了依据。定点医疗机构通过研究其他医疗机构的国谈药品采购使用情况，为本机构是否采购使用提供决策参考。医药企业通过了解不同生产企业的竞品数据，可以研究调整生产销售计划，制定调整价格等对策，还可以在新上市药品年度国谈药品谈判和续约中做好相关数据模型建立和测算分析，将更多的新药、好药纳入国家医保药品目录，同时提高企业自身竞争力。

南京市某医院医保部门和药学部门利用"医保高铁"定期整理全院国谈药使用数据，根据每月国谈药相关数据，一是制定医院采购计划，保障临床用药需求；二是对部分临时采购的药品是否纳入常规采购进行决策分析；三是对临床医师使用药品情况进行分析，鼓励多用好药、新药，提高治疗效果，缩短住院时长。该医院 2022 年国谈药使用金额为 7 048 万元，开通"医保高铁"后，2023 年国谈药使用金额达到 9 260 万元，增幅为 31.4%。

第三节　赋能集中采购改革：减轻群众医药费用负担

医保部门充分发挥医保基金战略性购买作用，实施药品、医用耗材集中带量采购制度，解决药品耗材价格高、患者医药负担重等问题，净化医疗领域环境，促进医疗资源合理配置和医药市场健康发展。南京市医保局认真落实好国家、省集采任务，打响高值医用耗材治理改革"第一枪"，探索开展融单个产品医用耗材集中带量采购、企业整体降价谈判、比价谈判、梯度降价、医保支付、联动降价等多种方式为一体的医用耗材价格谈判模式。

南京医用耗材集中采购的主要做法：

单品种带量采购：适用于临床用量大、采购金额高的医用耗材。

企业整体谈判：适用于临床认可度高、采购量占比高、行业龙头型医用耗材企业的全产品。

比价谈判：适用于外地有更低挂网价的产品。

梯度降价：适用于集中带量采购非中选产品。

医保支付联动降价：适用于单个厂家市场占有率高，竞争不充分的高值医用耗材。

联动降价：适用于外地集中带量采购中选结果本地化应用。

设计相关模块时，参考学习整体治理理论。这一理论最早是由佩里·希克斯在 20 世纪 90 年代系统提出的，实现整体治理的关键在于"协调"和"整合"。其中，"协调"强调多主体之间的对话，争取创造合作机会。"整合"的重点是明确每个参与方的任务和职责，选择和运用适当的战略来实现政策目标。整体性治理理论通过回应公众的实际需求提升政策的实际效能，使治理从分散走向集中，从局部走向整体[①]。例如，招采改革涉及招标、采购、配送、结算、使用、支付多个环节，需要医保部门、医疗机构、医药企业多个主体共同推进，它们是医疗体系中的重要组成部分，在集中采购改革中各自发挥着重要的作用，加强三者之间的合作与沟通是必不可少的。具体来说，医保部门在集中采购改革中的主要职责是制定和调整医保支付标准，确保药品和医用耗材的采购价格合理、透明，并尽可能地降低医

---

① 袁笛.我国长期护理保险的整体性治理研究：基于成都市试点经验 [J]. 卫生经济研究，2024，41(2)：31–35.

疗费用。同时，医保部门还需要监督医疗机构和医药企业的行为，确保集中采购的规范性和公正性。医疗机构在集中采购改革中的主要职责是按照规定采购药品和医用耗材，并确保采购过程中的公正、透明和规范。同时，医疗机构还需要加强内部管理，规范医生的处方行为，避免出现过度使用或滥用高价药品和医用耗材的情况。医药企业在这个过程中则要提供质优价廉的药品和医用耗材，并遵守相关法律法规和商业道德。为了赢得市场份额，医药企业需要积极参与集中采购，遵守竞价规则，确保报价的合理性和公正性。同时，医药企业还需要加强研发和创新，提高产品质量和服务水平，以满足医疗机构和患者的需求。

此外，南京市医保局用数字化思维破解医保招采工作中的瓶颈问题，通过建设"医保高铁""招采治理"专区，打破医保、医院、医药数据壁垒，完善全流程可导示记录、全链条闭环可视化管理，在推进医药招采治理改革中发挥了重要作用。

一、模块功能

"医保高铁""招采治理"专区设置有"集中采购""带量采购""价格指数"等模块。

1. 集中采购

反映当前南京市集中采购的现状，展示不同类型集中采购耗材、药品的数量及金额，分类采购医用耗材的数量及金额，耗材采购排行榜、生产企业销售排行榜和医疗机构采购排行榜，从产品、企业、医疗机构 3 个维度综合反映南京市医用耗材阳光采购情况。

（1）耗材分类采购

南京市根据参与集采、降价响应、价格水平、质量监管、信用状态等综合情况，对挂网医用耗材目录内产品进行分类。

优先采购的产品：国家、省、市组织的医用耗材带量采购中选产品，市开展的企业医用耗材整体带量降低价格谈判产品，参与医用耗材集中带量采购联动降价产品，参与梯度降价达到目标降幅的产品。

鼓励采购的产品：参与梯度降价达到首次梯度降幅的产品，主动申请以全国最低挂网价下调价格的产品，响应比价谈判的产品。

限制采购的产品：不参加带量采购谈判的产品，未按要求参与梯度降价的带量采购非中选产品，未响应比价谈判的产品，未按要求如实申报全国最低挂网价的产品。

严禁采购的产品：列入全国医药价格和招采失信企业风险警示名单、南京市严重失信主体名单的企业产品，被相关监管部门要求暂停使用的产品，注册证到期的产品，其他不符合医保政策的产品。

正常采购的产品：上述优先采购、鼓励采购、限制采购、严禁采购分类外的产品。

"医保高铁"展示各分类产品使用数量与使用金额。2023年度，正常采购、优先采购、和金额鼓励采购的金额分别为87.98亿元、18.97亿元、14.93亿元，限制采购和禁止采购金额为0（图7-10）。

数据分析：南京市分类采购工作初步见效，优先采购＋鼓励采购份额占27.8%，仍有较大提升空间。提示要强化工作力度，引导医疗机构进一步增加优先采购、鼓励采购份额。

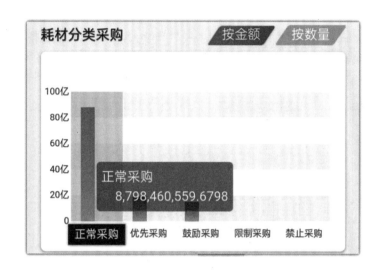

图7-10　耗材分类采购

（2）耗材采购排名

显示各医用耗材的采购金额和采购数量，以及耗材采购金额和数量排名。南京地区采购金额最高的医用耗材为"一次性使用腔镜用切割吻合器和钉仓组件"，采购金额达6200万元；采购总金额前10名的产品中单价最高的产品为颅内支架，单价为4.42万元。

数据分析：对于临床使用广泛、单价高的产品，重点考虑将其纳入价格谈判。南京市医保局关注用量大、单价高的产品，通过医保支付联动降价等方式开展谈判，进一步降低高值医用耗材价格。

（3）生产企业排名

显示不同企业在宁销售的医用耗材品种数量、销售数量和销售金额。点击任意一个医用耗材生产销售企业，可以看到采购该企业医用耗材的医疗机构的名称、采购医用耗材的数量和采购金额。

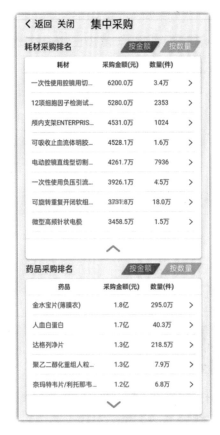

图 7-11 采购排名

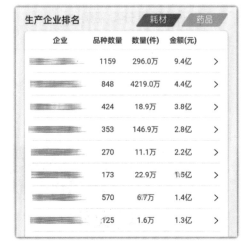

图 7-12 生产企业排名

数据分析：自 2019 年起，南京市医保局即探索企业整体降价谈判的新模式，对产品市场占有率较大、科技含量较高的企业开展带量降价谈判，不降低企业已有市场份额、不改变临床使用习惯，大规模扩大挂网产品降价覆盖面。目前已与 8 家企业开展谈判，其中包括医用耗材采购金额前 10 名企业中的 3 家。

2. 带量采购

反映南京市贯彻落实国家、江苏省医药集中带量采购执行情况，展示了南京市医用耗材单产品带量采购和企业全品种医用耗材带量采购等实施情况。

"医保高铁"显示，南京地区已有 8 825 种耗材进行了带量采购，参与带量采购的医院有 127 家，企业有 238 家，带量采购总体完成进度为 152.39%。

（1）品类带量

"按品类""按医院"分别显示具体品类、医院的药品和医用耗材计划采购情况、进度完成情况、基金预付情况和节省采购金额情况。

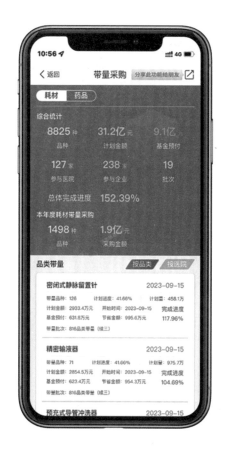

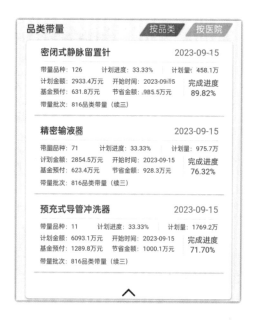

图 7-13　带量采购　　　　　　　　图 7-14　品类带量

数据分析：图 7-14 示密闭式静脉留置针、精密输液器、预充式导管冲洗器 3 类医用耗材带量采购完成进度分别为 117.96%、104.69%、95.13%，均已大幅超过 41.66% 的预计进度。对于部分完成进度未达计划进度的产品，南京市医保局按月向全市医疗机构进行通报，通过"医保高铁"生成工单，派发至相关未达到计划采购量的医疗机构，督促其尽快整改；对拒不整改的医疗机构采取约谈以及与年度考核挂钩等措施进行处理。

（2）企业带量

分别从企业和医院角度显示计划采购情况、进度完成情况、基金预付情况和节省采购金额情况。

数据分析：南微医学科技股份有限公司、深圳迈瑞生物医疗电子股份有限公司企业整体降价谈判完成进度分别为 108.55%、93.33%，均已超过 83.33%、74.99% 的计划进度；深圳普门科技股份有限公司产品带量采购完成进度为 76.98%，落后于 83.33% 的计划进度（图 7-15）。南京市医保局对未完成带量任务序时进度的医疗机构开展调度，督促医疗机构在协议期内完成带量任务。

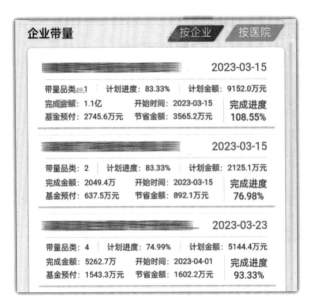

图 7-15 企业带量

3. 价格指数

从 2020 年二季度开始，依据南京地区医用耗材全品种价格变化与权重情况，南京市医保局编制并按季发布医用耗材价格监测指数。该指数是分析医用耗材价格变动方向、程度和变化规律的重要指标。指数变化充分体现招采实际成果，关联医疗服务价格调整和支付方式改革。

南京医用耗材价格监测指数采用国际通行的链式拉氏指数进行测算，以 2019 年一季度为基准 100，按年对有交易的医用耗材进行梳理，以每年新的产品库价格作为价格指数计算基础，保证价格指数的时效性、真实性。

$$L_t = \frac{\sum P_t Q_0}{\sum P_0 Q_0} \times L$$

其中：P_t——单品种医用耗材报告期内的平均价格（如报告期内无采购，则按上一季度平均价格计算）；

P_0——单品种医用耗材上一年度四季度的平均价格；

Q_0——单品种医用耗材上一年度四季度的采购数量；

L——上一年度四季度价格指数。

显示全品类医用耗材定比变化趋势，也可以分别显示神经外科、眼科、血管介入、非血管介入、骨科、口腔、电生理等 14 个类别医用耗材的价格指数。

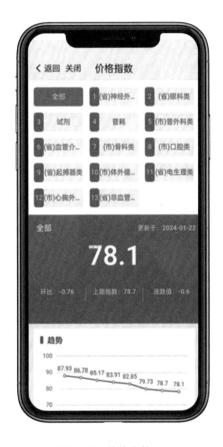

图 7-16　价格指数

南京地区医用耗材价格指数已从 2019 年一季度的 100 降到 2023 年三季度的 78.1，整体价格指数下降 21.9。

二、工作成效

1. 不断推进医药集中带量采购

通过"医保高铁"开展定性、定量分析，从而在医药价格治理中抓住重点，不断推进医用耗材、药品集中带量采购。2019 年以来，全市集中带量采购共节约医药费用 133.7 亿元。

2. 医疗机构集采执行力度不断加强

围绕招采治理改革工作任务，构建监管指标体系，明确集采执行情况核心监测要素、统计口径计算方法，公开规则，设定风险运行预警、异常阈值。通过"医保高铁"提醒、工单、约谈处理等线上线下相结合的手段，对未完成序时进度的医疗机构进行处理。截至 2024 年 6 月底，南京地区医用耗材集中带量采购超进度要求 48%、药品超进度要求 55%，确保了国家、省、市医保集采政策的红利惠及广大群众。

3. 支持医药企业高质量发展

帮助医药企业掌握南京地区药品、医用耗材配送企业、投标企业和生产企业的相关动态，通过数据比对对企业发展进行预测，引导企业从单纯拼营销环节的同质化竞争转向投入研发和创新，助力医药产业高质量健康发展。参加南京市企业整体降价谈判的某企业，集中带量采购前在南京地区医药机构年度销售额为 5 500 万元，经过产品整体降价、通过"医保高铁"督促执行，医疗机构使用其产品的积极性大幅提高，2023 年销售额达到 1.3 亿元，增长了 2.4 倍。

第四节　赋能集中结算改革：创新"五率"全闭环监管

南京市作为医用耗材（药品）治理改革先行地区之一，自 2019 年底开展集中结算改革，将全部定点医疗机构的药品与医用耗材收支纳入专门账户集中管理。为推进此项工作，南京市医保局开发了集中结算管理系统，对医疗机构的网上集中采购当期入库应付货款，由南京市医药集中采购保障中心统一向各医疗机构收缴，再集中向供货人结付货款。集中结算基本流程如图 7-17。

在执行基本流程时，南京市医保局参考学习了流程管理理论，旨在通过对集中结算过程中的各个流程进行分析、优化和控制，以提高结算总额、缩短付款周期等。该理论强调流程的重要性，将组织视为由一系列相互关联的流程组成的系统，主要原则包括流程导向、流程分析、流程优化、流程控制和流程创新。集中结算涉及医药企业、医疗机构、医保部门 3 个主体，整个流程环环相扣、互相关联。医保局首先坚持流程导向的原则，不单纯关注某个主体、某个部门的工作，强调用环环相扣的流程角度思考问题。另外，为了加强对集中结算工作的监管，南京市医保局梳理分解结算细节，反复研究，分析结算流程中的输入、输出、资源和控制点，引入新的思维方式，提出集中结算创新性量化监管指标"五率"——配送率、申请率、确认率、付款率、结算率。

配送率：企业配送金额和医院采购金额的比值，是生产（配送）企业在采购平台接收医院订单后，响应订单、发货配送的指标。配送率的高低能够反映医用耗材（药品）市场供求关系状况及配送反应效率。

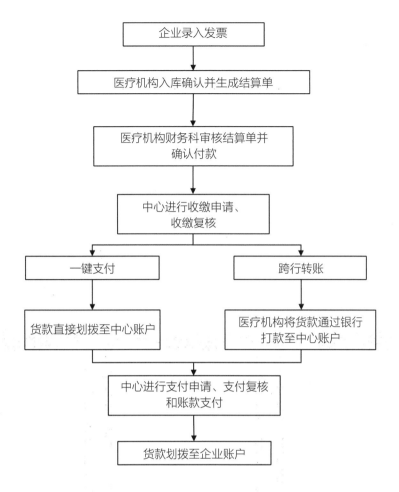

图 7-17　集中结算基本流程图

申请率：企业申请金额与企业配送金额的比值，是生产（配送）企业发货后，向医保部门报告信息，提出结算申请的指标。申请率反映定点医疗机构是否及时通知供货企业提出申请并完成线上审核工作，能够体现企业完成第一轮医药、医疗、医保关联，以及对医保部门结算的依赖程度。

确认率：医院确认发票金额与企业申请金额的比值，是医院收到货物后，对生产（配送）企业发出的结算申请予以确认的指标。确认率表明企业、医院双方完成货物及账款的核对，向医保部门报告实际交易形成，实现第二轮三方关联。

付款率：医院付款金额与医院确认发票金额的比值，是医院在规定期限内将货款支付到医保部门结算账户的指标。付款率能够折射出医院向企业支付货款的及时度、完整度和规范程度。

结算率：医保支付金额与医院付款金额的比值，是医保部门收到医院的货款后，准确及时向企业结算的指标。结算率表明医保部门的驱动力、执行力和监管力情况，及整个结算流程的完成状况，实现第三轮三方关联。

为深入推进集中结算，使各级医疗机构、医保部门和医药企业能够实时掌握集中结算总体推进情况和目标差距，设计开发了"医保高铁"集中结算相关模块。

一、模块功能

区分"医药企业端""医疗机构端""医保监管端"，针对不同用户分别设置不同功能。

1. 医药企业端

（1）网上采购结算

医药企业可在交易大厅设置商品的上下架和销售细节，接收医院订单，进行配送，并进行货款发票的上传申请支付，完成全部集中采购集中结算流程。

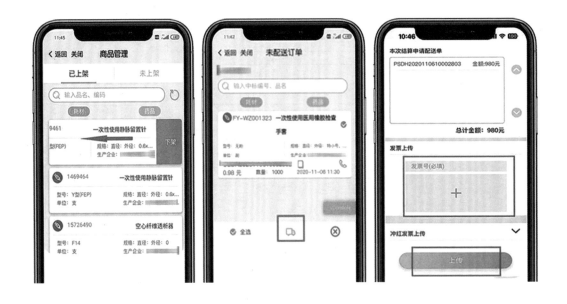

图 7-18　网上采购结算示意图

（2）信息查询

医药企业可以实时查询集中结算发票流转情况和实时货款到账情况。

（3）集中结算监管

为医药企业提供数据统计分析，年度配送、申请、确认、付款和结算等"五率"监管指标实时推送，便于医药企业及时查看薄弱环节，迅速组织整改。同时，还为企业提供按医院分类的集中结算情况。

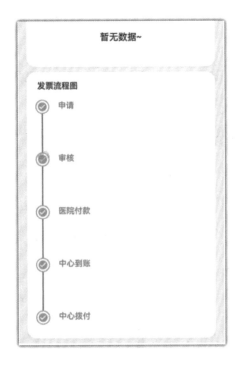

图 7-19 发票流转

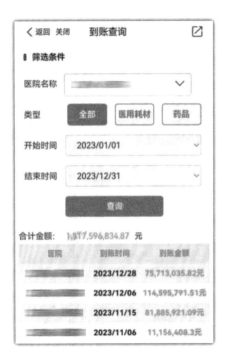

图 7-20 到账查询

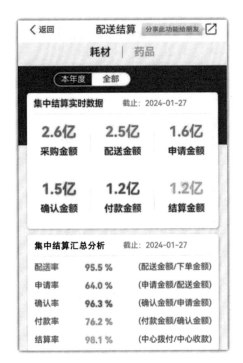

图 7-21 配送结算

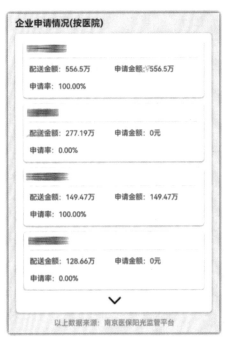

图 7-22 按医院分类的集中结算

2. 医疗机构端

（1）网上采购结算

医疗机构可浏览查询企业上架商品列表，挑选需购买的商品并下单，可针对商品联系相应供应商进行沟通。

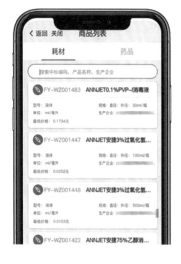
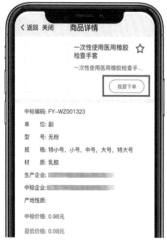
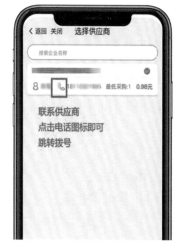

图 7-23　商品列表　　　　图 7-24　下单详情页　　　　图 7-25　联系供应商

医疗机构采购后，可在"医保高铁"完成全部集中结算流程，可查询待付款详情、发票信息，并可选择移动支付或网银转账付款方式支付货款。

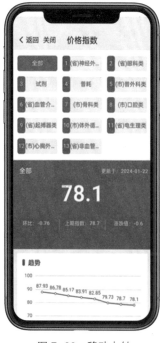
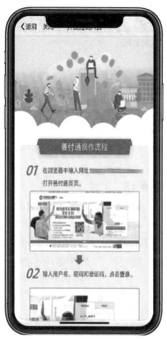

图 7-26　移动支付　　　　图 7-27　移动支付流程

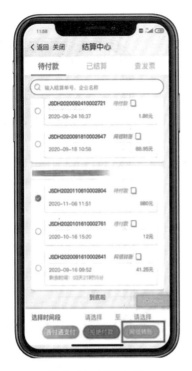
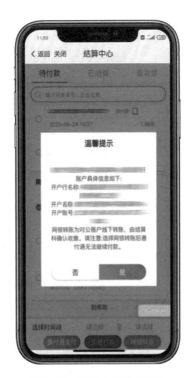

图 7-28　网银支付　　　　　　　　图 7-29　网银支付确认界面

（2）集中结算监管

为医疗机构提供数据统计分析，实时推送"五率"监管指标，提醒医疗机构针对薄弱环节积极组织自查、整改。

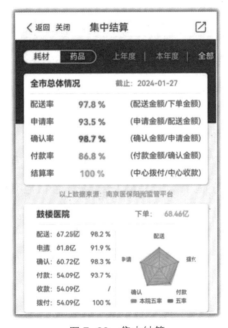

图 7-30　集中结算

3. 医保监管端

（1）集中结算"五率"监管

医保端"集中结算"模块，分药品、耗材，分三级、二级、其他医院，分年度等，从不同维度汇总分析医疗机构采购结算情况。该模块实时监督医疗机构"五率"变化，及时提醒有关医疗机构注意"五率"异常变化，促进集中结算总体质效提升。

（2）医保基金与医药企业直接结算

2023年，南京市医保局、南京市财政局联合发文，在5家医疗机构开展医保基金与医药企业直接结算试点，全年结算1.44亿元。该模式直接跨过医院付款环节，医疗机构采购的集采带量产品均由医保基金直接将货款支付给企业，保障集采带量产品供应企业及时回笼资金。南京市医保局在"医保高铁"建设"医保基金直接结算"模块，汇聚数据，分析研究，展示成效。

（3）多层次监督考评

日发工单。根据集中结算有关政策要求，

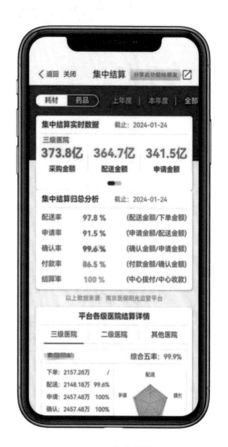

图 7-31 集中结算

实时监测医疗机构政策执行情况，通过"医保高铁""异常工单"将存在异常的数据区分为预警和异常两个阶段。"医保高铁"依据监管规则自动识别、抓取数据，向医疗机构和医药企业及时传递异常信息。集中结算工单的异常包含申请超期、确认滞后、支付超期等方面，应做到及时提醒、精准投放、闭环管理。

月度通报。在日发工单的基础上，集中结算建立月份通报制度，每月进行数据统计，核查各医疗机构和医药企业"五率"指标情况。对政策执行到位、各项考核指标较高的单位进行通报表扬，对政策执行不力、考核指标偏低、屡次通报拒不整改的单位采取通报批评、工作约谈或提交纪检部门等措施。截至2023年底，已发布情况通报34期100余份，组织医疗机构工作约谈19家次，有效促进了集中结算考核指标提升。

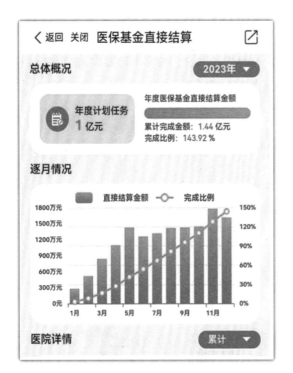

图 7-32　医保基金直接结算

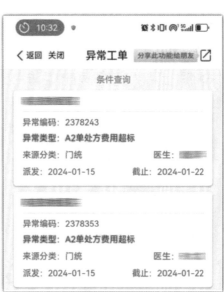

图 7-33　"异常工单"

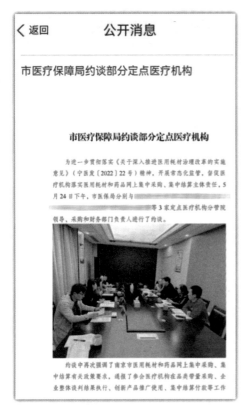

图 7-34　医保约谈定点医疗机构

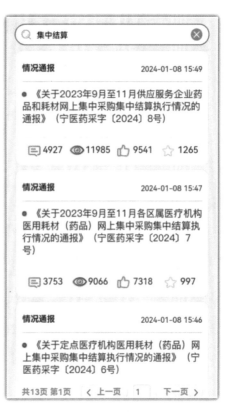

图 7-35　情况通报

二、工作成效

"集中结算"模块发布以来，各级医疗机构纵向看到它们与全市最高水平的差距，横向与兄弟医疗机构对比分析，主动研读理解医保集中结算有关政策要求，积极调整货款支付工作节奏，逐步改善货款支付周期较长的局面，在集中结算总体金额、"五率"指标、付款周期、参与程度方面都有较大进步。

1. 集中结算总额逐年提升

2020 年以来，集中结算工作稳步推进，年度结算总额逐年提升，由 2020 年的 77.49 亿元提升至 2023 年的 331.35 亿元。

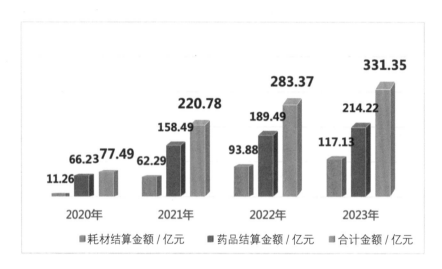

图 7-36　2020—2023 年集中结算总量

2. 集中结算"五率"持续向好

通过不断加强宣传引导、监管考核，"五率"指标逐年向好。配送率、申请率、确认率和结算率均已保持在 90% 以上。付款率也保持了逐年提升的良好态势，2023 年已超过 80%。

3. 平均付款周期持续缩短

为有效遏制医疗机构拖欠货款现象，南京市医保局严格规定医疗机构带量产品、非带量产品从交货验收合格入库到付款的天数要求，并设置付款平均周期的考核指标。经过 4 年，平均付款周期已由 2020 年的 225 天降至 2023 年的 3 个月。

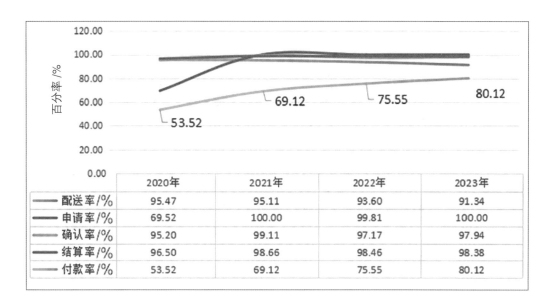

	2020年	2021年	2022年	2023年
配送率/%	95.47	95.11	93.60	91.34
申请率/%	69.52	100.00	99.81	100.00
确认率/%	95.20	99.11	97.17	97.94
结算率/%	96.50	98.66	98.46	98.38
付款率/%	53.52	69.12	75.55	80.12

图 7-37　2020—2023 年集中结算"五率"情况折线图

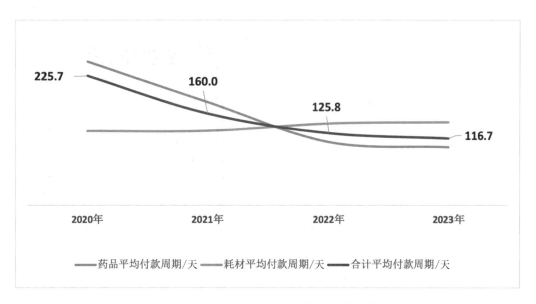

图 7-38　2020—2023 年集中结算平均付款周期变化

4. 参与医疗机构和医药企业数量持续增加

南京地区三级、二级医疗机构均已开展网上集中采购集中结算，一级及以下医疗机构中开展集中结算的医疗机构数量也在稳步提升。

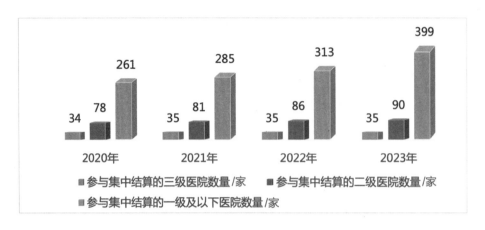

图 7-39　2020—2023 年参与集中结算的各级医疗机构总数

同时，集中结算有关要求也纳入了医药企业协议管理，督促医药企业落实网上集中采购集中结算要求。对政策执行不力的医药企业采取警示批评、暂停供应资格等措施，相关情况通过"医保高铁""企业协议管理"模块进行展示。参与集中结算的医药企业数量从2020 年的 1 622 家增长到 2023 年的 2 957 家。

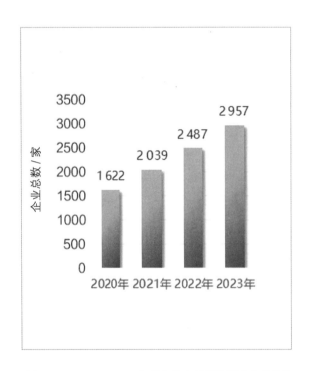

图 7-40　2020—2023 年参与集中结算的医药企业总数

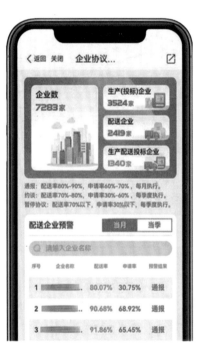

图 7-41　企业协议管理模块

第五节　赋能门诊共济改革：构建智能监管新模式

党的十八大以来，我国建起了世界上最大的基本医疗保障体系。随着医保数据的采集日渐丰富，基于数据挖掘的医保智能监管日益成为我国医疗保障领域创新与变革的重要突破点。因此为了实现医保基金数据的高效利用，赋能监管智能化，南京市医保局以"医保高铁"建设前期工程为基础，结合2023年1月起全面实施的职工医保门诊共济改革中所遇的问题，依托数据治理理论的路径指引①，逐渐形成了智能监管的新模式。

南京市全面实施的职工医保门诊共济改革，通过完善门诊统筹政策，提高最高支付限额等措施进一步增强了参保群众在医保领域的幸福感、获得感，然而门统政策待遇的提高给基金监管带来了更大压力。在2023年3月的监测中发现全市有270人的门诊统筹待遇使用超过1万元，其中65人限额全部用完。为此，南京市医保局结合业务现存问题与数据治理理念，以医保基金数据的全生命周期为主要脉络，囊括基金数据的采集、组织、存储、处理和利用的各个环节，通过"医保高铁"建设门诊统筹监管模块，实现了医保基金数据的集成化、标准化、介质化、流程化、协同化，持续关注政策实施过程中伴生的基金运行风险，构建了门诊共济改革智能监管新模式。具体模块功能如下。

一、模块功能

1."门诊监测"

全面、实时跟踪监测职工医保门诊统筹全市运行概况和基金使用情况等内容，对门诊统筹改革执行情况进行展示、分析，突出显示监管重点，既为决策者提供全面数据、趋势支撑，也能为监管人员提供疑点抓手。

（1）全市概况：通过累计范围内费用、累计就诊人次、统筹基金支出以及占预算执行进度等指标的展示及同比比较，显示基金支付进度以及使用趋势。

（2）基金使用情况：按月、按医疗机构级别将基金预算额分解至每个月，展示每个月预算进度完成情况，对超额使用的医疗机构类别进行重点关注。当基金使用进度超预算进度时，及时给予警示。

---

① 黄静，周锐.基于信息生命周期管理理论的政府数据治理框架构建研究 [J].电子政务，2019(9)：85—95.

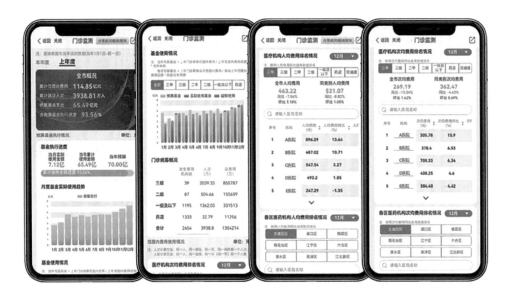

图 7-42 基金执行进度、使用情况、人均费用排名和次均费用排名

数据口径：当年预算基金 = 上年门诊统筹范围内费用 / 上年范围内费用总额 × 当年预算；每月预算基金 = 上年门诊统筹当月范围内费用 / 各级医疗机构上年范围内费用总额 × 各级医疗机构当年预算。

（3）门诊统筹概况：按定点医药机构级别，分别展示该级别发生费用机构数、人次数、总费用、范围内费用、统筹基金支付、账户支付等项目。

（4）医疗机构次均费用、人均费用排名情况：按定点医药机构级别，展示本机构次均费用、次均费用同比、次均费用环比、范围内费用、范围内费用同比、人次、人次同比、人数、人次人数比等指标，通过与本机构去年同期数据对比，了解本年度费用支付是否存在异常点，并按区划展示各辖区内医疗机构的指标情况，供监管单位及时关注。

数据口径：人次——同一人同一天在同一医院同一病种算一个人次；人数——同一人同一月（年）在同一医院算一个人数。

（5）医生门统排名情况 Top50：按医药机构级别累计计算同一时间段内，累计范围内费用使用全市前 50 的医生排行榜，并可延伸看到该医生在统计时间段内的全部概况、各项排名以及就诊金额前 20 的单据及单据明细，部分高度疑似违规的情形可能初步显现。

（6）医疗机构围住院期费用排名情况：指一个出院人次前后 3 天职工门诊统筹支付费用合计数，主要关注是否存在将住院费用分解至门诊结算的情形。提醒医院关注相关数据，及时分析原因，对确实存在分解住院费用的情形予以整改。

（7）累计范围内费用就诊人员 Top50：按累计范围内费用数据前 50 排名，从就诊次数、医药机构家数等维度，排除抢救、危重症病人数据后，对就诊次数及医药机构家数异

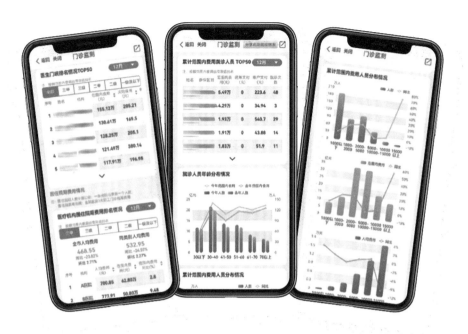

图 7-43　医生门统、就诊人员及分布、医疗机构住院费用、就诊人员年龄分布与费用分布等

常的人员进行重点核查。

监测重点：经一年的分析核查，以就诊次数多、就诊医疗机构多于 3 家的数据为阈值，对短期内就诊机构超过 3 家的人员应重点关注。

2. "警示榜"

医疗机构次均费用超过同级同类医疗机构水平 10% 以上。不同级别医疗机构按综合类医疗机构、中医类医疗机构、专科类医疗机构、肿瘤医院 4 个维度，展示不同类别医疗机构的次均费用超过同级同类医疗机构水平的排名情况，并根据考核细则予以模拟扣分，标注"警告""注意"标识，告知医疗机构及时跟进控费、整改。

数据口径：综合类医疗机构，去除抢救、重症监护单据后，用医保范围内费用减去门诊检查检验和手术费用后再除以人次；中医、专科类医疗机构，去除抢救、重症监护单据后，用医保范围内费用除以人次；肿瘤医院用全口径数据，用医保范围内费用除以人次。

医保医师次均费用超过同级同类医疗机构水平 50% 以上。从医院维度，汇总本院医保医师次均费用超过同级同类医疗机构水平 50% 以上的医保医师数量及占比情况，以及本院超比例医师的明细、超次均费用比例以及当年次均费用超同级同类医疗机构水平 50% 以上的次数。提醒医疗机构管理人员对相关情况予以重视，并及时管理。

数据口径：在医疗机构分级分类测算次均费用的基础上，用每位医师与所在医疗机构同口径的每月医保范围内费用除以人次，得出该医师的每月次均费用，再与同级同类医疗机构平均水平比较，取超同级同类医疗机构水平 50% 以上的数据。

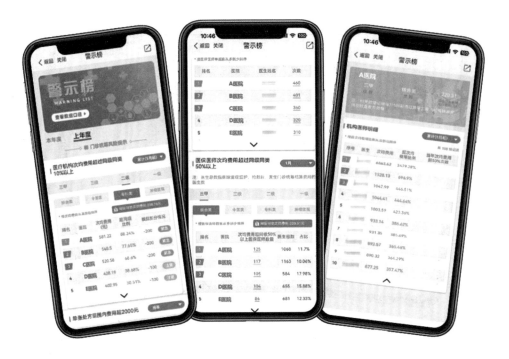

图 7-44　"警示榜"与机构医师明细

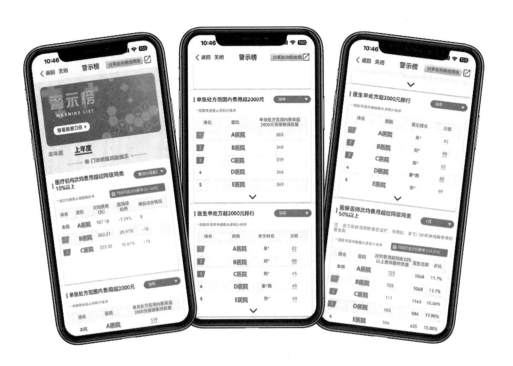

图 7-45　院端"警示榜"

单张处方范围内费用超 2 000 元及医生单处方超 2 000 元排行。从医院维度，按月展示单张处方范围内费用超 2 000 元的单据数和医生数排行，以及相关医师信息及单据明细。减少"大处方"等不合理情形。通过数据脱敏展示但医师本人全部可见的方式，既保护医师隐私，又助力其自我监督。

数据口径：南京市职工医保门诊统筹去除抢救、重症监护、检查检验费用，手术费用和双通道药品费用后，单张处方范围内费用超 2 000 元的单据。

定期分析监测报告。自 4 月 1 日起，建立门统监测制度，定期在"医保高铁"发布职工门诊统筹运行情况报告。从最初的日报、周报到月报、季报，共发布运行报告 55 期，从基本情况、医疗机构费用情况、就诊频次、各费用段分析、各年龄段费用情况、药品和诊疗项目以及费用最高的前 10 名人群等不同维度，对基金运行情况进行深入分析，找出异常点，开展进一步验证，确保基金运行平稳、安全（图 7-46）。

5 月 29 日—6 月 4 日职工医保门诊统筹监测周报

一、全市职工医保门诊统筹刷卡情况

5 月 29 日—6 月 4 日，全市累计 1 955 家医药机构产生职工医保门诊统筹费用，新增 29 家。其中：三级医疗机构 39 家；二级医疗机构 82 家；一级及以下医疗机构 1 093 家，新增 3 家；零售药店 741 家，新增 26 家。

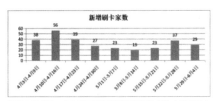

截至 6 月 4 日，全市职工医保门诊统筹累计就诊 1 433 万人次，同比增长 9.64%，本周净增 66.55 万人次。

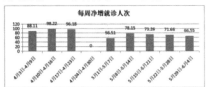

备注：4 月 24 日—4 月 30 日，因调整人次口径（去除纯挂号和核酸检测人次），该周人次比值为负值，故未显示。

2023 年 5 月 12 日职工医保门诊统筹监测日报

一、全市职工医保门诊统筹刷卡情况

截至 5 月 11 日，全市共有 1 859 家医药机构产生职工医保门诊统筹费用，其中：三级医疗机构 39 家，二级医疗机构 83 家，一级及以下医疗机构 1 071 家，与昨日相比无变化；零售药店 666 家，比昨日新增 4 家。

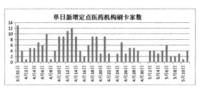

截至 5 月 11 日，全市职工医保门诊统筹累计就诊 1 196 万人次，同比增长 9.74%；单日净增 12.1 万人次，比昨日减少 3.28%。

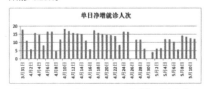

截至 5 月 11 日，全市职工医保门诊统筹累计发生范围

图 7-46　监测周报与日报

3. 门诊统筹"风险预警"

将"警示榜"相关单据转化为工单，在线上流转，通过转化率、办理率、审核率、办结率、处置率指标，建立风险预警量化考核工作机制。对各等级医疗机构次均费用超占比、单张票据费用超 2 000 元的医疗机构和医生等异动数据，以工单模式全部推送至医院进行

情况说明。医生均可在"医保高铁"上对工单进行申诉,上传证据资料。医保部门按照属地化、分级管理模式进行线上核查,实现工单流转、办理和处置情况全程时间窗管理的闭环处置。

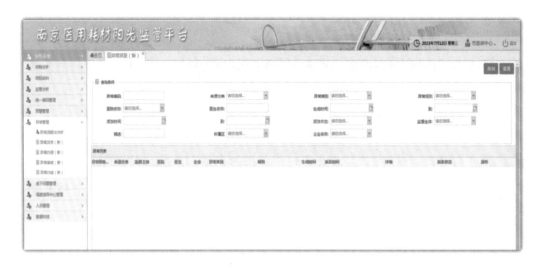

图 7-47　南京医用耗材阳光监管平台

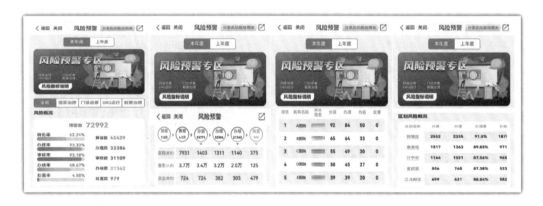

图 7-48　风险预警"五率"图、风险预警处置流程图、医院风险点分布图与区划风险点分布图

4."光荣榜"

为激发医院、医生自我管理的主动性,坚持激励与约束并重,通过"光荣榜"模块对基金监管成效较好的医疗机构、医保医师进行表扬。对次均费用低于同级同类医疗机构平均水平 10% 以上的医疗机构、次均费用低于同级同类医疗机构平均水平 50% 以上的医保医师进行鼓励表扬和考核模拟加分,激发医疗机构自觉控费内生动力。

医疗机构次均费用低于同级同类 10% 以上。展示在门诊统筹监测中,对控费较好的医疗机构根据考核细则进行模拟加分。

医师次均费用低于同级同类 50% 以上。从医疗机构维度汇总展示本院医师次均费用控制较好的医师数量,并在二级页面中展示相关医生的明细和次均费用情况。

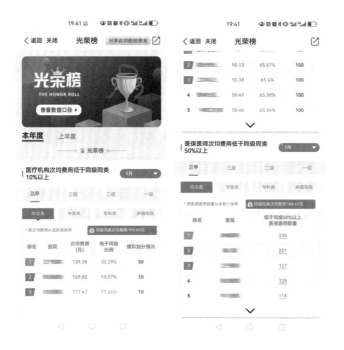

图 7-49　光荣榜

二、工作成效

通过建立智能监管新模式，南京市医保局将费用异动的参保人员、医疗机构及医生纳入重点稽核对象，对查实存在违规行为的责任主体进行严肃处理，确保门诊共济政策平稳运行。

一是稳定基金支付，保障运行安全。根据对各项重点指标的持续关注，结合对次均费用前 10 名的机构的现场核查，在 1—3 月门诊统筹范围内费用同比增长 18.82% 的情况下，实现年度累计范围内费用同比增长控制在 12.24%（就诊人次同比增长 25.39%），增幅下降了 6.58 个百分点，确保门诊共济费用控制在预算范围内。

二是聚焦风险责任，管理下沉医生。2023 年，根据重点监测指标，协议查处 20 家医疗机构，移交行政处理 4 家次；医保医师扣分 44 人次，约谈医疗机构 29 家。经对次均费用同比和环比超阈值的定点医疗机构进行数据分析、监测、审核，暂缓 8 家医疗机构月结算拨付。

三是控制异常行为，维护医疗秩序。在对累计范围内费用就诊前 50 名人员的核查中，重点关注在短期集中用完基金限额、高频次、多机构刷取高血压、糖尿病、帕金森病等药品行为，集中对部分异常刷卡人员进行核查。2023 年，完成 43 名参保人的核查工作，将 34 名违规参保人移交行政部门，其中 19 人暂停个人医保卡结算 3～6 个月。

第八章　赋能医保管理精细化

医保管理精细化，是医保事业高质量发展的重要方向。医保管理精细化，不仅要求医保经办机构提高管理效率和水平，更要求医保经办机构创新管理模式和方法，实现医保基金的安全、合理、有效使用，实现医保参保人员的健康、满意、幸福。

在南京市的医保管理实践中，"医保高铁"成了推动管理精细化的有力引擎，以"医保高铁"为抓手赋能医保管理精细化，取得了显著的成效和经验。本章内容将从采取大数据赋能监管、医生自我提升、制度政策创新、机构分类管理等多维度策略，致力于打造高效、精确的医保管理体系的角度，深入探讨"医保高铁"如何提升医保工作的质量和水平，赋能南京市医保管理精细化。

第一节 赋能基金监督管理：织密织牢基金监管网

医保基金是人民群众的"救命钱"。中共中央、国务院印发《关于加强医疗保障基金使用常态化监管的实施意见》（国办发〔2023〕17 号）等文件，要求织密扎牢医保基金监管的制度笼子，以零容忍的态度严厉打击欺诈骗保行为，确保基金安全、高效、合理使用。

国家医保局和各地医保部门深化监管体制改革，推进长效机制建设，有效打击虚假就医、医保卡套现、冒名就医等欺诈骗保行为。同时，医保基金监管工作面临巨大的挑战，面对众多监管对象、巨大资金量以及海量结算数据，监管专业性强，监管执法靠人海战术、人工监管已经不能适应新形势；定点医药机构及医药服务人员也存在对医保法律法规、基金监管政策等知识学习掌握不够深入、理解有所偏差，以及内部管理效率待提升、流程待优化等问题。

南京市医保局结合自身医保信息资源优势，利用先进科技手段建立起更加智能化的创新监管模式，并以利益相关者理论[①]为指导，开发建设"医保高铁"基金监管模块，探索推动智能监控常态化，切实加强医保基金监管。利益相关者理论认为，任何组织运行都不可

---

① 赵德余，梁鸿.政策利益相关者行为模式与规则的渐进调整：来自上海医疗卫生改革的经验[J].公共管理学报，2009，6(2)：50-58，125.

能脱离各种内外环境影响，组织必须关注和顺应各类利益相关方的需求。医保基金监管作为公共服务，其利益相关方包括政府机构、医疗机构、医务人员和参保群众等多个层面。南京市医保局通过采集分析各方数据，设计模块功能如监管评价、医保医师管理等，既追求监管效率，也考虑不同利益相关方的需求，使监管工作在保障参保群众切身利益的同时，促进医疗机构规范运行，体现了南京市医保基金监管模式设计上的精髓。

一、模块功能

开发"医保医师""销分管理""负面清单""案例曝光""举报奖励""监管评价""药耗费用监测"等模块，充分用好数据汇集、数据监测、统计评价、警示提醒、激励引导等功能，助推南京医保基金监管进入"智"时代。

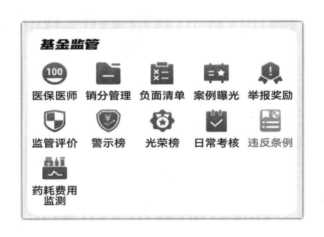

图 8-1 "医保驾驶室""基金监管"专区

1. "监管评价"

"监管评价"模块（图 8-2）全景呈现基金监管整体成效，通过设置查处资金金额、现场检查情况、处理机构情况、违法违规个人处理情况、举报奖励情况及公开曝光情况等，按年、月累计汇总指标数值，全面、多维度、动态呈现医保基金监管质效。

2. "医师记分"

南京市医保局借鉴个人驾驶证记分的思路，制定出台《南京市定点医疗机构医保医师管理办法（试行）》，将医保监管由机构延伸到医务人员，开发医保医师记分功能，建立起医保医师记分管理体系。依据违规行为严重程度，设置 12 分、6 分、3 分、2 分、1 分 5

个单次记分档次，年度记分累计达到6分的，由医疗机构对其约谈；累计8分的，由经办机构对其约谈；累计达到9~11分的，暂停医保服务资格1个月；累计达到12分及以上的，暂停医保服务资格3个月；一次性记分达到12分的，暂停医保服务资格6~12个月，情节严重的取消医保医师服务资格。年度记分动态清零。

（1）"医师记分"

总体呈现全市累计记分人数、人次、涉及记分、累计记分情况，按照部门处理、智能监控两个维度分别进行统计。按照全市三级、二级、一级及以下医疗机构分别统计记分人次、人数、分值等情况（图8-3）。

（2）销分管理

医疗机构和医师个人可以通过"医保高铁"进行销分（图8-4）。鼓励医师通过学习"医保高铁"上的医保政策和基金监管规定进行销分。

3. 负面清单

南京市医保局梳理总结检查中常见、多发的违规行为，制定了4期医保基金使用负面清单，通过环状图呈现负面清单项目总体情况。累计制定负面清单项目197条，其中违规类型数量排名前10的项目如图8-5所示。

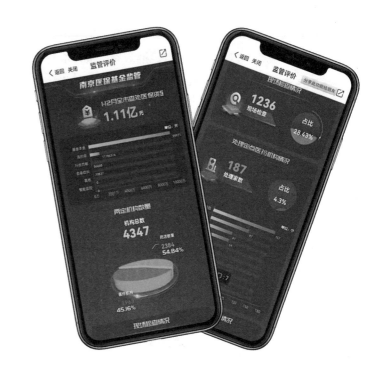

图8-2 "监管评价"模块

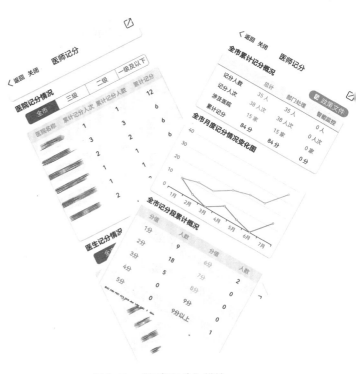

图8-3 "医师记分"模块

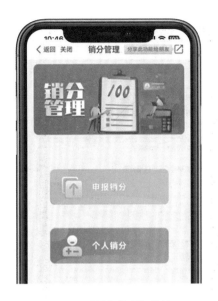

图8-4 "销分管理"模块

通过查询栏输入项目名称可以查询定位到负面清单具体项目（图8-6），方便定点医疗机构及医务人员查看项目行为规范和内涵，提升医疗机构自我管理意识，提醒医务人员合规收费、合理诊疗，防范在前，教育在前。

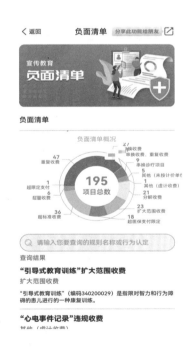

负面清单前十位	
序号	项目类型
1	重复收费
2	超标准收费
3	串换收费
4	扩大范围收费
5	分解收费
6	超医保支付限定
7	串换诊疗项目
8	超量收费
9	其他（未按计价单位收费）
10	超限定支付

图8-5 "负面清单"模块

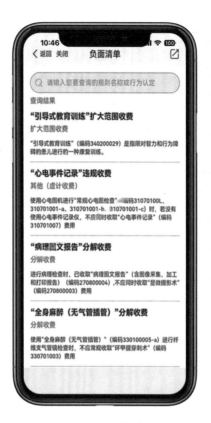

图 8-6　负面清单具体项目

4．"案例曝光"

公开曝光违法违规使用医保基金行为，按照定点医疗机构、定点零售药店、参保人三类分别展示具体违规案例情况。

环状图显示违规案例总数 75 个，其中定点医疗机构 46 个、定点零售药店 16 个、参保人 13 个，强化警示教育作用（图 8-7）。

5．"药耗费用监测"

以费用情况和增长情况作为指标，从品类、医院使用、医生使用 3 个维度开展动态监测，对异常增长的数据予以警示提醒，将持续出现异常情况的医疗机构纳入专项检查任务，推动医保经办部门实现医保基金常态化闭环监管（图 8-8）。

（1）监测品类

对国家重点监控药品耗材按照西药、中成药、中药饮片、耗材分类使用金额动态监测，可按照费用金额、同比增速进行排名，将排名靠前且异常的品类纳入重点监管范围。

数据分析：重点监测西药 30 种，按照使用金额同比增速排名，其中贝伐珠单抗、倍他司汀使用金额同比增速超过 100%，予以重点关注（图 8-9）。

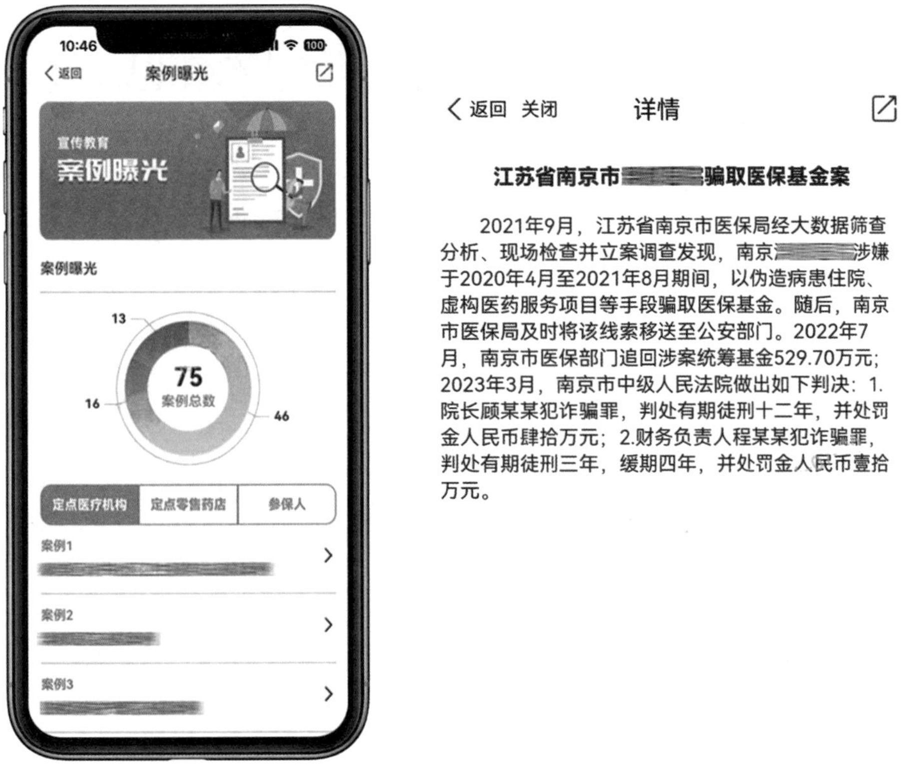

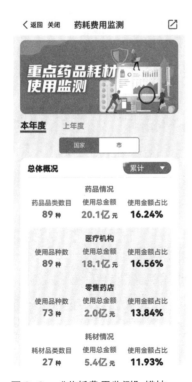

图 8-7 "案例曝光"模块

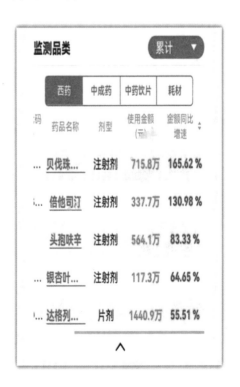

图 8-8 "药耗费用监测"模块

图 8-9 监测品类明细

（2）医院使用排名

按照医院等级，统计使用重点监控药品、医用耗材前 10 的医疗机构，将增速排名靠前且异常的医院纳入重点监管范围。

数据分析：经监测，得到三级医院使用重点西药排名，对其中使用金额同比增速超过 100% 的两家医院做进一步分析，并将其纳入重点监督检查范围（图 8-10）。

（3）医生使用排名

对使用重点药品（药品、中成药、中药饮片）和耗材排名前 10 位的医生进行统计，按照使用金额和同比增速进行排名，动态监测医师的费用变化，将排名靠前且异常的医师纳入重点监管范围。

数据分析：经监测发现，医生使用中药饮片金额排名前 3 名的分别是李 ××、戴 ××、王 ××，同时，李 ×× 使用中药饮片金额同比增速近 200%，将该医师纳入重点监管范围（图 8-11）。

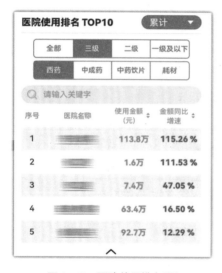

图 8-10 医院使用排名明细

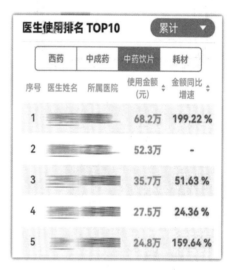

图 8-11 医生使用排名明细

二、工作成效

在"医保高铁"赋能背景下，南京市医保局扎实推进医保基金使用常态化监管工作。

一是成本可控制，提升监管效率。发挥"医保高铁"大数据功能，由过去的全覆盖现场检查转化为"数据筛查全覆盖＋线下专项检查"模式，检查前借助"医保高铁"进行数据筛查、确定重点，检查中依托"医保高铁"分析研判难点，实现数据透明、监管全程，极大降低了人、财、物的检查成本，提升了现场监管工作效率。在 2023 年三级医院专项检查中，南京市医保局充分借助"医保高铁"事前研判，明确检查思路，筛查疑似数据，以往需要 1 周完成的现场检查在 2 ～ 3 天内即完成。

二是运行可监测，助力精准监管。通过"医保高铁"将基金收支、重点药品耗材使用、医师管理等监管运行要素全程跟踪监测，发现异常变化情况，分析疑似违规线索，派发各级监管部门处理，形成事前预警、事中监测、事后处理的闭环监管体系，极大地提升了基金监管效能。2023 年，针对"医保高铁"呈现的康复护理机构疑似违规线索，南京市医保局组织对康复护理机构开展了突击专项检查，发现违规使用资金 3 000 余万元。

三是政策可查询，促进自身监管。两定机构及医药服务人员可通过医保医师业务学习掌握记分情形、销分管理政策，激励医务人员通过"医保高铁"学习政策法规进行销分，发挥事前培训教育作用。通过"负面清单"及"案例曝光"模块，提醒两定机构合规使用基金，充分发挥宣教、警示作用，促进定点医药机构自我管理，提升合规使用医保基金的法治意识。2022 年，国家飞行检查南京地区两家医疗机构，发现的违反负面清单金额仅占违规总金额的 3%，"医保高铁"切实发挥了预防在前的效用。

第二节　赋能医院、医生自我管理：引导医院、医生控制费用增长

医院和医生是医疗费用的第一责任方，医保政策的直接执行者，医保信用度的直接决定者，医保待遇的最好宣传者。医院和医生在控制费用增长方面起着不容忽视的作用。发挥好医院和医生的作用，是提高医保政策执行率、基金使用有效率、患者评价好评率的关键环节。为了更好地引导医院和医生，发挥最大效能，南京市医保局整合医保数据，合理运用 OODA 循环理论 [OODA 循环理论由观察（observation）、判断（orientation）、决策（decision）、执行（action）4 个单词的首字母组合得名]，完成"观察—调整—决策—行动"的循环程序。基于对医保数据的观察获取各项指标的外部信息，根据感知到的外部风险及时调整，做出应对决策，并采取相应行动。南京市医保局据此建立了"医院调度台""医师旅行箱"等版块，将医保数据全面展示、比较和分析，使医保管理工作从被动走向主动，从单向转为互动。通过引导医院和医生自我管理，促使医院、医生进一步减轻患者负担，提高医疗服务质量和效率。

一、模块功能

1. 医院要情

（1）医院核心指标

展示医疗机构 HIS 总收入、总收入排名、医保总收入、基金支出、异地来宁、门诊和住院均次费用、门诊和住院政策范围内费用占比。从药品、诊疗、耗材的分类维度，将 HIS 费用与医保费用进行对比，列出本院年度收入前 10 名科室的排名及费用（图 8-12）。

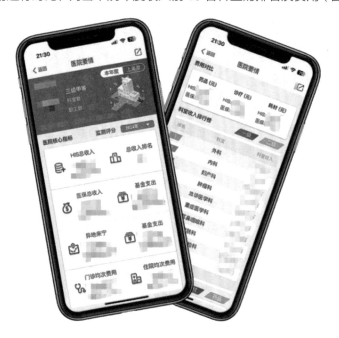

图 8-12 医院核心指标

医院管理人员可充分了解医保费用在本院费用中的权重、医院整体营收、在全市的排名以及与上年同期相比的情况，促进医院在日常管理中切实落实医保服务协议要求和各项医保政策。

（2）集中采购"五率"实时对比、异常工单排行榜

从医用耗材、药品维度，以图表形式展示配送率、申请率、确认率、付款率、结算率，对采购过程中的异常数据形成工单（图 8-13）。医院管理人员可掌握本院集中采购工作开展情况，及时调整、完善集采工作。

（3）"医保高铁"使用以及电子凭证（医保码）使用情况

分别从科室、医生维度，统计本院各科室、医生"医保高铁"使用情况（积分数据）排行榜。同步展示电子凭证（医保码）使用情况，促进医疗机构持续推进电子凭证（医保码）的普及和使用（图 8-14）。

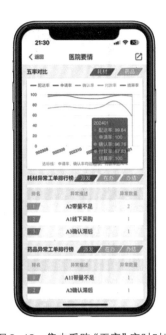

图 8-13 集中采购"五率"实时对比、
         异常工单排行榜

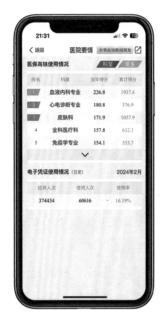

图 8-14 "医保高铁"使用以及电子凭证（医保码）
         使用情况

2. 科室要情

从科室维度展示不同医院相同科室的收入情况，并可看到本院的药耗使用排行榜、药耗使用增幅排行榜、医生就诊量药耗使用金额排行榜等，给科室主任及时跟进药耗使用情况及异常情况提供抓手。

（1）科室收入使用排行榜、医生使用排行榜

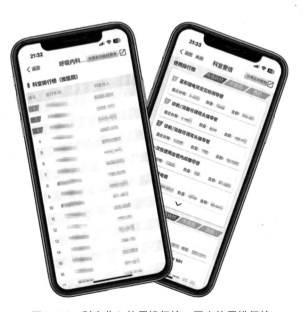

图 8-15 科室收入使用排行榜、医生使用排行榜

展示该科室的药品、医用耗材、诊疗年度累计收入金额，并按月展示药品、医用耗材和诊疗费用收入变化以及医生使用情况，还可展示使用排名前50名的高值医用耗材、中成药、西药，使用排名前10名医生和增幅排名前10的项目情况。提示管理人员对异动的项目及时了解原因，主动排查违规情形。

（2）病人使用排行榜

可按就诊日期、就诊金额查询本科室就诊患者中就诊金额、耗材金额使用排名前10的患者的情况。

3. 医生要情

"医生要情"展示医保医师记分情况、招采药品使用情况、出诊情况、本市本院排名情况，以及医生本人 DRG 点数、CMI 值、收治病例数及相关排名。通过全市同科室医生点数排名 Top10、CMI 排行榜、病组排行榜、病组均费排行榜，让医生知自己、知排名、知目标，促使医生主动对比、找差距，更加规范自己的诊疗行为（图 8-17、图 8-18）。

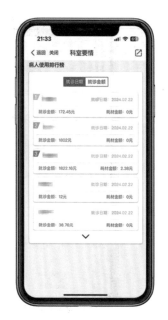

图 8-16 病人使用排行榜

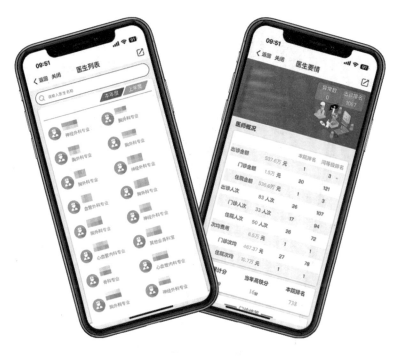

图 8-17 "医生要情"示例

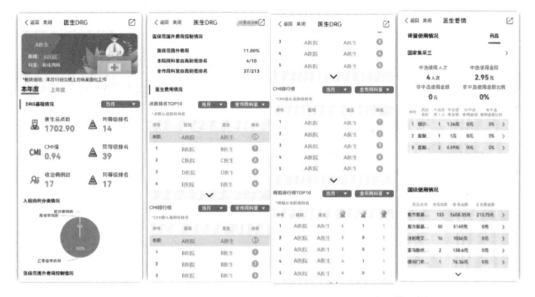

医生 DRG   医生要情示例

图 8-18 医生 DRG、医生要情示例

4. 医院监测比对、科室监测比对

实现本院与其他医院、科室与科室一对一的比对，通过横向对比，可看到本院与他院、本科室与他科室的总况、收入、门诊、住院、采购结算的对比，促进医院和科室及时调整管理手段，促进医院和医生自我提升（图 8-19）。

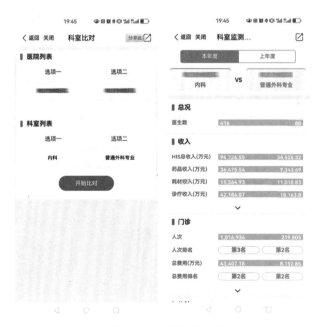

图 8-19 本院相关比对

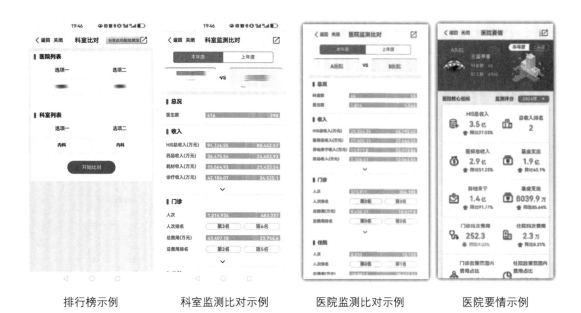

| 排行榜示例 | 科室监测比对示例 | 医院监测比对示例 | 医院要情示例 |

图 8-20　不同院不同科室的比对

5. 风险预警

通过"风险预警"处置模块，将招采治理、门诊统筹、DRG 运行监测指标异动数据按一定规则（表 8-1）转化成工单，通过工单流转、办理和处置情况全程时间窗监管，在"医保高铁"形成闭环管理（图 8-21）。

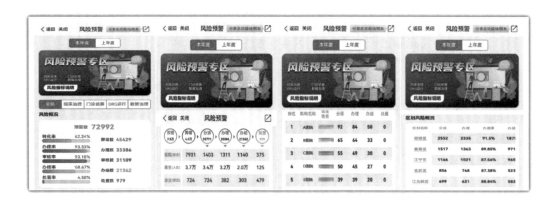

图 8-21　风险预警

表 8-1 风险预警规则

项目		预警类别	指标	口径
风险预警	招采治理	预警	A2 带量不足	带量采购品种累计采购量未完成计划进度
			A3 确认滞后	供货企业上传发票后，医院 8 天内未进行发票确认
			A5 支付超期	支付超期指医院确认发票后，带量耗材 20～25 天内未支付货款或非带量耗材 50～55 天内未支付货款
			A15 应急采购超量	应急采购量超过上一年度总采购量的 2.8%（三级）、1.8%（二级）
		异常	A1 线下采购	医疗机构使用某高值耗材品种数量超过采购量
			A2 带量不足	第 3 个月结束采购比例＜15%，第 6 个月结束采购比例＜40%，第 9 个月结束采购比例＜75%，第 12 个月结束采购比例＜100%
			A3 确认滞后	供货企业上传发票后，医院 10 天内未进行发票确认
			A4 未执行零差率	耗材使用价格高于耗材采购价格
			A5 支付超期	医院确认发票后，带量耗材超过 25 天未支付货款或非带量耗材超过 55 天未支付货款
			A15 应急采购超量	应急采购量超过上一年度总采购量的 3%（三级）、2%（二级）
	门诊统筹	异常	次均费用超同级同类 10% 以上	综合类：去除抢救、重症单据金额，再减去检查检验及手术费 / 人次＞10%
				专科类：去除抢救、重症单据金额，范围内总费用 / 人次＞10%
				肿瘤类：总费用 / 人次＞10%
			单张处方范围内费用超 2 000 元	总费用－抢救、重症单据总金额－检查检验及手术费双通道药品费用＞2 000 元
			医师次均费用超同级同类 50% 以上	医师范围内总费用 / 人次
			次均费用增幅超标	医疗机构门诊统筹费用次均费用环比增长超 40%（含）或同比增长超 60%（含）
	DRG 运行	预警	疑似分解住院	同一人在同一医院 2 次住院间隔＜15 天
			自费超占比	（现金自理＋个账自理）/ 住院总费用 ×100%，三甲＞14%，三级及以下＞8%
			检查检验超比例	（检查＋检验＋放射）费用合计 / 总费用 ×100%＞70%
		异常	疑似分解住院	去除 B、RC、RD、RE、RG、RU、RV、RW、OZ1、CB3、GT13、DRG、DRG-P、LL1、IT2 等病组
			自费超占比	去除白名单数据
			检查检验超比例	（检查＋检验＋放射）费用合计 / 总费用 ×100%＞80%

风险概况：展示"警示榜"预警数据转化成工单的转化率、办理率、审核率、办结率以及处置率，对所有工单的办理概况进行全面展示。

指标口径：工单转化率＝按规则筛出异常数／预警数；办理率＝医疗机构办理工单数／受理数量；审核率＝中心审核工单数／医疗机构办理工单数；办结率＝办结数量／审核数量。

监督流程：从医院、医生维度，按办理节点的工单数量，对工单办理进度进行全流程展示，便于定点医疗机构及医保部门管理人员对所有工单办理情况进行监督管理。相关数据按医师数累计计算。同步将医疗机构按区汇总，由各区医保部门对工单办理进度进行实时跟踪督促。

处置情况：从医院、医生维度，按协议约定的违约责任类别进行分类展示工单的处理结果，可全面掌握工单办理的结果。医疗机构处置情况包括解除协议、警示、行政处罚、移交稽核、移交司法、移交行政部门、约谈、暂缓拨付月度结算医保基金、暂停医疗保险相关的服务、追回违规费用等，医生处置情况包括取消服务资格、医保医师记分、约谈、暂停服务资格等。

二、工作成效

"医保高铁"通过大数据、全流程服务，调度医院和医生，使医保精细化管理水平大幅度提升。

1. 为医院、医生主动参与管理提供了渠道

通过各维度数据的展示，医院、医生知己知彼，取长补短，主动了解全市的医保基本情况和医保政策，主动参与控费，减少不必要的基金支出。每天使用数据、查看预警、办理工单成为许多医院内部监管的新手段，构建"三医"从业者信息共享、责任同担、合力推进的医保交互式治理、生态化治理新模式。

2. 为医保部门与医疗机构、医生之间交流互动提供了平台

转变原来文书"送来送去"、难以全流程跟踪的工作模式，所有的疑点问题、疑点数据通过工单的形式派发至医院、医生，全流程、全线上进行流转，申诉材料电子化，减少线下流转环节，提高工作效率，确保疑点问题一个不落。

案例："医保高铁"监测发现 A 院神经内科与 B 院神经内科相比，两院的医生数、HIS 总收入数、耗材收入、诊疗收入、住院人次、总费用相对平衡。但对使用前 5 的医生进行分析后，A 院耗材使用前 5 的医生中排名第一的罗 × 的耗材费用是 B 院排名第一的周 × 的 3 倍。"医保高铁"将相关情况向院方进行了推送，院方经了解、自查，约谈相关医生，进行整改。

3. 为医保部门的精准监管提供了支撑

改变原来"大海捞针"的监管模式，利用警示榜和风险预警等大数据精准定位疑点问题、机构、医生，精准下发数据，精准审核，确保每一个疑点"有问有答有结论"，切实保障医保基金安全。

第三节　赋能医保付费管理：全方位开展支付结算分析

《中共中央 国务院关于深化医疗保障制度改革的意见》要求持续推进医保支付方式改革，推行以按病种付费为主的多元复合式医保支付方式，推广按疾病诊断相关分组付费，医疗康复、慢性精神疾病等长期住院按床日付费，门诊特殊慢性病按人头付费[①]。按疾病诊断相关分组（DRG）最早由美国提出并应用，是目前世界上公认的较为先进的支付医疗费用的方式。DRG 付费是建立在总额预算管理背景下，以基金支出预算为基础实施总额控制管理，实现控制医疗费用不合理增长，促进医疗机构控制成本和费用，防范超支出预算、计划执行的医保支付制度。通过月预结算、年终清算的结算方式，建立健全及时、高效的医疗机构费用结算拨付机制，充分保障医疗机构运行需要。

无论是在 DRG 付费政策落地初期，还是平稳运行时期，对于医疗机构和医保部门而言，掌握结算情况动态、多重数据融合以及信息统筹分析，是最直接的需求。通过"医保高铁"将 DRG 预算、结算所涉及数据透明化、公开化，既便于医院以数据为抓手对标找差，进一步增强控费意识，也能助力医保部门了解基金支付动向，保障基金使用效率。

在这一项职能变革中要结合自身特长，以目标管理理论为基础进行"医保高铁"的模块开发。目标管理理论由美国管理学家德鲁克于 20 世纪 50 年代提出，被称为"管理中的管理"。是以目标的设置和分解、目标的实施及完成情况的检查、奖惩为手段，通过员工的自我管理来实现企业的经营目的的一种管理方法。南京市医保局通过设置精细化的监测指标，将控制基金支出、提高基金使用效率的目标分解为次均基金支付费用、结余留用、再住院率、上下转诊率等。同时，将南京市各医院的指标结果公开展示并进行排名，不同医疗机构之间互相检查、比较工作情况。通过医疗机构自我激励从而促进整个系统的良性循环，实现医保基金可持续。

---

① 中共中央 国务院关于深化医疗保障制度改革的意见 [EB/OL]. [2020-02-25]. https://www.gov.cn/zhengce/2020-03/05/content_5487407.htm.

以此，"医保高铁"开发建立"DRGs 结算分析""DRGs 再住院"等相关模块，对南京市医保基金运行情况开展全方位分析，进一步健全医保支付管理体系，促进支付方式改革可持续进展。

一、模块功能

1. DRGs 结算分析

该模块主要从全市情况和机构情况两个维度全面展现各级医疗机构每月 DRG 费用结算情况、次均基金支付费用排名及同比情况、人均费用排名及同比情况，以便各级医疗机构通过与预算对比、与同级机构对比、自身环比数据实现纵向、横向比较。

（1）"全市情况"

分别按 DRG 类型（操作组、内科组、外科组）、病组类型（基础病组、非基础病组）、病例类型（低倍率类型、高倍率类型、正常病例）进行数据统计和展示。分析指标包含平均住院日、总费用、结算点数、结余留用情况、医保结算率、例均费用以及部分指标对应占比（图 8-22）。

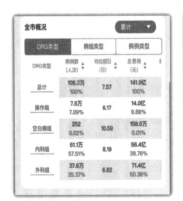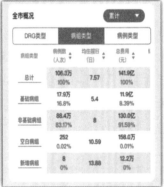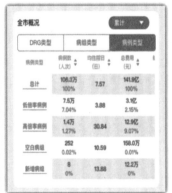

图 8-22　"全市情况"

（2）"机构情况"

展示全市医疗机构总体结算情况和各医疗机构结算情况。前者展现各等级医疗机构总费用、结余留用情况、医保结算率等数据，后者展现各医疗机构出院人次、总费用、结余留用情况等（图 8-23）。

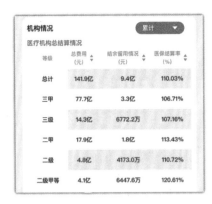
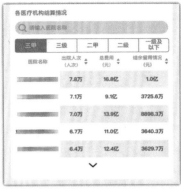

图 8-23　"机构情况"

2. "DRGs 再住院"

该模块包含 4 大功能：再住院率排名、住院人次人类比、就诊人员住院人次 Top50、长期住院调节金额。

（1）再住院率排行榜

主要应用于展示各级医疗机构 15 天内再住院率排行榜，包含同级别再住院率、同级别再住院人次以及同比、环比情况，各医院再住院率、再住院人次、平转率、平转人次、下转率、下转人次、上转率、上转人次、返院率、返院人次以及同比、环比等情况（图 8-24 至图 8-27）。

数据统计范围包含本地职工医保、居民医保结算清单，并剔除新生儿、门特病种及护理医疗机构等确需转院 / 长期住院的相关数据。数据统计口径明确为在对应时间段内，从 A 医疗机构转院至 B 医疗机构，则界定为 A 医疗机构的再住院人次，除以该院的总出院人次，计算得出再住院率，并通过计算其环比、同比情况，了解该院再住院率变化情况。

以三甲医疗机构为例，2023 年度同级别 15 天内再住院率为 7.11%，同比下降 14.03%；同级别 15 天再住院人次为 42 766 人次，同比上升 1.86%。其中 12 月同级别 15 天内再住院率为 5.96%，同比下降 14.24%，环比下降 10.78%；同级别 15 天再住院人次为 3 211 人次，同比上升 29.11%，环比下降 14.46%。

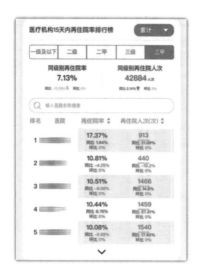

图 8-24　医疗机构 15 天内再住院率排行榜

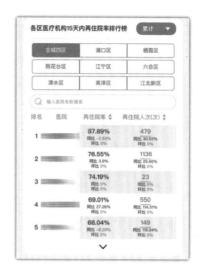

图 8-25　各区医疗机构 15 天内再住院率排行榜

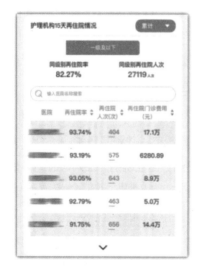

图 8-26　护理机构 15 天再住院情况

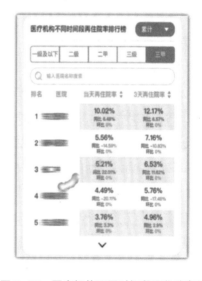

图 8-27　医疗机构不同时间段再住院率排行榜

（2）"医疗机构住院人次人头比排行榜"

主要应用于展示各级医疗机构人次人头比排行榜、全市人次人头比、全市人次人头比（累计）、同等级人次人头比、同等级人次人头比（累计）以及各医院人次人头比、人次人头比（累计）（图 8-28）。住院人次人头比指出院人头和出院人次的比值，是针对重复住院、分解住院的管控指标。例如，一年中某人在同一家医院住院两次，则出院人次数算作 2，出院人头数算作 1，人次人头比为 2。

以 2023 年度为例，全市住院人次人头比为 1.37，同比上升 1.48％。其中三甲医疗机构住院人次人头比为 1.25，同比下降 0.79％；二甲医疗机构住院人次人头比为 1.25，同比上升 1.63％。

（3）"就诊人员住院次数 Top50"

主要应用于展示各级医疗机构月度、年度就诊人员中住院次数前 50 名人员的相关信息，包括人员姓名、住院次数、医疗总费用和统筹基金支出费用（图 8-29）。考虑医疗行为的双向性，除了重点监测医疗机构总体情况外，就诊人员是否异常住院也是监测重点。通过对不同级别医疗机构就诊人员住院次数进行排名，实时关注前 50 位的参保人员，以防出现空挂住院等违规行为。

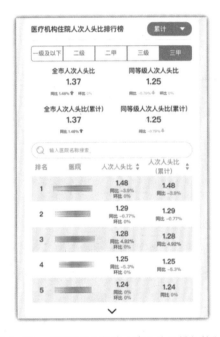

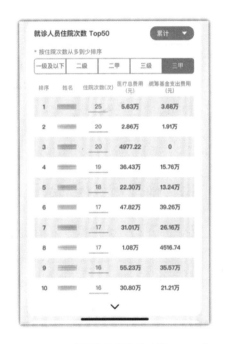

图 8-28　"医疗机构住院人次人头比排行榜"　　图 8-29　"就诊人员住院次数 Top50"

（4）"长期住院调节金额"

展示医疗机构长期住院调节金额使用的病例数、住院总费用、基金发生额和可调节金额（图 8-30）。南京市医保局有关文件规定，三甲、三级医疗机构应分别安排 DRG 级别系数中的 0.02、0.01 以上，二甲、二级医疗机构酌情安排部分资金，用于及时解决确需住院 15 天以上的病例的费用超支部分。该模块通过公开公示各医疗机构的可调节金额，供医疗机构实时掌握，以提高调节金使用率。

以 A 医院为例，2023 年度总病例数为 77 771，总住院费用为 167 938.98 万元，基金发生额为 92 466.05 万元，可调节金额为 2 954.52 万元。

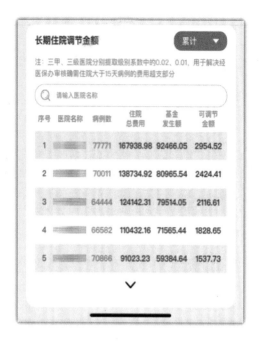

图 8-30 "长期住院调节金额"

二、运行情况和工作成效

1. "小模块"破"大难题"，精细化管理成效初显

"15 天出院再住院"现象，是当前医改工作中相关各方都亟待破解的难题。对于医保管理部门来说，通过"DRGs 再住院"模块直观了解全市再住院情况以及医疗机构再住院之间的关联程度，能及时发现疑点数据。

南京市医保局通过情况跟踪、通报、约谈等相关处置，实现"发现疑点—推送疑点—整改优化—情况通报"的全流程处理机制。2023 年 9—10 月共推送疑点数据 141 条，要求 95 家医疗机构进行自查、整改。以月度数据为基础进一步分析 2023 年的南京市再住院率变化情况，具体情况见表 8-2。考虑到数据分布及数据量，采用 Wilcoxon 符号秩和方法检验南京市再住院率降低的显著性。

表 8-2 南京市 2022—2023 年各月度再住院率

单位：%

年份	1 月	2 月	3 月	4 月	5 月	6 月	7 月	8 月	9 月	10 月	11 月	12 月
2022 年	9.88	12.09	10.93	12.05	11.15	11.25	10.76	10.76	10.53	10.3	10.41	11.57
2023 年	11.45	11.75	10.89	10.41	11.36	11.36	10.13	9.73	8.45	8.15	7.90	6.24

Wilcoxon 符号秩和方法检验，P 值为 0.034，<显著性水平（0.05），故拒绝原假设，认为南京市 2023 年再住院率降低具有统计学显著性。智能化管理手段的引入对于再住院率的控制效果十分显著。2023 年度各月度再住院率总体呈递减下降趋势，12 月相比 1 月下降 45.50%，相比 2022 年度各月度中的最低再住院率也下降了 36.84%，降幅明显。

2. "小屏幕"展"大内容"，多维度细化监测指标

"DRGs 结算分析""DRGs 再住院"两个模块均实现了多维数据融合展现，能够在有限的屏幕空间中展示时间线、空间线上的所有数据信息，并直观生成数字、比例等，针对特定指标能够深挖、广拓，在查询之外提供更多信息参考，尤其是在 DRG 运行分析、DRG 基金监管等方面。

根据查询、对比以及管理需要，"DRGs 再住院"模块中的"再住院率排行"中含医疗机构 15 天内再住院率排行榜、各区医疗机构 15 天内再住院率排行榜、护理机构 15 天再住院情况、医疗机构不同时间段再住院率排行榜等 4 类榜单，能够供各区全方位高效查询、及时预警，重点关注护理机构中出现长住院被分解后就诊人员发生门诊费用的影响，以及横向对比各时间段内再住院信息，从而发现可能存在的问题。

第四节　赋能基金运行管理：研判基金运行趋势和潜在风险

信息技术存在局限性等问题，导致医疗保障基金运行还存在可持续性风险[1]、监管体系机制有待完善、欺诈骗保手段隐匿难以监管到位等监管难题。

为了实时监督基金运行管理，南京市医保局结合实际情况以风险管理[2]理论为基础，探索构建基金监管指标体系，对照《医疗保障基金使用监督管理条例》中的常见违规行为，在"医保高铁"中设置"违反条例"模块，建立规则体系，设定风险运行预警、异常阈值，实时监控医保基金运行，对使用基金的违规风险点进行比较、分析和研判，确保基金的安全运行。

---

① 吴雅娟. 基于风险管理的医疗保险基金运行控制策略研究 [J]. 科技风，2015(21): 258.
② 风险管理是指如何在风险的环境里把风险可能造成的不良影响减至最低的管理过程。

一、模块功能

将违反《医疗保障基金使用监督管理条例》的行为分为 8 大类，分别设置指标体系，完善监测规则并动态更新，首批已上线 202 条规则，监测数据在"医保高铁"上实时公布。8 类违规行为，每类均从医院维度和医生维度进行展示。

1. 超标准收费

监测公立定点医疗机构医疗服务收费标准高于国家、省、市相关部门规定的价格标准，或者非公立定点医疗机构医疗服务收费标准高于医保服务协议约定的价格标准。针对"超标准收费"违规行为，南京市医保部门制定了 29 条监管规则，包括住院期间项目超上限、公立医院门诊诊疗项目物价限制、不规范门诊检查超费用等。

案例：根据"超标准收费"监管规则，发现 2023 年 8 月 A 院某医生超标准收费单据 79 笔，违规金额 1824 元，涉及住院期间项目超上限、公立医院门诊诊疗项目物价限制等规则（图 8-31）。

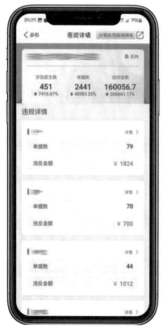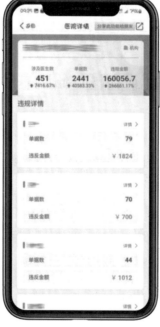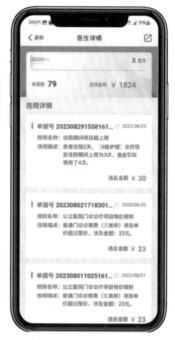

图 8-31　超标准收费示例

2. 超量开药

监测超过规定剂量开药的行为。针对"超量开药"违规行为，南京市医保部门制定了 6 条监管规则，包括门诊、购药单次处方药品超量，门诊、购药单月处方药品超量等。

案例：根据"超量开药"监管规则，发现 2023 年 5 月 A 院某医生超量开药单据 71 笔，违规金额5 453.76元，涉及门诊、购药单月处方药品超量，门诊、购药单次处方药品超量等规则（图8-32）。

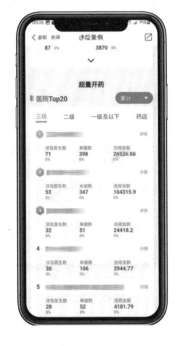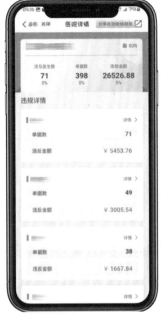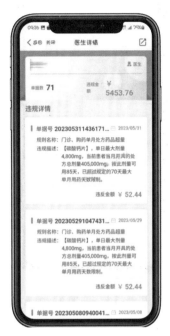

图8-32　超量开药示例

3. 串换药品、医用耗材、诊疗项目和服务设施的行为

监测未施行的检查治疗项目或者药品记入医保费用结算，费用清单记录的检查项目和药品费用与医嘱或者病人实际使用情况不符。南京市医保部门制定了5条监管规则，包括住院单日不合理诊疗、住院期间不合理诊疗、住院期间违规使用超声高频外科集成系统超声刀头等。

案例：根据"串换药品、医用耗材、诊疗项目和服务设施的行为"监管规则，发现2023年8月A院某医生涉及串换药品、医用耗材、诊疗项目等行为的单据14笔，违规金额97.5元，涉及住院单日不合理诊疗等规则（图8-33）。

4. 分解项目收费

监测定点医疗机构将一个项目按照多项目收费标准进行收费的行为。南京市医保部门制定了4条监管规则，包括住院单日喉返神经探查术重复、住院单日关节滑膜切除术重复、门诊单次宫颈扩张术重复等。

案例：根据"分解项目收费"监管规则，发现2023年8月A院某医生分解项目收费单据30笔，违规金额1 209元，涉及住院单日宫颈扩张术重复等规则（图8-34）。

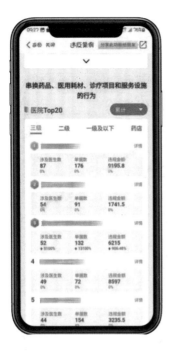 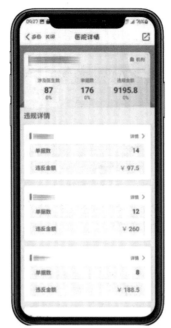 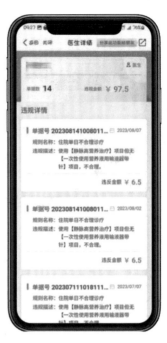

图 8-33　串换药品、医用耗材、诊疗项目和服务设施的行为示例

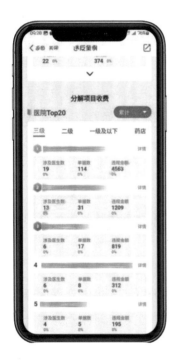 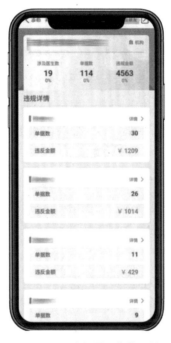 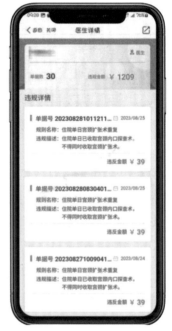

图 8-34　分解项目收费示例

5. 将不属于医疗保障基金支付范围的医药费用纳入医疗保障基金结算

监测将不属于医疗保障基金支付范围的医药费用纳入医疗保障基金结算，超目录限定支付范围收费或超目录限定支付范围用药的行为。南京市医保部门制定了 88 条监管规则，包括门诊（住院）、购药性别限制，门诊（住院）、购药违规使用恶性肿瘤药物，门诊（住院）、购药药品限乙肝等（图 8-35）。

案例：A 院在病人住院期间未开展静脉高营养治疗或无氨基酸或无脂肪乳等营养药物收费的情况下，违规使用一次性静脉营养轮流袋，违规金额 2 393.84 元。

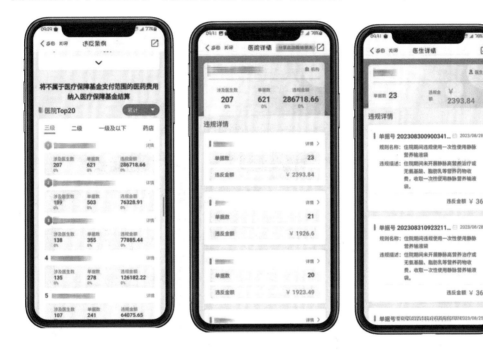

图 8-35　将不属于医疗保障基金支付范围的医药费用纳入医疗保障基金结算示例

6. 违反诊疗规范过度诊疗、过度检查

监测医疗服务提供方违反诊疗规范实施不必要的诊疗项目或实施与疾病关联性不高的诊疗、检查项目的行为。南京市医保部门制定了 14 条监管规则，包括门诊诊疗单张票据（单日）次数超上限、不规范门诊（住院）康复项目超次数、不规范门诊（住院）检查超次数等。

案例：根据"违反诊疗规范过度诊疗、过度检查"监管规则，发现 2023 年 8 月 A 院某医生涉及过度诊疗、过度检查的单据 142 笔，违规金额 1.1 万元，涉及不规范门诊康复项目超次数等规则。

7. 重复开药

监测医疗服务提供方违反临床用药指南或规则，为患者开具多种药理作用相同或作用机制相似的药物的行为。南京市医保部门制定了 3 条监管规则，包括门诊、购药单次同类药品重复、住院单日同类药品重复等。

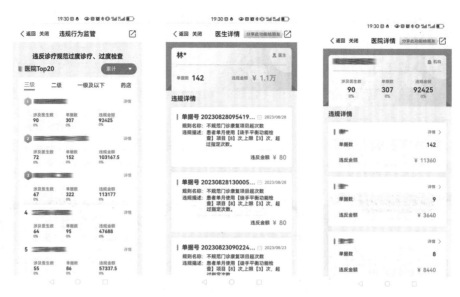

图 8-36 违反诊疗规范过度诊疗、过度检查

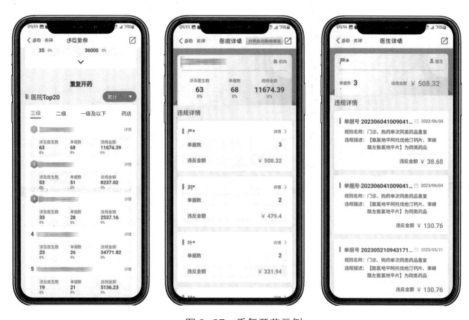

图 8-37 重复开药示例

案例：根据"重复开药"监管规则，发现 2023 年 6 月 A 院某医生涉及重复开药的单据 3 笔，违规金额 508.32 元，涉及门诊、购药单次同类药品重复等规则（图 8-37）。

8. 重复收费

主要监测定点医疗机构对某一项诊疗服务项目反复多次收费的行为。南京市医保部门制定了 53 条监管规则，包括门诊（住院）单日手术重复、住院单日不合理诊疗重复（重复超量）、不规范介入诊疗收费等。

案例：根据"重复收费"监管规则，发现 2023 年 6 月 A 院某医生涉及重复收费的单据 118 笔，违规金额 8 026.86 元，涉及不规范介入诊疗收费等规则（图 8-38）。

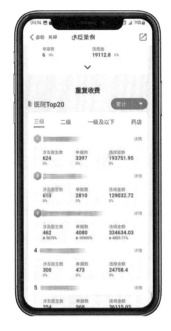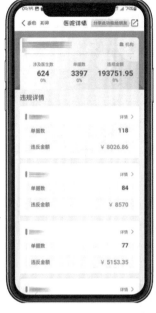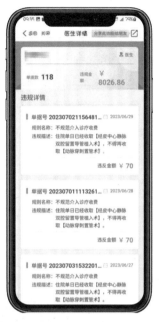

图 8-38　重复收费示例

二、工作成效

医院和监管人员更直观了解到医疗机构存在的突出风险，实现了用数据指引监管工作，强化风险意识，将问题抓早、抓小，确保基金安全、良性运行。

1. 更加精准定位基金运行风险

通过 202 条规则，实时发现医保基金运行的风险点共计 1 091 223 条，涉及金额 4 866.02 万元，涉及医院 11 798 家次、涉及 480 128 人次，实现智能精准定位，增强了医保基金使用的安全性、规范性和有效性。

2. 及时追回违规使用医保基金

对发现的违规问题及时下发医院核实，经申诉反馈和核实后，对各类违反《医疗保障基金使用监督管理条例》的行为，实际扣减共计 1 005 266 条，涉及金额 4 316.14 万元，有效保护了人民群众的"看病钱""救命钱"。

3. 合理引导医院医生规范行为

通过及时展示、预警，让医疗机构和医生及时了解问题所在，进一步规范诊疗行为，同一规则的违规条数及金额呈逐年递减趋势。如根据"药品限住院使用"规则，2021 年扣减 7 303 条，涉及金额合计 162.36 万元；2022 年扣减 25 条，涉及金额合计 0.16 万元；2023 年未发生扣减。

第五节 赋能医保制度改革：促进多层次医疗保障体系建设

随着经济社会发展和群众健康需求的释放，对满足不同层次需要的多元医疗保障的需求日渐凸显。《中共中央国务院关于深化医疗保障制度改革的意见》（中发〔2020〕5号）要求，强化基本医疗保险、大病保险与医疗救助三重保障功能，促进各类医疗保障互补衔接，提高重特大疾病和多元医疗需求保障水平。到2030年，全面建成以基本医疗保险为主体，医疗救助为托底，补充医疗保险、商业健康保险、慈善捐赠、医疗互助共同发展的医疗保障制度体系。

南京医保制度经过多年的发展，基本形成了多层次医疗保障体系框架，主要制度包括职工和居民大病保险、医疗救助、长期护理保险、商业补充健康保险"南京宁惠保"等（图8-39）。

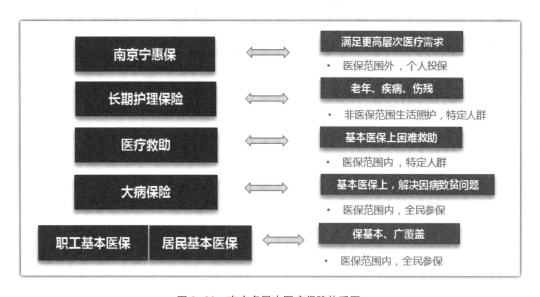

图 8-39 南京多层次医疗保障体系图

当前，多层次医疗保障体系在实际运行中面临着制度间衔接不够、部门数据分散、服务水平不均、缺少有力的监管抓手等问题，需要系统规划、协同治理。因此，南京市医保局积极探索将协同治理应用于多层次医疗保障的构建和完善，其目的在于通过多元主体间（如政府、企业、社会组织、公民等主体间）的合作来实现公共事务的有效治理。多层次医疗保障体系的建设涉及政府、医药机构、企业社会团体等多个主体，各主体资源相互依赖，利益相互牵扯，合作博弈形成了不同子系统。多层次医疗保障协同治理就是各个子系统以维护人民健康作为根本的价值追求，在复杂交错的环境中协作共赢，实现协同效应的过程，这与协同理论相契合[①]（图8-40）。

具体通过数据关联共享，整合社会各类医疗保障资源，开放共享平台，为多层次医疗保障政策优化及提升服务管理水平提供可视化数据支撑，提升政策衔接性，优化管理服务协同性，进一步推进制度建设系统化、协同化、规范化、精细化。

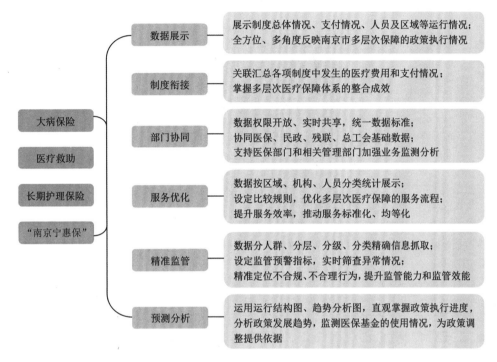

图 8-40　多层次医疗保障体系需求分析图

一、模块功能

基于上述考量，多层次医疗保障版块设计包括大病保险、医疗救助、长期护理保险和"南京宁惠保"等4个模块。各模块功能主要包括制度运行总体情况、相关定点机构运行情况、部门和区域协同情况等。下面重点对长期护理保险模块进行介绍。

长期护理保险（以下简称"长护险"）是为年老、疾病、伤残等导致长期重度失能的人员提供基本生活照料的一种社会保险。党的二十大报告明确提出要"建立长期护理保险制度"，这是党中央、国务院应对人口老龄化做出的重大战略部署，也是医疗保障体系补短板的重大制度安排。新险种的运行模式和特点，需要医保部门全面掌握制度运行情况、

① 朱铭来，周佳卉.多层次医疗保障体系的协同治理之道 [J]. 中国医疗保险，2023(6)：9–19.

服务供给质量和经办服务效能。该模块以"强化管理、规范服务"为建设目标，通过系统规划，促进制度完善；通过标准管理，促进市场规范；通过服务比较，促进质量提升。

1. 待遇享受情况

展示全市长护险实时数据和累计数据。包含累计申请、评估、享受人数，正在享受人数可区分居家和机构享受人数情况及已退出、已去世人数，便于医保部门及时掌握制度运行情况（图 8-41）。

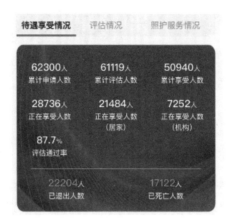

图 8-41　待遇享受情况

（1）失能率评价

失能率 = 正在享受待遇人数 / 总参保人数 ×100%。失能率反映一个地区的制度覆盖程度，同时提示制度运行的规范性，即是否存在低标准纳入失能范围情况。一般认为失能率在 4‰以内为合理范围。

数据分析：截至 2024 年 1 月 26 日，南京享受长护险待遇人员累计 50 940 人，正在享受人数 28 736 人，占参保人员的 3.3‰，提示失能率在合理范围内。其中，居家享受人数 21 484 人，入住机构享受人数 7 252 人，居家占比为 75%，提示服务结构在合理范围内。

（2）人员变动趋势评价

曲线图动态展示当年累计享受人数、正在享受人数，直观显示全市、各区失能人员纳入的趋势，用于判断制度运行的稳定性，同时可以对涨幅过快等偏离数据进行针对性分析。柱状图展示全市及各区的退出、死亡人数变化，按月度数据进行比对，根据失能人员退出数据进一步分析失能人员退出原因，为下一步政策优化提供数据支撑。

数据分析：享受人数趋势图显示，2023 年每月享受长护险人数呈平稳状态，累计享受人数平稳增加。退出人数趋势图显示，2023 年 1 月正值南京新冠肺炎疫情暴发时期，出现死亡人数激增的情况，后每月死亡人数呈平稳状态（图 8-42）。显示制度运行符合当时的社会规律，当前制度运行呈平衡状态。

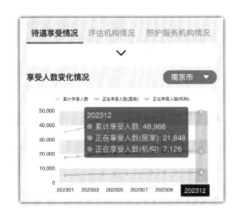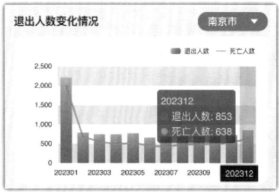

图 8-42　人员变动趋势评价

（3）失能病种分析

通过对导致失能的病种及相应失能人数进行统计。此项数据能够分析全市失能人员的健康状况、失能疾病的占比（图 8-43）。

提示：导致失能的首位病种为脑卒中，占总失能人数的 41%，另有骨折、髋关节损伤或置换等可康复性疾病。①可针对性进行预防和康复干预，提高疾病预后效果；②定期进行此类人员回访、评估，使不符合失能条件人员及时退出，保障基金安全运行。

（4）失能年龄分布

以柱状对比图展示长护险待遇享受人员年龄分布情况。按月从年龄上、性别上分析失能人数占比，此项数据能清晰看出 60 ~ 80 岁失能人员比例最高，为 89.4%（图 8-44）。

排名	疾病名称	人数	占比
1	脑卒中	20733	23.44%
2	痴呆	8858	10.02%
3	心功能不全	5319	6.01%
4	心律失常	4489	5.08%
5	颈腰椎间盘突出	3423	3.87%

图 8-43　失能病种分析　　　　图 8-44　失能年龄分布

提示：①未成年人存在失能情况，可根据人员结构，了解照护市场需求，针对性调整完善评估和照护服务项目。②劳动年龄段失能占比9%，可进一步分析失能原因，论证康复项目纳入失能照顾项目的可行性。

2. 评估机构情况

实时了解全市评估机构数量、评估工作人员数、累计评估人数、累计评估通过人数以及评估通过率。按年、月展示区域评估占比、人数情况，可以使各级管理人员进一步了解评估数据，更好地完善整体评估分配制度。

（1）评估通过率评价

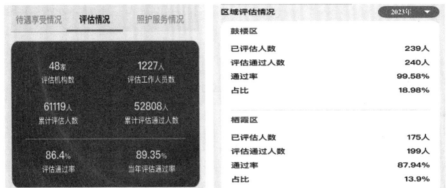

图 8-45　评估通过率评价

评估通过率＝评估通过人数/评估申请人数×100%。评估通过率反映全市、各服务区承办机构在失能申请环节的初审工作规范。结合工作实际，评估通过率达到90%以上，显示评估工作的规范性，也符合工作实际。数据分析：截至2023年12月，全市累计平均评估通过率为86.76%，2023年评估通过率为90.54%；××区累计平均通过率为70%，2023年评估通过率为82%（图8-46）。提示：全市平均评估通过率提高，承办机构评估审核工作逐步规范。部分区，如溧水区需通过监督管理机制进一步提高评估通过率，减少基金支出。

（2）评估机构效能评价

评估能力比＝评估工作人员数：评估人数。通过定点评估机构服务数量统计排名、评估人数的趋势展示以及评估工作人员年龄结构，评价各定点评估机构服务能力，评估市场需求。

数据分析：2023年南京登记评估工作人员1 202人，评估人数为16 653人，评估能力比＝1：14。即1名评估工作人员评估14名申请人员。结合南京政策实际，评估需两名评估员同时上门，我们认为，评估能力比为1：200较为合理。目前，南京评估人数排名前4的评估机构评估能力比分别为1：25、1：73、1：44、1：139（图8-46）。提示：评估机构数及评估工作人员供大于需，需进一步整合评估资源，提高评估工作效能。

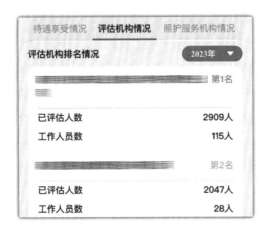

图 8-46　评估机构效能评价

（3）评估需求分析

以趋势图展示全市及区域的评估人数变化，对已评估人数和通过人数两条曲线进行比对，清楚直观地掌握评估需求趋势情况。

数据分析：2023 年 2 月，南京新冠肺炎疫情暴发后，失能评估量激增，从 3 月起，评估人数下降并逐步趋于平稳，月新增评估人数平均 1 200 左右，9 月起再次呈下降趋势，第四季度平均 820 人／月（图 8-47）。提示：①南京市场评估需求逐步趋于平稳饱和；②评估人数略高于通过人员，评估通过率平稳提高到科学范围内。

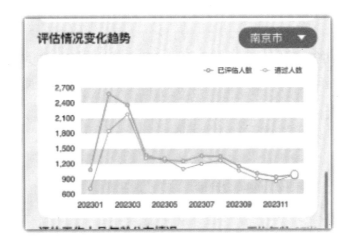

图 8-47　评估需求分析

3. 评估机构情况

实时了解全市照护服务机构数量、照护服务人员数，包含居家机构数和入住机构数、居家照护服务人员数、机构照护服务人员数以及居家照护服务能力比，及时掌握服务机构服务能力的专业性，有效性，为下一步优化服务市场提供数据支撑。

（1）照护服务能力评价

照护服务能力比 = 照护服务人员数 : 失能人员数。此指标可以反映南京照护能力和照护需求配比情况。

数据分析：经市场调研，服务能力比为 1 : 6 为优秀，即 1 个服务人员服务 6 个失能人员，效率最高且能保证服务质量。南京总照护能力比为 1 : 2.64，即 1 个服务人员服务 2.64 个失能人员，总体供大于需；从机构来看，如南京椿熙堂养老服务公司江宁分公司服务能力比为 1 : 5.72，效率较高（图 8-48）。提示：需进一步优化服务供给机制，提高服务效率。

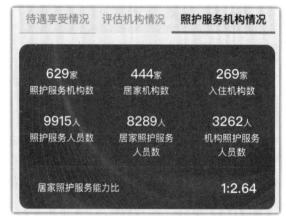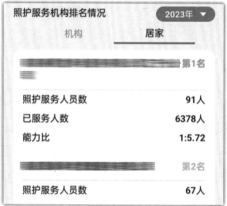

图 8-48　照护服务能力评价

（2）照护服务人员能力评价

以柱状图展示照护服务人员年龄分布情况，分析南京照护市场的人员结构情况。

数据分析：南京照护服务人员平均年龄为 53 岁，50 ～ 60 岁的人员数占比最高（图 8-49）。提示：①南京照护服务人数 9 915 人，增加了就业岗位供给；②照护服务人员平均年龄偏大，需要加强培训，提高照护服务专业能力。

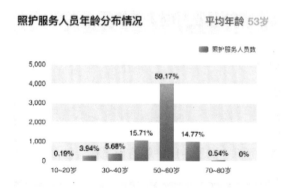

图 8-49　照护服务人员能力评价

二、建设成效

1. 制度运行可展示，促进保障待遇进一步提高

模块展现的 2023 年运行数据显示：①南京长护险基金结余率为 15%，收支平衡，结余适当；②制度运行平稳，人员进出趋势发展健康可控，失能率稳定在 3.3‰左右。南京医保具备适当调整待遇支付标准的可行性。2024 年 1 月起，南京医保适当提高长护险基金支付标准，居家服务支付标准由原来 45 元 / 小时提高至 50 元 / 小时，入住机构人员支付标准由原来 60 元 / 天增加到 70 元 / 天。

2. 服务对象可监测，促进照护项目精准供给

模块数据统计，目前南京市享受长护险待遇的未成年人有 141 人，考虑到现行失能等级评估标准和照护服务项目对未成年人匹配度偏低，有进一步完善失能评估和照护需求的必要性。在专家论证基础上：①创新儿童失能评估标准。修订失能等级评估标准，优化 0 ~ 6 岁儿童失能等级评估标准，将脑性瘫痪、唐氏综合征、生长发育迟缓等 9 大类疾病纳入失能标准，提高评估标准的适用性。②增加儿童照护服务项目。选择儿童需要、安全性高、服务项目成熟、效果较好的儿童康复训练项目，在原 18 项居家照护服务项目的基础上，增加精细动作训练、口技训练等 6 项 0 ~ 6 岁儿童专业康复服务项目，提高照护服务的精准性。

3. 服务质量可比较，促进管理机制进一步优化

模块数据显示，2021 年南京市失能评估平均通过率为 79.33%，其中部分区域通过率仅为 57.56%，低通过率在一定程度上说明长护险承办机构在评估工作上缺乏有效管理。为此，南京医保将评估通过率纳入 2022 年考核指标。数据显示，2023 年全市评估平均通过率为 90.54%，提高了 11.2 个百分点。多层次医疗保障体系建设促进了南京市失能评估工作的规范管理。

4. 指标规则可运用，促进服务市场进一步规范

比较模块分析的各区、各机构照护服务能力，对偏离合理服务能力比较 1∶6 大（如超过 1∶6，达到 1∶8）的，或仅为 1∶1、1∶2 的机构和服务人员进行重点监测，保障服务质量，保障基金安全。服务人员情况显示，南京照护服务人员平均年龄为 53 岁，超过 60 岁的人员有 1 000 名，年龄偏大，我们将通过协议管理对超过 65 岁的照护服务人员进行逐步限制，同时保障照护服务人员和失能人员的服务安全。

第六节　赋能医保"两定"机构考核服务：建立全程引导、激励、监管的医保考核评价体系

根据《医疗机构医疗保障定点管理暂行办法》和《零售药店医疗保障定点管理暂行办法》，定点医药机构的绩效考核和动态管理成为重要任务。为了保证医保考核的实时性、导向性、规范性和激励性，基于管理控制系统理论[①]，在南京"医保高铁"专门开发了"日常考核"模块，全面实时掌握定点医药机构执行医保政策、履行服务协议的状况，让医保考核工作覆盖基金运行全过程。通过考核让定点医药机构按医保的"指挥棒"规范诊疗行为是医保管理的重要内容。

管理控制理论是一种管理科学理论，强调在组织内建立适当的控制机制，以实现组织的目标。在设计开发"日常考核"模块的过程中，南京市医保局结合管理控制理论与指标考核，通过设定合适的指标和评估体系，明确量化评分标准，对组织的运行进行监控和管理，从而实现预期的绩效。这样的设计能够有效引导和激励定点医药机构，在医保规范上履行其责任，发挥医保考核导向作用，强化定点医药机构履约责任，深入推进医疗保障和医药服务高质量协同发展。

一、模块功能

医保基金支付贯穿定点医药机构运行全环节，医保考核要从全业务场景出发，覆盖系统开发、数据传输、集中采购、集中结算、编码应用、目录维护、持卡就医、检查治疗、待遇支付、异地就医等全部业务环节。"医保高铁"通过破除"数据壁垒"和消除"信息孤岛"，将 4 000 多家定点医药机构数以万计的结算、管理、招采、公服等运行数据汇入考核模块（图 8-50），动态精准展示全市各等级定点医药机构考核情况，实时反映定点医药机构扣分、加分情况，对扣分超过 100 分的医药机构给予红灯、黄灯警示，并对扣分项目所涉及的定点医药机构进行全面分析，及时发现定点医药机构在履约过程中存在的问题，实时规范定点医药机构诊疗行为。

[①] 冉秋红，吴雅玲. 推动企业创新的管理控制系统：作用机理与基本框架 [J]. 管理现代化，2020，40(2)：60-63.

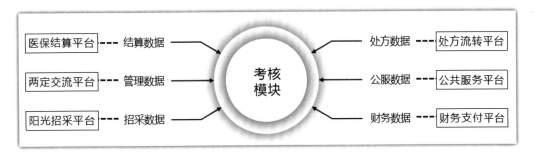

图 8-50　考核数据贯通示意图

1. 实时概况

按医疗机构（三甲、三级、二甲、二级、一级及以下）与零售药店分级实时展示全部定点医药机构亮红、黄灯家数，以红、黄两条折线分别展示定点医药机构亮灯家数变化，供全市医保部门实时掌握两定机构在履行医保规范方面的总体情况（图 8-51）。

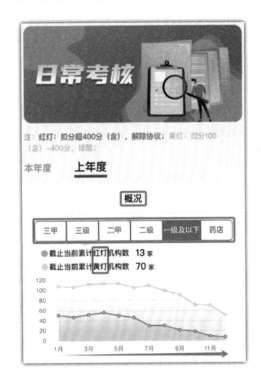

图 8-51　2023 年度全市定点医药机构（一级及以下）亮红、黄灯家数变化趋势图

2. 定点医药机构模拟考核情况

按医疗机构（三甲、三级、二甲、二级、一级及以下）、零售药店分级展示全市定点医药机构扣分、加分、模拟得分（图 8-52），点击定点医药机构可显示扣分、加分项明细，

即考核指标、评分标准、扣加分数值以及考核部门（图 8-53，图 8-54），让医药机构随时掌握自身考核中的优、缺点，及时在日常工作中予以弥补、完善。

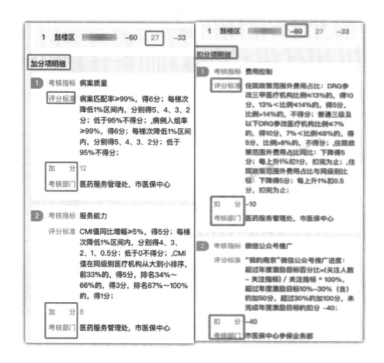

图 8-52　不同层级医药机构（三甲、一级以下）扣分、加分、模拟得分情况

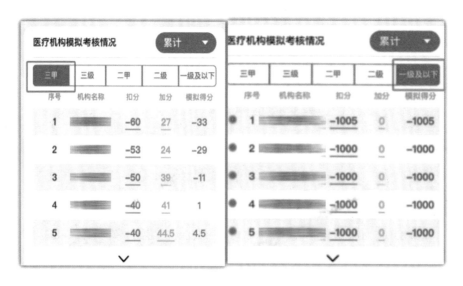

图 8-53　某定点医疗机构扣分与加分的评分标准、分数与考核部门

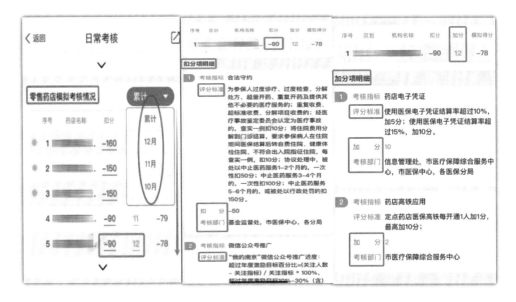

图 8-54　某定点零售药店扣分与加分的评分标准、分数与考核部门

3. 各区医药机构模拟考核情况

按区划显示各区医药机构总数以及亮红、黄灯的机构数，对辖区内的定点医药机构按扣分从高到低排序，点击扣分、加分项，显示扣分、加分项明细，即考核指标、评分标准、扣加分数值以及考核部门。

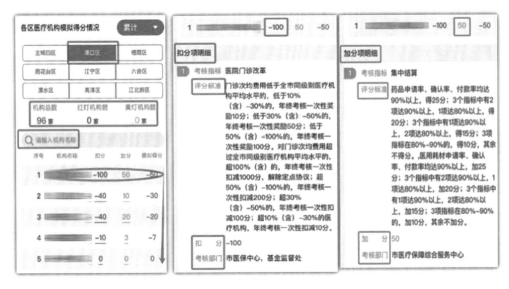

图 8-55　按区展示或查找定点医疗机构扣分、加分事项及明细

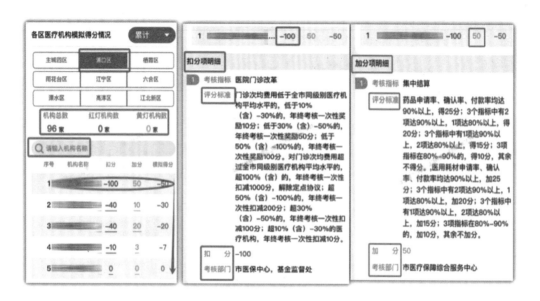

图 8-56　按区展示或查找定点零售药店扣分、加分事项及明细

4．扣分、加分项分析

从医院、药店两个维度，展示全市扣（加）分医药机构的总家数以及扣（加）分家数占比；扣（加）分的项目，按扣（加）分医药机构家数占全市医药机构的比例从高到低进行排序，点击可查看某一扣（加）分项的医药机构分布。

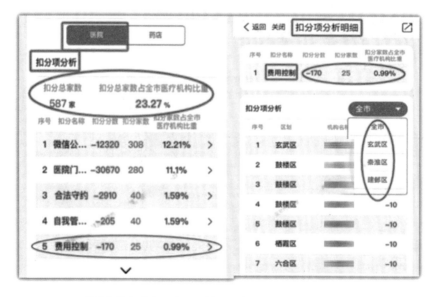

图 8-57　医疗机构扣分主要事项、某扣分事项占比、在全市或各区分布情况

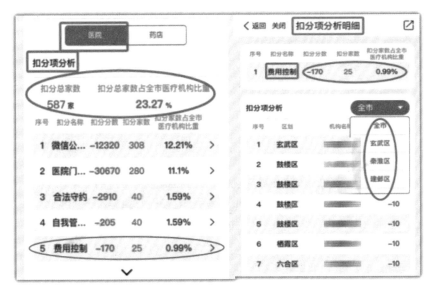

图 8-58　医疗机构加分主要事项、某加分事项占比、在全市或各区分布情况

二、模块运行和工作成效

1. 考核指标分类实施，发挥"指挥棒"作用

建立覆盖定点医药机构运行全环节的考核指标体系，从基础管理、服务水平、支付改革、阳光采购、基金监管、信息管理等 6 方面设定 37 大类考核指标，明确 250 个量化评分标准，并将评分标准分为运行质量（67 个）、日常管理（92 个）和自我评价（91 个）三大类，分类实施。通过考核模块的实施展现，全程引导定点医药机构服务行为，充分发挥考核工作的"指挥棒"作用。

一是运行质量考核。该类指标的考核，由"医保高铁"云平台利用汇聚的多平台数据，将评分标准设定为系统算法，实时自动生成考核得分。

以"支付改革"中"费用控制"考核指标为例：该考核指标总分为 70 分，涉及住院政策范围外费用占比、占比同比、占比与同级别比较，住院人次人头比同比、占比与同级别比较、门诊医保基金使用占比同比，入院前 72 小时、出院后 72 小时发生门诊费用的住院病例门诊次均费用纵向同比，同级别横比等 8 个量化评分标准（表 8-3）。"医保高铁"将量化考核指标设定为系统算法，对达不到管理要求的指标实时生成考核扣分数据，每个量化评分标准扣 10 ～ 20 分不等，定点医药机构可实时通过"医保高铁"查询扣分原因及扣分。

以 2023 年度全市某三甲医院为例：A 三甲医院"费用控制"指标扣 10 分，主要为住院政策范围外费用占比达 16.13%，超过 14%，被扣 10 分；B 三甲医院"费用控制"指标扣 3 分，主要为住院政策范围外费用占比与同级别比较增长 6.16%，每上升 1% 扣 0.5 分，共扣 3 分（图 8-59）。

表 8-3 "费用控制"考核项目扣分规则

考核事项	考核指标	评分算法	扣分上限
支付改革 (170分)	费用控制 (70分)	住院政策范围外费用占比：DRG 参改三甲医疗机构比例 ≤13% 的，得 10 分；比例＞13% 但≤14% 的，得 5 分；比例＞14% 的不得分。普通三级及以下 DRG 参改医疗机构比例 ≤7% 的，得 10 分；比例＞7% 但≤8% 的，得 5 分；比例＞8% 的不得分	10 分
		住院政策范围外费用占比同比：下降得 5 分；每上升 1% 扣 1 分，扣完为止。住院政策范围外费用占比与同级别比较：下降得 5 分；每上升 1% 扣 0.5 分，扣完为止	10 分
		住院人次人头比同比：下降得 10 分；每上升 1% 扣 1 分，扣完为止；住院人次人头比与同级别比较：下降得 10 分；每上升 1% 扣 0.5 分，扣完为止	20 分
		门诊医保基金使用占比同比；增幅在 3% 及以下的，得 10 分；增幅在 3%~5% 的，得 5 分；增幅 5% 及以上的不得分	10 分
		入院前 72 小时、出院后 72 小时发生门诊费用的住院病例（日间手术、预住院病例除外），门诊次均费用纵向同比：下降得 10 分；每上升 1% 扣 2 分，扣完为止。门诊次均费用同级别横比：低于平均水平的得 10 分；每上升 1% 扣 2 分，扣完为止	20 分

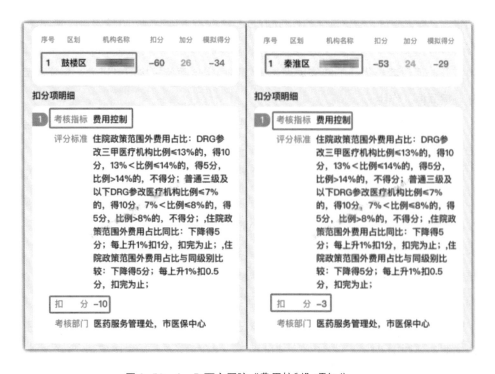

图 8-59 A、B 两家医院"费用控制"项扣分

二是日常管理考核。该类指标的考核，由医保部门对日常管理过程中定点医药机构执行医保政策规定或履行服务协议行为及时进行考核评分，考核结果可通过"医保高铁"随时查看。

以"基金监管"中"合法守约"考核指标为例：该考核指标总分150分，涉及对参保人过度诊疗、过度检查等违规情形的处罚等5个量化评分标准（表8-4），由医保部门及时在"医保高铁"上进行扣分管理。定点医药机构可通过"医保高铁"查询扣分原因、扣分并进行申诉、确认。

以2023年度全市某医院为例：栖霞区某医院"合法守约"指标扣150分，主要为被处以行政处罚一次性扣150分；秦淮区某医院"合法守约"指标扣50分，主要为超量开药、串换药品等行为造成基金损失，被处以中止医药服务1个月，一次性扣50分（图8-60）。

表8-4 "合法守约"考核项目扣分规则

考核事项	考核指标	评分算法	扣分上限
基金监管 （180分）	合法守约 （150分）	为参保人过度诊疗、过度检查、分解处方、超量开药、重复开药及提供其他不必要的医疗服务的；重复收费、超标准收费、分解项目收费的；经医疗事故鉴定委员会认定为医疗事故的，查实一例扣10分	10分
		将住院费用分解到门诊结算，要求参保病人在住院期间医保结算后转自费住院、健康体检住院、不符合出入院指征住院，每查实一例，扣10分	10分
		协议处理中，被处以中止医药服务1～2个月的，一次性扣50分	50分
		中止医药服务3～4个月的，一次性扣100分	100分
		中止医药服务5～6个月的，或被处以行政处罚的扣150分	150分

三是自我评价考核。该类指标的考核，由定点医药机构对自身执行医保政策规定和履行服务协议情况及时进行自我评价，医保部门进行审核确认，考核结果可通过"医保高铁"随时查看。

2. 考核结果实时告知，发挥"质检器"作用

定点医药机构各类运行数据通过接口实时汇入"日常考核"模块，经系统评分算法进行考核评分后，各类运行数据的评分结果通过该模块实时推送给定点医药机构与医保管理部门，实时展示与告知，各定点医药机构的运行情况一目了然（图8-61至图8-63）。

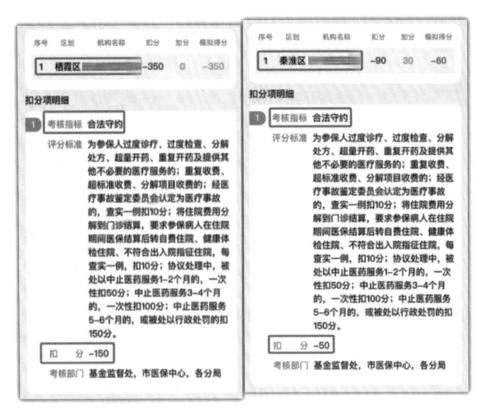

图 8-60　2023 年度 C、D 医疗机构"合法守约"项扣分

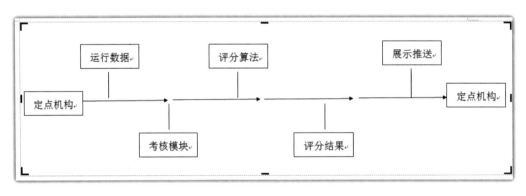

图 8-61　考核评分及展示告知流程图

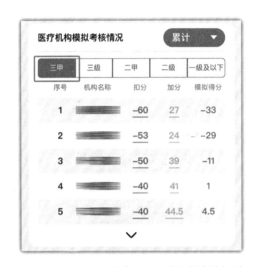

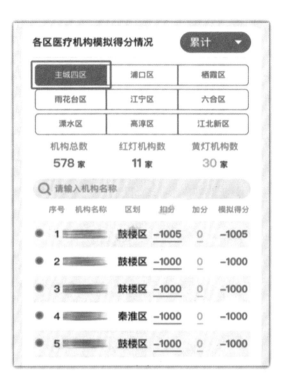

图 8-62　2023 年度各区医疗机构考核汇总　　　　图 8-63　2023 年度三甲医疗机构考核汇总

3. 建立动态考核机制，发挥"引导器"作用

该模块从日、月、年 3 个维度对定点医药机构的运行情况进行全面体检，并将考核结果实时推送至定点医药机构，让定点医药机构及时发现管理问题，同时对不合理的考核标准及时反馈，可供医保部门及时调整、全面优化。

动态考核机制的建立，实时将定点医药机构的运行数据汇总至考核模块，系统按照算法生成模拟分数反馈至定点医药机构，定点医药机构发现有扣分项，通过加强相关项目管理，产生新的运行数据，生成新的考核得分。循环往复，用医保考核这个"指挥棒"全程对定点医药机构的服务行为进行纠偏。

以南京市某医院为例，2023 年 10 月，该医院模拟考核被扣 140 分，调整管理后，2023 年 11 月考核扣分减至 50 分（图 8-64）。

4. 建立"红、黄灯"警示机制，发挥"矫正器"作用

该模块对年度模拟考核分低于 600 分和 900 分的定点医药机构分别给予"亮红灯"与"亮黄灯"警示。一旦定点医药机构的模拟考核得分到达预警值，需要定点医药机构抓紧整改，即对定点医药机构亮起"红灯"与"黄灯"。通过建立红、黄灯警示机制，全市一级及以下医疗机构"亮红灯"家数由 2023 年 9 月的 21 家下降为 11 月的 9 家，"亮黄灯"家数由 2023 年 9 月的 91 家下降为 11 月的 70 家，有效发挥了考核"矫正器"的作用（图 8-65）。

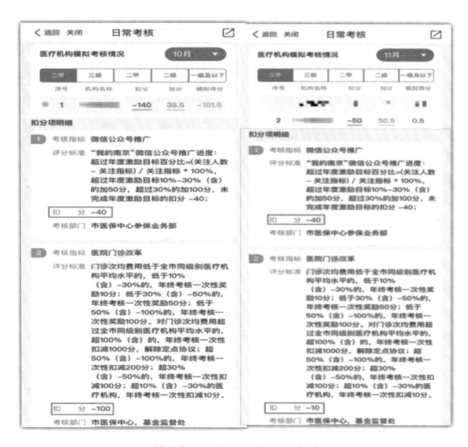

图 8-64　某医院 2023 年 10 月与 11 月扣分及明细

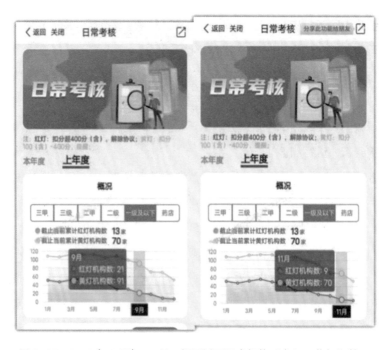

图 8-65　2023 年 9 月与 11 月一级及以下医疗机构"亮红、黄灯"数

5. 实现多维度画像分析，全方位监测医药服务行为

实时分析全市定点机构执行医保政策、履行协议的总体情况，不同区划（图 8-66）、不同等级定点机构得分情况，不同考核项目得分分析（图 8-67）等多维度全方位分析考核得分情况，督促并引导定点医药机构、属地医保管理部门针对薄弱环节加强管理与整改。

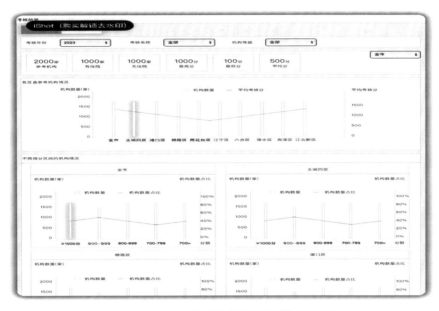

图 8-66　2023 年度定点机构区划维度的分析

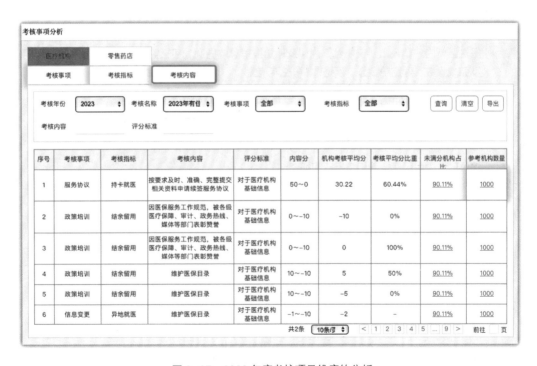

图 8-67　2023 年度考核项目维度的分析

第七节 赋能医保基层服务：推进"医保高铁"进街道、社区

习近平总书记在参加十四届全国人大一次会议江苏代表团审议时要求，要健全基层党组织领导的基层群众自治机制，加强基层组织建设，完善网格化管理、精细化服务、信息化支撑的基层治理平台，健全城乡社区治理体系，为人民群众提供家门口的优质服务和精细管理。

南京市医保局在各街道、社区以及"15分钟医保服务圈"等基层实地走访时发现，基层医保工作普遍存在获取政策信息不及时、医保经办服务信息化水平低、基础信息掌握不充分等问题。

表8-5 基层医保工作人员需求列表

序号	需求明细
1	提供"15分钟医保服务圈"地图、整体情况介绍，便民服务中心、医保服务窗口、签约银行、商保机构地址、联系电话、服务事项等内容；展示区域内医疗机构、定点药店地址、联系电话等信息
2	提供区域内户籍人口居民医保参保情况，分析各街道、社区居民医保参保、续保情况，断保人员信息的查询及预警服务
3	提供区域内户籍人口享受失能保险总体情况，包括申请人数、评估人数、正在享受待遇人数、机构照护人数、居家照护人数、失能原因排名等信息，以及辖区内享受失能保险人员名单
4	提供区域内户籍人口"宁惠保"购买及理赔报销总体情况，包括购买总人数、理赔报销申请及完成人数、理赔总金额、疾病诊断排名等信息
5	提供街道、社区各个工作人员、各项业务的办理情况统计
6	提供区域内低保、五保、特困、残疾等困难人员基本信息，就医费用，自费费用，享受医疗救助，"宁惠保"及各种商业保险购买、理赔报销等信息
7	提供区域内居民医疗费用及报销明细查询
8	分析区域内户籍人口中医疗费用排名情况
9	提供学习查询医保政策的路径
10	提供药品、耗材、诊疗项目的医保支付政策查询
11	提供交流互动的途径，学习其他社区的先进经验
12	扩大开放人群，向行风监督员、参保群众开放
13	区分街道、社区，分层次提供数据展示、查询服务

为解决这些问题，南京市医保局围绕推进基层治理和民生保障、提高基层医保事业信息化精细化管理的目标，以社会治理精细化为理论基础，赋能医保基层服务。该理论是在批判和反思传统粗放型社会管理模式的基础上提出的，是国家治理体系和能力现代化的重要内容，是提升治理效能的重要途径。社会治理精细化的价值取向是"人的精准管理与服务"，即首要问题是解决人的问题，将精准治理作为社会治理的重要手段，精准识别人的需求，尊重人的主体地位和角色；精准区分不同群体的利益，更加关注弱势人群的利益分配；精准提供管理与服务，实现人的全面发展。这与南京"医保高铁"进基层服务群众、便利人民的目标相一致。因此，南京市医保局结合学习贯彻习近平新时代中国特色社会主义思想主题教育进行实践，在"医保高铁"中建设了进社区系列模块，为基层医保经办人员提供随身携带的工作平台，切实做好基层服务。

一、模块功能

进社区系列模块在"医保高铁"已有数据的基础上，扩展采集公安部门人口库数据，基层服务机构、照护机构、商保机构信息，将相关数据打上地理位置标签，细化到街镇社区，开展参保扩面、医疗救助、生育、慢特病、工作考核、处方流转等主题分析，将基层医保经办人员纳入"医保高铁"用户体系，在做好居民个人信息隐私保护的前提下，按工作职能分级赋权，开放相关功能权限。

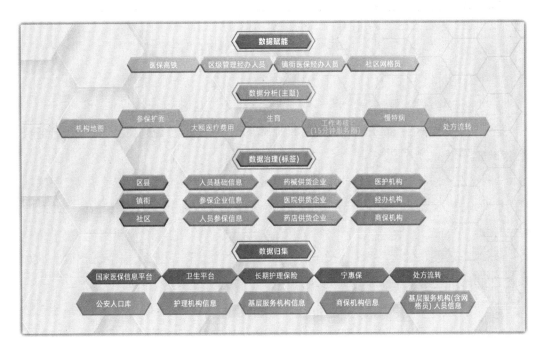

图 8-68　"医保高铁"进社区业务功能图

进社区系列模块主要包括"医保地图""街道要情""社区要情""15分钟医保服务圈""内部管理""政策查询"等。

1. "医保地图"

动态精准展示全市各街道社区定点医院、药店、照护机构、经办机构服务情况，查询地址、联系人、联系电话等（图8-69）。

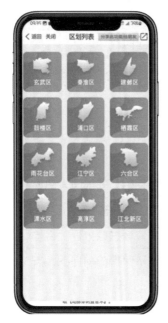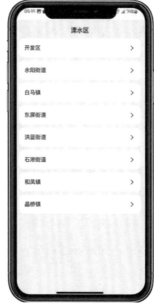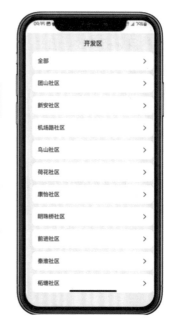

图8-69 "医保地图"模块

2. "街道要情""社区要情"

建设"街道要情""社区要情"模块，对区域内两定机构、参保人员基础信息进行精准采集和动态管理（图8-70）。

实时概况：按年、月、日动态统计分析辖区内定点机构服务人次、金额，以及医保基金的享受人次、支出金额情况，帮助基层工作人员掌握定点机构服务保障情况，协助推进基金监管。

参保情况：提供辖区内参保人员年龄、性别等结构类型以及断保、未保人员信息，为基层工作人员推进参保工作提供精准导航。

电子处方：提供辖区内定点医院、药店电子处方流转数量、医疗费用、统筹基金支出等信息，协助基层医保工作人员实时掌握区域内电子处方流转工作开展情况（图8-71）。

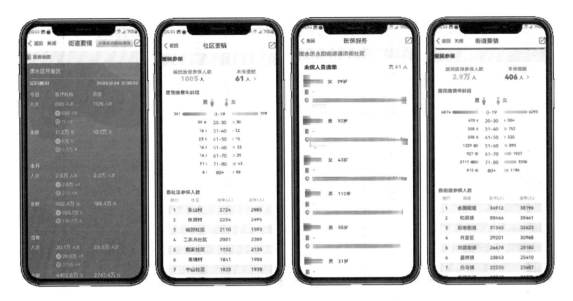

图 8-70　"街道要情""社区要情"模块

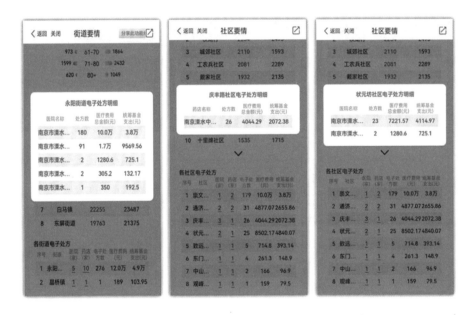

图 8-71　电子处方

长期护理保险：提供辖区居民长期护理保险申请、享受、评估信息，享受待遇人员年龄、性别分布统计及享受待遇人员明细查询，为基层工作人员统筹安排护理机构、评估机构，推进长期护理保险工作提供数据支撑（图 8-72）。

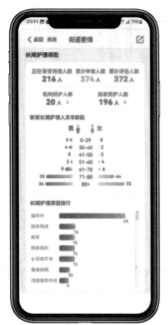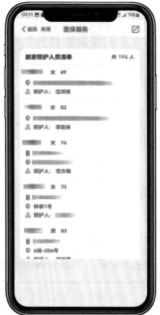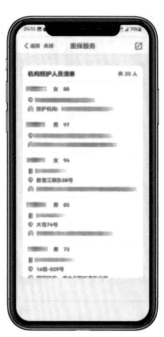

图 8-72 长期护理保险

宁惠保：围绕辖区居民"宁惠保"购买、理赔、保险情况开展分析，包括购买人数、理赔金额、申请人数、完成理赔人数、理赔疾病诊断排名等，帮助基层工作人员更好地指导基层群众用好"宁惠保"，充分享受"宁惠保"政策（图 8-73）。

宁惠保

购买总人数	理赔总金额
0人	1825.65元
理赔报销申请人数	理赔报销完成人数
2人	6人

疾病诊断排名

序号	名称	人数
1	[大脑性瘫痪 [脑瘫]]	1
2	[恶性肿瘤免疫治疗, 胃恶…	1
3	[肺癌]	1
4	[呕吐, 乳腺恶性肿瘤, 乳房…	1
5	[急性支气管炎]	1
6	[感染性腹泻, 冠心病心律…	1
7	[胃术后, 胃恶性肿瘤]	1

图 8-73 宁惠保

生育情况：提供本年度辖区内新生儿数量、同比变化情况，性别，出生日期，所属社区等信息，便于工作人员及时了解辖区内新生儿情况，精准开展服务（图 8-74）。

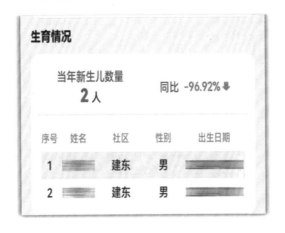

图 8-74　生育情况

3. "15 分钟医保服务圈"

展示分析"15 分钟医保服务圈"内医疗救助、医疗费用超过 5 000 元人员、门特病种人员以及业务办理数据。

医疗救助：提供该辖区内救助人员类型数量分布情况图，分析救助人员数量年度变化情况，提供救助人员详情（图 8-75）。

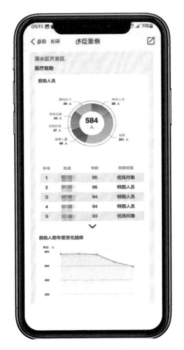

图 8-75　医疗救助

医疗费用超5000元人员名单：提供相关人员医疗费用、"宁惠保"报销、医疗救助情况（图8-76）。

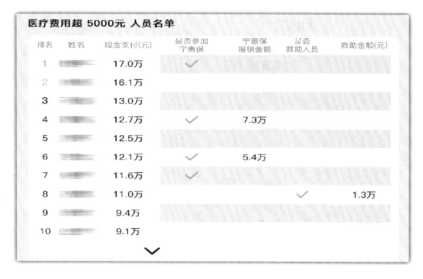

图8-76　医疗费用超5000元人员名单

门诊特殊病：提供辖区门诊特殊病人各病种费用排名情况，包括病种名称、人数、总费用、基金支出，门诊特殊病登记人员性别、年龄段分布情况，以及门诊特殊病登记人员信息（包括总人数、姓名、年龄、地址、病种名称）（图8-77）。

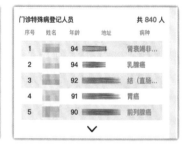

图8-77　门诊特殊病

居民"两病"登记人员：按照性别、年龄来分析辖区内居民"两病"登记人数分布，划分包括0～29、30～40、41～50、51～60、61～70、71～80、80以上7个年龄段，同时提供居民"两病"登记人员信息，包括总人数、姓名、年龄、地址、病种名称（图8-78）。

工作考评：根据"15分钟医保服务圈"建设要求，按年、月、日实时展示各单位、经办人员、各类业务的办理进展情况（图8-79）。

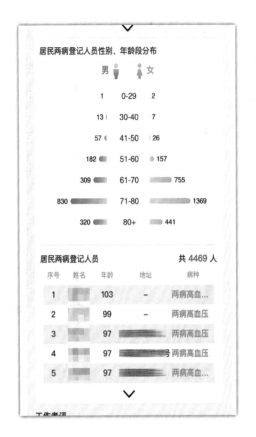

图8-78 居民"两病"登记人员

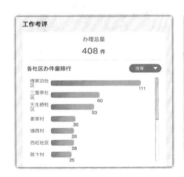 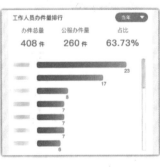 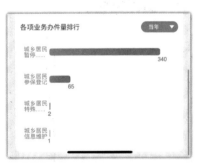

图8-79 工作考评

4."内部管理"

各街道、社区工作人员可以随时更新、维护辖区内医疗、照护、经办机构地址、办理业务等信息，以及工作人员、联系电话、照片等，保证信息的准确性（图8-80）。

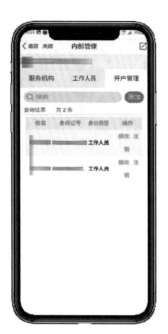
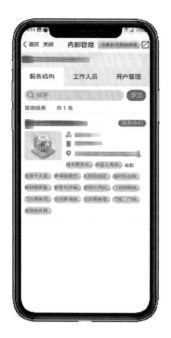
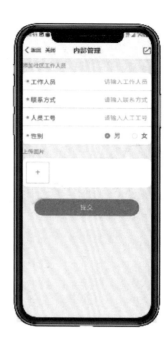

图 8-80　"内部管理"模块

5. "政策查询"

联动"12393"医保服务热线医保政策知识库，实时更新医保政策，提供查询功能，在搜索框录入关键字检索，即可显示相关医保政策内容（图 8-81）。

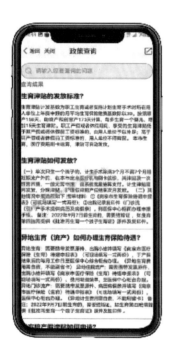
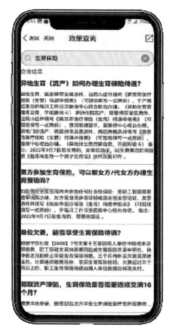
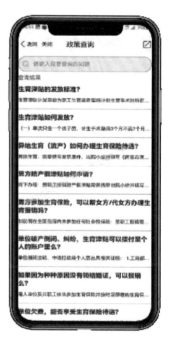

图 8-81　"政策查询"模块

二、 模块运行和工作成效

"医保高铁"进社区系列模块建成后，向全市近 4 000 名基层医保工作者开放，覆盖全市 1 000 余个街道、社区，让信息传递突破了时空限制，成为集基层医保制度政策宣传平台、服务信息查询平台、监测分析研究平台、经办工作互动平台于一体的强大工具。

1. 提供辖区内医保医疗资源分布

通过"医保地图"，动态精准展示全市各街道、社区定点医院、药店、照护机构、经办机构服务情况，充分展示街道社区的医保、医疗资源。如：永阳街道通济社区的群众需要注射疫苗，找到社区网格员，打开"医保地图"就可查询到附近的永阳街道社区卫生服务中心提供注射疫苗的服务，医院地址就在珍珠南路 3 号。网格员还可以进一步通过"医保地图"里的联系电话，查询医疗机构提供疫苗注射服务的具体时间。

2. 提高救助工作精准化水平

通过"15 分钟医保服务圈"模块，将区域内医疗救助人员信息及年度变化情况，医疗费用超过 5 000 元人员医疗费用、"宁惠保"报销、医疗救助情况，门诊特殊疾病人员明细及病种、年龄、性别分布等信息，以及"两病"登记人员信息推送给街道社区工作人员，帮助工作人员实时掌握服务对象需求，推进基层工作积极主动、靠前服务，协助工作人员主动上门为困难群体提供"一对一"个性化服务，开展政策指导、医疗救助，减轻困难人群医疗费用负担，破解因病致贫、因病返贫难题。

如：永阳街道工作人员通过"医保高铁"发现某居民 2023 年住院支付了医疗费用（现金）达到 173 786.57 元，徐某已经购买了"宁惠保"，符合"宁惠保"报销条件，街道工作人员主动提前服务，及时提醒徐某申请、办理手续，报销医疗费用 66 641.85 元。

3. 提升基层自我管理水平

通过"15 分钟医保服务圈"中"工作考评"功能模块，动态评价各单位、经办人员各类业务的办理进展情况，帮助基层经办机构合理安排资源，切实提升工作效率和管理质量水平，充分发挥大数据技术提升基层工作效率的作用。

4. 普及医保政策

通过"政策查询"模块建立医保政策知识库，提供医保政策查询、学习路径，实时更新医保政策，实现医保政策一屏通览，助力基层工作人员学习掌握最新的医保政策知识，协助上级部门宣传医保政策，随时解答群众医保政策咨询，推动医保政策、医保改革在基层落地、落实。

第八节　赋能医保内部管理：强化医保系统工作人员考核

绩效考核是指对照工作目标和绩效标准，采用科学的考核方式，评定人员的工作任务完成情况、人员的工作职责履行程度和人员的发展情况，并且将评定结果反馈给人员的过程。考核能充分地调动工作人员的积极性，从而提高内部管理的科学性，增强医保的廉洁性与效能。

为了加强医保内部管理，南京市医保局依据以往工作，结合强化理论展开考核工作。强化理论认为人的行为是其所获刺激的函数。如果这种刺激对他有利，这种行为就会重复出现；若对他不利，则这种行为就会减弱直至消失。因此管理者要采取各种强化方式，使人们的行为符合组织的目标。故设置"绩效考核评价"模块，通过绩效考核提高医保系统工作人员的工作效率。

绩效考核是对干部职工的德、能、勤、绩、廉等进行考察和评价的重要工具。以往的绩效考核工作通过线下流转工作报告及评价表进行，存在流转时间长、流转进度不明晰、管理跟踪工作繁重等问题，导致考核管理效率低下。

南京市医保局打造"绩效考核评价"模块，全面实现工作报告线上流转、线上评估、考核结果线上公示，让评价人随时可评、随处可评，提高了评估效率。同时，也让各单位能够便捷地查询当期及往期考核结果，及时发现不足之处，更好地了解工作重点和方向。

一、绩效考核功能介绍

"绩效考核评价"模块包含单位考核、个人考核两部分，可按季度对单位和个人进行考核评价及结果公示（图8-82）。

1. 单位考核

单位考核包含定量考核、定性考核、考核评价结果功能。

定性考核使用用户为南京市医保局领导及各处室（单位）负责人，可查看各单位季度工作完成情况，根据完成情况进行评价意见及推荐。

定量考核使用用户为南京市医保局绩效考核领导小组成员，可针对各单位考核指标完成情况进行依次打分，系统汇总各单项指标分数得出总分。

定性考核及定量考核完成后，系统计算出综合评分。

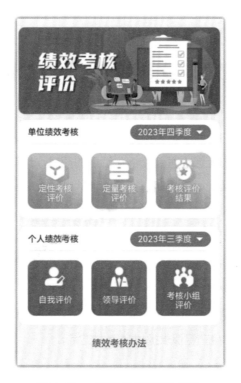

图 8-82　"绩效考核评价"模块

2. 个人考核

个人考核包含自我评价、领导评价、考核小组评价功能。自我评价结束后系统自动流转至领导评价，领导评价完成后由考核小组进行综合评价。

评价完成后，系统将根据各指标评价"好、较好、一般、较差"评级计分，根据各级评价结果按比例计算综合得分，得分及评价详细数据也将备案归档。

二、绩效考核工作成效

"绩效考核评价"模块上线后，提高了考核效率。通过线上的工作报告、评价评估、评估流转，干部、职工可以便捷地提交工作报告，各处室（单位）主要负责人能够对工作完成情况一目了然，随时随地评价打分。这不仅节省了被考核人员的时间成本，还让管理者对考核进度有了更精准地掌控，以快速发现过程中的问题、堵点，及时进行介入、疏通。同时，该模块提高了数据的准确性和可靠性。所有的考核信息都采用数字化存储，不仅方便了考核人员统计和分析，也有效避免了考核过程中人为因素或其他不确定因素造成的误差和偏差。

第九章　赋能医保服务个性化

在医疗需求日益增长的背景下，如何赋能医保服务的个性化成为当前医疗保障领域亟须解决的关键问题。南京市在优化医保精细化管理的同时，也不断探索和创新医保服务的个性化手段。本章将深入探讨南京市在促进医院提升管理、全民参保和药械保供等医保服务个性化方面的措施和成效。

南京市通过设置 DRG 评价指标和建立满意度评价体系，不仅能够有效评估医院的绩效和质量，还可以推动医院向个性化服务转型；通过推行医保全民参保"掌中宝"和引入新技术新机制，不仅提高了参保率和参保质量，还为广大民众提供了更加个性化和优质的医保服务；通过运用大数据精准分析药品短缺原因和采取数字化赋能举措，为应对药品短缺问题提供了启示，并且为防疫药品保供提供了有力支持。

第一节　赋能医院医保服务：促进医院提升管理

医疗机构是赋能医保服务的重要抓手。"医保高铁"将管理创新理论作为理论依据，在管理创新过程中，组织通常会把新的管理要素（新的管理方法、新的管理手段、新的管理模式等）或要素组合引入组织管理系统，以便更加有效地开展创新活动。管理创新按照创新的过程是量变还是质变的不同，可以分为渐进式创新和突变式创新两类。前者从小的方面入手，通过大量的微创新不断改善组织的经营管理，由量变最终实现质变；后者则以一种迅速、激进的创新方式实现管理体系的革新。由于突变式创新太过激进的改革容易遭受较强的阻力，违背社会主义和谐社会的构建理念，公立医院和其他政府办医疗机构通常依靠渐进式创新实现管理创新，在遵循客观规律的基础上，循序渐进地从管理观念、管理方式、管理技巧的角度来持续推进创新，为后期从量变到质变的飞跃积蓄力量。

在该理论内容基础上，"医保高铁"以医保数据为核心、从两个角度建立赋能指标，围绕 DRG 支付方式改革目标设置医保评价指标，建立参保人员住院医保满意度评价指标。通过突出重点指标趋势，让医疗机构清楚了解各项指标情况，衍生内生动力，从而调整管理措施，优化管理形式，推动医疗机构自我督促、自我提升，实现从追求效益增长到谋求精细化高质量发展的转变。

一、模块功能

1. 设置 DRG 评价指标

包含"医保 DRGs""DRGs 风险提示"两大模块、5 项功能。

（1）病组费用排行

医疗费用是衡量病组运行的重要指标，实行同级别医疗机构相比，对病组均费用从低至高排名前三的医疗机构分别赋以"金牌""银牌""铜牌"，并在病组费用排行榜中按照"金牌"数量进行排名。通过点击详情可查询具体病组运行情况，包含入组病例数、累计点数排名、均费排名、累计费用排名、累计总点数、累计总费用、累计均费、独有 DRG 组等信息（图 9-1）。

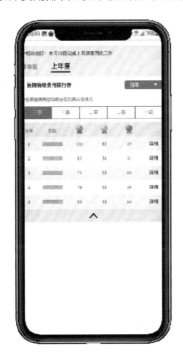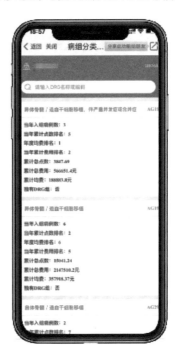

图 9-1　医院病组费用排行榜

（2）费用综合排行

综合考量病组费用情况（60%）、医疗能力（10%）、服务效率（10%）、患者满意度（10%）、服务质量（10%）五大因素，对病组进行评分，按照得分从高至低的顺序，排名前三的病组分别赋以"金牌""银牌""铜牌"，并在费用综合排行榜表中按照"金牌"数量进行排名。通过点击详情可查询具体病组运行情况，包含综合得分、费用情况、医疗能力、服务效率、患者满意度、服务质量等分数（图 9-2）。

其中费用情况包括住院次均费用、自费费用占比，医疗能力包括高倍率病例数占比、低倍率病例数占比，服务效率包括药品消耗指数、耗材消耗指数、医技消耗指数，服务质量包括平均住院日、住院人次。

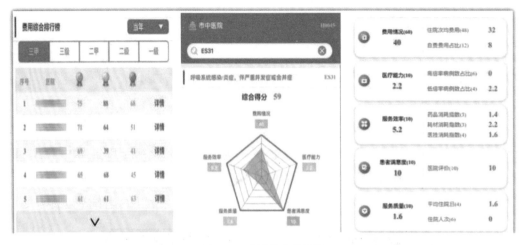

图 9-2 费用综合排行榜

（3）疑似分解住院排行榜

展示实时产生的出院结算单据中，同一参保人员在同一家医疗机构住院（本月入院时间 - 前一次出院时间）≤15 天，且本月的住院单据为疑似分解住院单据（剔除门特病种出院病人及新生儿）的情况。可以详细展示各医疗机构的违规单据数量及同比情况、全市违规单据数从多到少排名前 20 的医师情况，并设置预警体系，主动分析、自动预警、公开公示，从源头上减少、杜绝此类现象的发生、发展（图 9-3）。

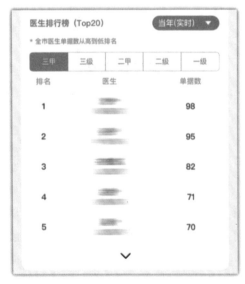
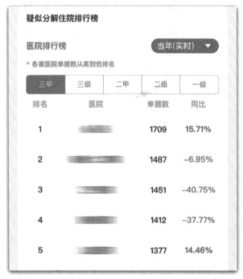

图 9-3 疑似分解住院排行榜

（4）自费费用超规定比例单据

自费费用超规定比例单据是指实时产生的出院结算单据中，根据"（现金自理＋个人账户自理）／住院总费用 ×100%"计算出的范围内自费费用超规定比例阈值（三甲医疗机构＞14%，三级及以下医疗机构＞8%）的单据。自费费用超规定比例单据排行榜罗列各级医疗机构中单据数前 5 名的医疗机构以及对应单据数占比、同比数据，医生排行榜罗列各级医疗机构中单据数前 5 名的医生以及对应单据数占比，主动给予医疗机构和医生提醒（图9-4）。

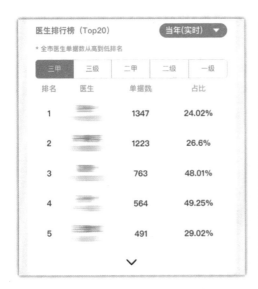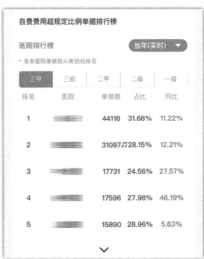

图 9-4　自费费用超规定比例单据排行榜

（5）检查费用超 70% 单据

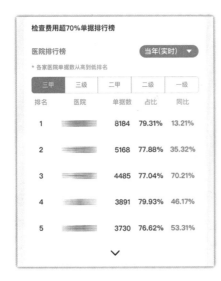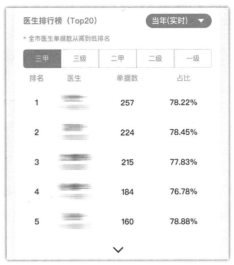

图 9-5　检查费用超 70% 单据排行榜

指实时产生的出院结算单据中"（检查＋化验＋放射）费用合计／总费用 ×100% ＞ 70%"的单据（图9-5）。住院费用应当由有合理比例的检查、诊疗、药品费用组成。检查费用超异常的单据提示可能存在低标准入院的情形。

2. 设置"住院满意度评价"指标

包含查看指标、全市概况、医疗机构评价概况、全市 Top20 医师排名等四大功能。

（1）查看指标

展示参保人员住院医保满意度评价体系20个要素,包含一键好评(服务优良、就医便捷、疗效满意、费用合理、结算及时)、医院评价(告知医保政策、收治流程规范、就医体验良好、收费公开透明、无推诿无拒收)、医生评价(医德医风良好、引导合理施治、治疗效果满意、费用控制较好、无低标准收治)、医保评价(医保待遇合理、结算准确快捷、网上办事方便、医保服务优良、"宁惠保"降负担) (图9-6) 。

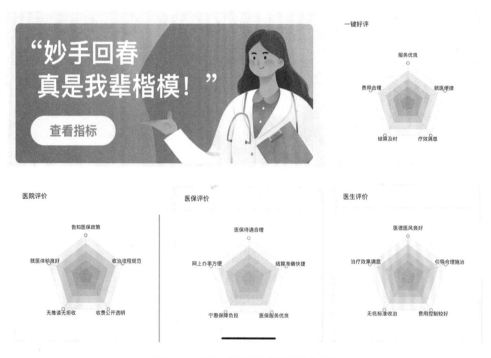

图9-6　查看"住院满意度评价"指标

（2）全市概况

通过对全市住院满意度评价体系情况进行概括, 让医保管理人员、医疗机构及医师能够掌握相关情况: 全市本年度内已参与评价的医疗机构数量及完成评价人次; 3 个方面的得分情况, 包含医院评价得分、医生评价得分、医保评价得分; 两大考核指标率完成情况, 分别是填报率、好评率(图9-7) 。通过数量、指标的展示, 呈现全市满意度评价工作推进程度。

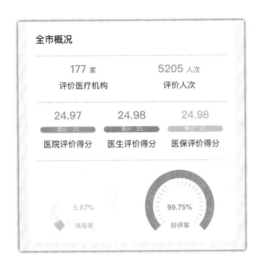

图9-7　全市概况

（3）医疗机构评价概况

医疗机构作为被评价主体，及时掌握评价情况对于工作推进来说尤为重要。该模块主要展示全市概况以及各医疗机构评价人次、出院人次、填报率、好评率及平均分。将医疗机构评价概况按级别分别展示，便于同级别医疗机构相互对比、对标找差。同时，通过点击医疗机构名称，可以查询详细科室填报情况，以及各科室各医师的填报情况，方便医疗机构的医保管理部门优化内部管理措施，有针对性地提升评价参与人次（图9-8）。

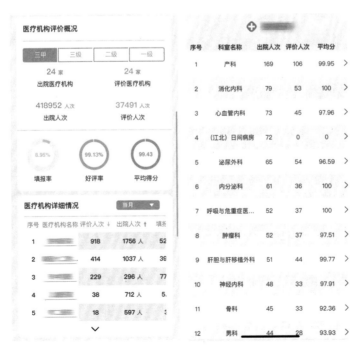

图9-8　医疗机构评价概况

（4）全市 Top20 医师排名

对全市各医疗机构各医师的数据进行排名，可以按照评价人次、出院人次、填报率、好评率 4 个指标进行排序。此外，对应评价该医师的患者明细也可查阅，包括患者名称、出院诊断、出院时间、评分以及 20 个要素的得分情况（图 9-9）。全市医师可以了解排名前 20 的医师的概况，以优秀典型促进行业规范、优化和提升，形成正面的导向激励作用。

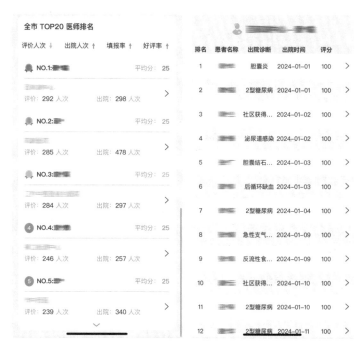

图 9-9　全市 Top 20 医师排名

二、运行情况和工作成效

1. 打破隐匿风险，数据赋能 DRG 管理

在 DRG 实际运行过程中，对医疗机构及重点病组进行细化分析，不难发现部分医疗机构存在部分指标异常情况。然而，各医疗机构作为单体运行时，处于"信息孤岛"，面临有风险或问题而不自知的局面。通过数据赋能医保服务，不仅能够有力抓取 DRG 大数据池中那些细微化、隐蔽化的风险点，为优化 DRG 管理赋予充分考量依据，还能够实现同医疗机构之间"三人行必有我师"式的互学互鉴、共进同优。

在"病组费用排行"中，以 ES31 病组（呼吸系统感染 / 炎症，伴严重并发症或合并症）为例：2023 年度，A 医院入组 440 例病例，次均费用 10 563.71 元，在同级别医疗机构排名第 1，赋"金牌"；B 医院入组 602 例病例，次均费用 26 446.34 元，在同级别医疗机构排名第 18。同一病组在同级别医疗机构获得相近的诊疗服务，然而次均费用往往存在差异。通过线性比较能够清晰看出：同级别医疗机构中，有些医院控费颇具成效；而某一病组在某个医疗机构中的次均费用相对异常或某一病组次均费用存在共性异常，该机构则可有方向地去查找原因、解决问题、缩小差距，提高本身 DRG 运行管理质量。

2. 提高可视程度，数据赋能预警管理

全面清晰的指标数据展示不仅能够提升数据分析能力，同时还能够提高基金风险预警能力。尤其是疑似分解住院、低标准住院等，数据在"医保高铁"有条理、有分类、有对比地公开，能够先于医疗机构发现问题，为各医疗机构、各医保医师第一时间拧紧"安全阀"，潜移默化地引导医疗机构从源头上减少、杜绝不良现象发生、发展，促使医疗机构和医师规范提供医疗服务。

分解住院行为不仅会增加参保人员就医负担，也会造成较大的医保基金浪费。对比发现，三甲、二甲医院疑似分解住院单据数高于其他级别医院，但排行榜中的各医院疑似分解住院单据数大多数呈同比下降趋势。相比 2022 年，全市单据数未出现超 100 条的医师，单个医师最高单据数下降近 50%。整体而言，分解住院现象在数据可视化、透明化背景下正逐步减少。

3. 统筹评价体系，数据赋能医院管理

实现对基金运行过程中出现的问题进行实时评价以及指标展示，给各医疗机构提供了一套内容丰富、明细清晰、指标完善、专项突出的医药服务数据体系，为医疗机构自我分析、提升管理提供数据依据，赋予科学指导。此外，参保人员愿意评价，医疗机构愿意整改，医、保、患形成合力，更加健全医院提升管理的方式方法。

以 ES31 病组（呼吸系统感染 / 炎症，伴严重并发症或合并症）为例，2023 年度，C 医院综合得分 59 分，其中费用情况 40 分、医疗能力 2.2 分、服务效率 5.2 分、患者满意度 10 分、服务质量 1.6 分。D 医院综合得分 54.2 分，其中费用情况 34 分、医疗能力 2.8 分、服务效率 4 分、患者满意度 10 分、服务质量 3.4 分。对比之下，两家医院在费用情况、服务质量方面存在差距，各有优势。以此类推，医院也能够精准了解到自身薄弱项、欠缺处，提升医疗服务水平。

4. 传递医保声音，数据赋能政策导向

各个模块各项指标的设置，充分传达了医保在政策和管理方面的导向，指引医疗机构哪些方面的管理需要下大力气、真功夫。病组费用排行的导向，就指引医院对于 DRG 的管理要从粗放型走向精细化，要从科室管理走向病组管理。医院可以将本院所有的病组数（一般在 600 组左右）细化到各个科室，追踪本院费用与全市同等级医疗机构平均水平的比较，了解费用结构，得出医院管理的重点。

如果收治的患者普遍病情较重，伴有多种并发症、合并症，费用的增长是一种良性增长，也体现了医院的收治能力。如果收治的患者费用增高，普遍集中在某种高价药品（辅助类药品）或耗材上，说明临床有一定偏好，需要引起重视。此外，住院满意度版块的设置显示了医保管理部门对于医保评价体系建设的导向。医疗机构应顺势而为，把握主动，在这方面加强管理，投入精力和人力。

第二节　赋能医保全民参保服务：促进参保扩面提质增效

医保参保重心在基层，关键在数据上的协同。如何实现数据的有效流通与高效利用，破除业务上的数据壁垒、部门间的信息壁垒，是实现保障全民健康与参保扩面提质增效的关键。为实现医保数据的协同治理与高效赋能，南京市医保局以信息协同治理理论为蓝本①，深入剖析协同治理过程中的各主体间的合作关系与信息沟通路径，在纵向层面上走访基层深入调研，同时与江苏省医保局积极沟通，优化数据库数据结构与管理方式；在横向层面上与卫健、人社等相关部门共同开展专题研讨会，探索协同治理方法，深入剖析数据流通堵点。

通过数据比对提高参保扩面精准性，通过部门联动提高参保扩面针对性，通过优化服务提高参保扩面便利性，通过完善政策提高参保扩面长效性，建立起市、区、街道、社区纵向贯通，相关部委办局横向联动的"全民参保"系列模块。模块功能与成效如下：

一、模块功能

"全民参保"系列模块主要是从年、月两个维度，对全市基本医疗保险参保人数、参保单位、保费收入、人均缴费基数等的新增、减少、净增以及同比、环比变化情况进行全面展示。曲线图反映年度内参保人数、参保单位的变化，柱状图反映年度内保费收入的变化，饼状图反映缴费基数、缴费人员的结构分布（图9-10、图9-11）。

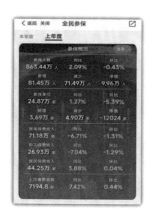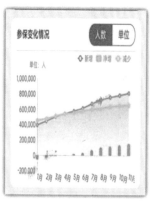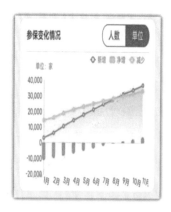

图9-10　全民参保概况图、参保人数变化图、参保单位变化图

---

①马捷，张云开，蒲泓宇.信息协同：内涵、概念与研究进展[J].情报理论与实践，2018，41(11)：12-19.

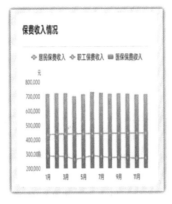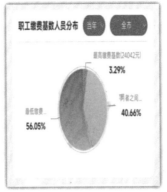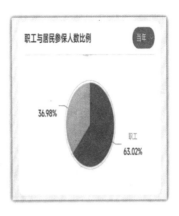

图9-11 保费收入情况变化图、职工缴费基数人员分布图、全民参保人员结构图

"全民参保"系列模块主要包括"参保人数""参保单位""参保高校""困难人群参保""精准扩面""补充医保"6个模块。

1. 参保人数

数据概况：按年、月动态展示全市职工医保、居民医保人数，新增、减少、净增、环比变化情况，以及职工医保、居民医保保费收入，同比、环比变化情况。按月以折线图和柱状图反映参保人员和保费收入的变化情况（图9-12）。

详细统计：按职工医保、居民医保分别统计市本级及各区的参保人数、净增人数、环比、保费收入、同比、环比变化（图9-13）。

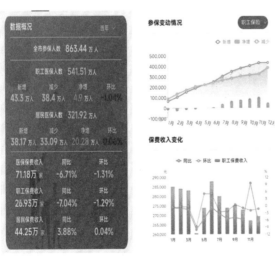

图9-12 全民参保数据概况、参保人员和保费变化图图   9-13 全市各区参保人数统计图

参保人群：按年、月统计职工医保、居民医保的参保人群、保费收入构成，以及居民医保 4 类人群缴费中的财政补助和个人缴费的比例（图 9-14）。

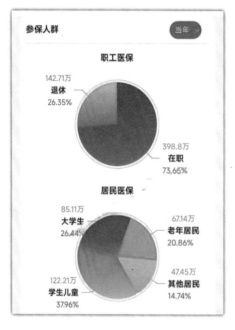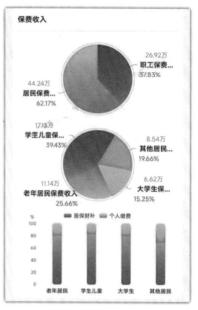

图 9-14　职工医保和居民医保参保人群结构图、职工医保和居民医保保费收入结构图

2. 参保单位

参保单位概况：按年、月统计参保单位户数、户均参保人数、人均缴费基数以及前述数据的同比、环比变化。按年统计医保降费率、阶段性缓缴、减半征收等优惠政策为企业减负情况（图 9-15）。

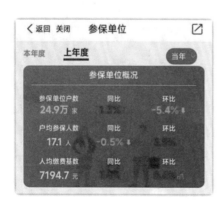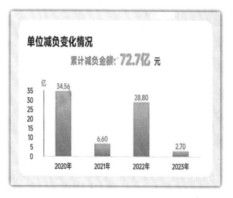

图 9-15　参保单位概况、参保单位减负变化情况

各区参保单位情况：按区划显示各区参保单位数、参保人数、户均参保人数、人均缴费基数、全市占比，以及前述数据的同比、环比变化情况（图9-16）。

单位排名Top10：按单位参保人数从高到低，显示全市排名前10名的企业单位名称、所属区划及参保人数（图9-17）。

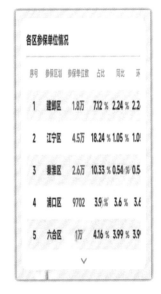
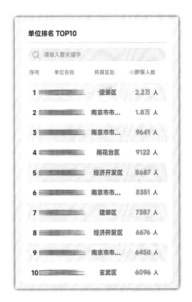

图9-16　各区参保单位情况图　　　9-17　单位排名Top10

3. 参保高校

参保高校概况：统计全市参保高校家数、新入学的学生人数、参保人数、参保率以及毕业生人数、毕业后继续在全市参保的人数（图9-18）。

高校参保排名Top10：按学校参保人数从高到低，显示全市排名前10名的高校名称、参保人数（图9-19）。

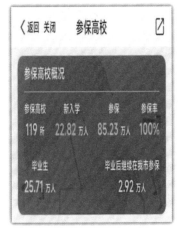
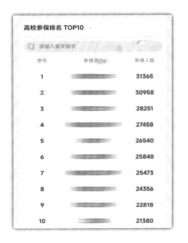

图9-18　参保高校概况图　　　9-19　高校参保排名Top10

4. 困难人群参保

各类人群：实时统计全市范围内困难人群参保人数和财政补助金额。按照建档立卡低收入人口、持有《中华人民共和国残疾人证》的二级以上重度残疾人、特困供养人员、新增低保边缘人员、重点优抚对象、特困职工家庭子女、支出型困难家庭中的大重病患者7个类别统计展示参保人数和财政补贴金额（图9-20）。

各区情况：按区划显示各区的困难人群参保人数和财政补贴金额。点击可查看每个区7个类别困难人群的参保人数、财政补贴金额，以及本区域内每个街道的困难人群参保人数、财政补贴金额（图9-21）。

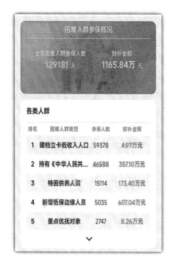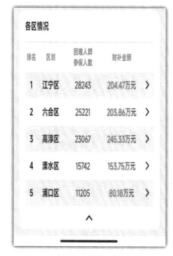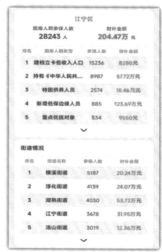

图9-20　各类人群　　　　　　　　　　　图9-21　各区情况

5. 精准扩面

扩面目标任务：将当年的扩面目标任务分为人员目标和单位目标两类，并根据人员的户籍和单位的经营地将人员目标和单位目标分解至各区，各区的任务目标一目了然（图9-22）。

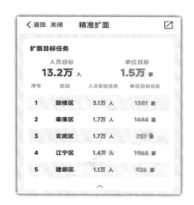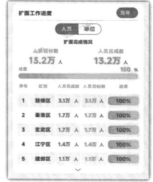

图9-22　扩面目标任务　　　　　　　　　图9-23　扩面工作进度

扩面工作进度：按年、月显示全市各区扩面目标任务完成情况，展示区划、人员完成数、人员目标数、进度、单位完成数、单位目标数、进度，辅助各级部门实时了解工作进展情况（图9-23）。

6.补充医保

按照单位情况、人员情况、补充医保筹资3个方面统计当年机关事业单位和企业单位建立补充医疗保险的情况以及筹资规模（图9-24）。

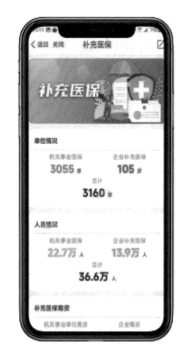

图9-24 补充医保

二、模块运行和工作成效

1.牵住数据"牛鼻子"，实现横向联动纵向贯通

横向打通医保与人社、税务、民政、教育、公安、卫健、市场监管、农业农村、残联、退役军人事务等部门数据，纵向贯通国家、省、市医保部门，"一横一纵"全面融合。

（1）公安部门。通过公安部门汇聚本市户籍人员基础信息，再与国家医保平台的参保数据进行比对，获取本市户籍应保未保人员数据，细分到街道、社区（图9-25）。

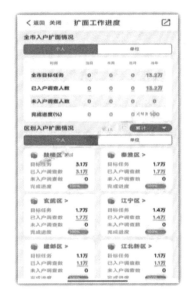
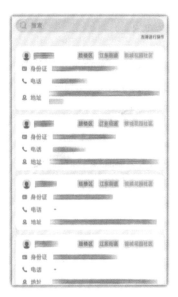

图9-25 经与公安部门比对全市户籍未参保人员，按街道、社区展示应保未保人员基础信息

（2）税务部门。与税务部门实现数据共享，获取已纳税未参保单位信息。各区医保经办机构对辖区内未参保单位点对点开展指导、提醒，督促用人单位办理参保登记（图9-26）。

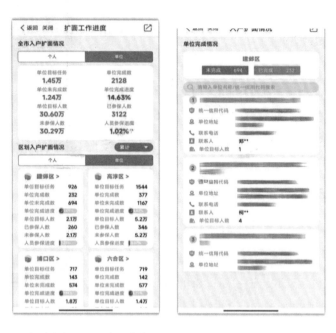

图9-26　经与税务部门比对本市未参保用人单位数，按区展示应保未保用人单位信息

（3）民政等部门。与民政、卫健、农业农村、残联、工会等部门共享困难人员数据，按建档立卡低收入人口等7个类别，细分到街道、社区，做到困难人员参保"一个都不能少"（图9-27）。

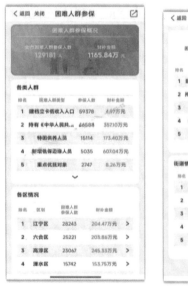
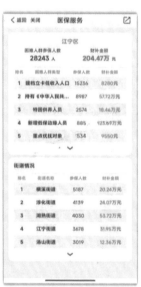

图9-27　与民政等部门共享困难人员数据，按区与街道展示困难人员信息

（4）国家医保信息平台。"全民参保"系列模块基于国家医保信息平台技术规范开发，实现国家、省、市业务数据全面贯通。

2. 多维度画像分析，构建全民参保生态图

有效利用"医保高铁"的数据分析能力，构建数字思维，整合数据信息，搭建全险种、全对象、全人群、全时段、全地区、全环节、全过程、全口径维度画像分析体系。从"大而全"的宏观预测到"小而专"的微观分析，通过不同维度的画像，构建南京医保全民参保生态图（图9-28）。

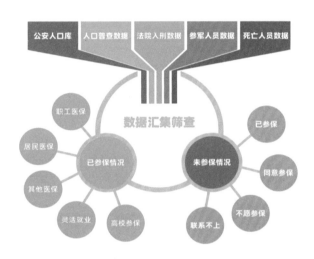

图9-28　全民参保生态图

（1）全民参保"面面俱到"

以月、年为单位统计市、区基本医疗保险的参保概况，从参保人数和参保单位数两个维度反映参保现状，辅以同比、环比、新增、减少、净增5个核心指标呈现参保人数与参保单位数的横向（当年各月）和纵向（往年同期）变化情况，着力聚焦"面"的概况。

聚焦全民参保结构，时刻监测基金运行能力。以职工医保和居民医保的参保人数比例为例，2019年为4∶3，2023年末，南京市基本医疗保险参保人数为870.97万人，其中职工医保参保人数为549.06万人，居民医保参保人数为321.91万人，职工医保和居民医保的参保人数比例提升为5∶3，基金运行平稳。

（2）趋势变化"线中有数"

利用同比、环比、新增、减少、净增5个核心指标直观呈现参保人数与参保单位数的变化情况，重点判断"线"的趋势。

以南京市 2023 年 1—11 月参保人数变化为例：1—3 月新增参保人数不及减少参保人数，参保人员处于净减少状态；4 月持平；5 月开始，随着参保扩面工作力度不断加大，新增参保人数才超过减少参保人数，参保人数呈现净增长趋势。1—7 月新增参保单位数一直落后于减少参保单位数；9 月持平；10 月开始，启动依法参保及相关宣传工作，参保单位新增户数开始超过减少户数，参保单位数呈现净增长趋势（图 9-29）。通过趋势变化这条"线"，实现了对参保工作的客观评价，做到了对全民参保工作"心中有数"。

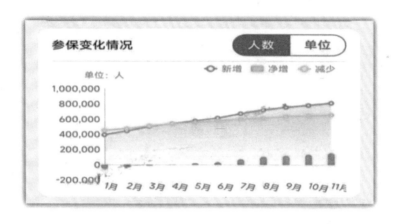

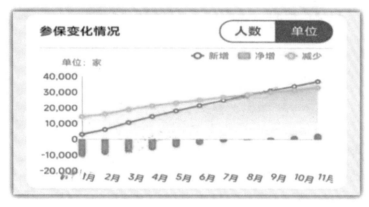

图 9-29　参保人数、参保单位变化情况

3. 全环节精准管控，参保扩面成效显著

（1）参保扩面"掌上办"

首创"台账登记"模块，改变传统扩面脑记笔录、手工汇总等问题，将未参保人员划分到每个社区（图 9-30）。社区工作人员打开手机，即可知晓辖区内未参保单位和未参保户籍人口的基础信息，进而入户扩面。参保登记电子台账的建立防止了错报、误报，杜绝了瞒报、虚报。

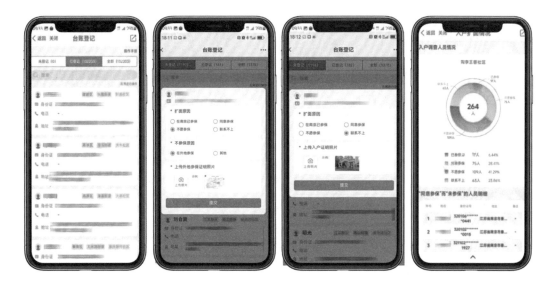

图 9-30　精准扩面人员基础信息和登记台账、同意参保而未参保的人员台账

（2）参保目标动态管理

将参保扩面人员和用人单位目标量化到各区，对扩面工作进度进行跟踪管理。每日系统自动比对、实时展示各区目标任务完成情况，并根据完成进度排名，实现参保目标动态管控（图 9-31）。

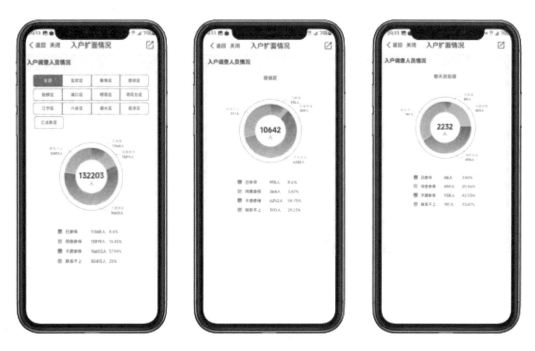

图 9-31　2023 年全市扩面情况、2023 年建邺区扩面情况、2023 年朝天宫街道扩面情况

第三节　赋能药品保供服务：破解紧缺防疫药品短缺难题

2022 年 12 月 8 日，我国新冠肺炎疫情防控重点从"防感染"转变为"保健康、防重症"。由于疫情发展超过预期，传播速度快、感染面积大、病情程度重，全国、全省包括南京市短期内出现了医疗机构救治高峰和相关治疗药品紧缺情况。在这种形势下，南京市委、市政府紧急成立市药品集中采购保供专班，由南京市医保局牵头，协调各方全力保障紧缺药品供应。为了维持药品正常供应，同时确保紧急情况再发生时能及时响应，市医保局以危机管理理论为基础赋能药品保供服务。罗伯特·希斯 (Robert Heath) 的"4R"理论将危机管理这一过程划分为 4 个阶段，即缩减 (reduction)、预备 (readiness)、反应 (response)、恢复 (recovery)，要求管理者根据危机演变的不同阶段采取对应举措。所谓缩减，是指针对危机事件全过程的预防，尽最大可能降低甚至避免危机发生后带来的不良影响。在药品供应保障链条中，药品尚未出现短缺情况时便可以实时进行监测，同时采取相应的预防措施以防微杜渐；危机爆发后，应当精准锁定紧缺医用物资供需状况，并进行集中采购以及物资调配。

南京市医保局创新在南京"医保高铁"开通"采购调配大厅"，运用"计划 + 市场"手段，注重匹配度提升，把握供需多样化特点，发挥考核"指挥棒"作用，推动采购调配"供、需、储"三端协同高效，有力保障了疫情防控新阶段药品的供应。

一、模块功能

"采购调配大厅"内设 5 个模块，全方位开展药品信息采集、监测和调配等工作。

1. 紧缺药品情况采集

对医疗机构和零售药店的紧缺药品情况进行采集，包括药品名称、规格、拟 7 天采购数量、库存量、当天入库量、当天消耗量和预计使用天数等信息（图 9-32）。

2. 急抢救药品储备情况采集

对医疗机构和零售药店储备药品的物资名称、规格、进货数量、当日销售数量、库存量和预计使用天数等信息进行采集（图 9-33）。

3. 紧缺情况监测

重点监测 50 家医疗机构和 99 种急抢救药品。

一级页面显示紧缺情况汇总信息，包括近一周采购和消耗药品金额、三个月常规用量金

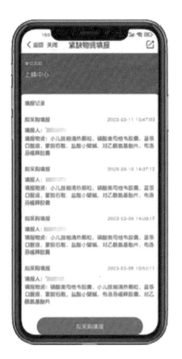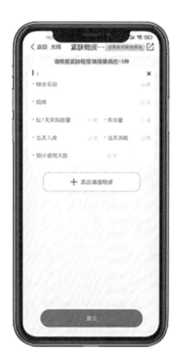

图 9-32　紧缺物资填报

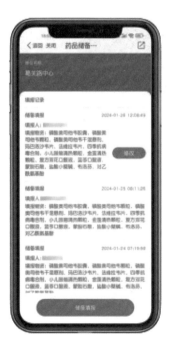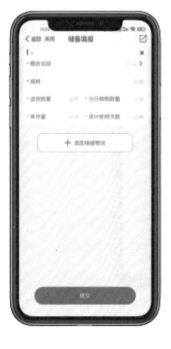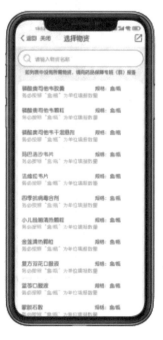

图 9-33　药品储备填报

额和近三个月采购金额。按照作用于中枢神经系统的药物、作用于心血管系统的药物、作用于自主神经系统的药物和影响血液及造血系统的药物4个类别展示各类药物详细情况，4大类按要求分组后显示该组别药品的详细品种名称、常规用量、近三个月采购金额和响应率（图9-34）。

二级页面显示该药品明细，包括贯标码、中标价格、自付比例和规格，配送企业名称，医院储备量，包括医院名称、三个月常规用量、近一周采购金额和近一周消耗金额。

4. 监测点分析

监测"采购调配大厅"每日医疗机构、药店物资紧缺情况，便于医保部门及保供企业实时了解物资紧缺变化情况（图9-35）。

5. 保供调配大屏

展示保供调配基本情况、当日供应物资及申购情况、企业累计供货及排名得分情况、品种累计申请调配情况，通过曲线图展示发热门诊就诊人数及排名前20名医院的就诊人数（图9-36）。

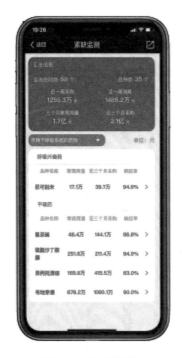

图9-34 紧缺监测

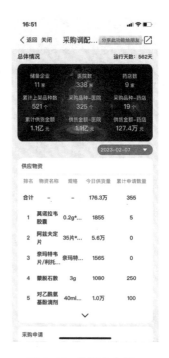

图9-35 监测点分析

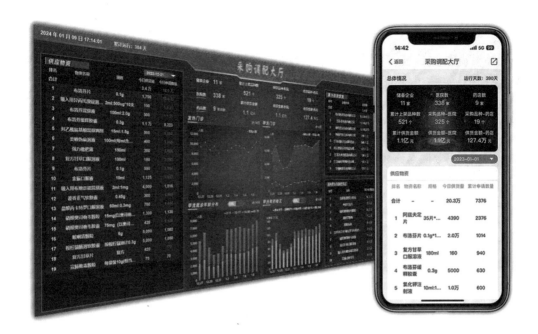

图 9-36　采购调配大厅

二、工作成效

南京市医保局将"采购调配大厅"向全市医疗机构、供储企业和零售药店开放，通过高效运行机制＋高效信息手段，推动应急药品采购调配由实体化向数字化转变，在新冠病毒感染相关治疗药品保供阶段，累计向全市 4 000 多家医药机构供应防疫紧缺药品约 300 种、3 550 万粒（瓶、片、支、袋），为打赢紧缺应急药品保供攻坚战提供了坚实有力的医保保障。

1. 科学确定上架药品

以南京医药股份有限公司、江苏省医药有限公司、国药控股江苏有限公司等 9 家重点配送企业供应的药品，以及南京舒普思达医疗设备有限公司等本地企业供应的呼吸机数量为基础，统筹考虑长期供应需要，合理设定每日上架"采购调配大厅"的标的。并针对阿兹夫定片等 14 个重要药械，制定"一品一策"保供清单，明确供应计划、调配渠道、保供重点等，保障关键物资供应。

2. 全面搜集各方需求

各医疗机构和零售药店以每日需求、当日新供应情况及前一日库存情况为基准，结合自身实际需要，在"采购调配大厅"申报线上采购需求量。

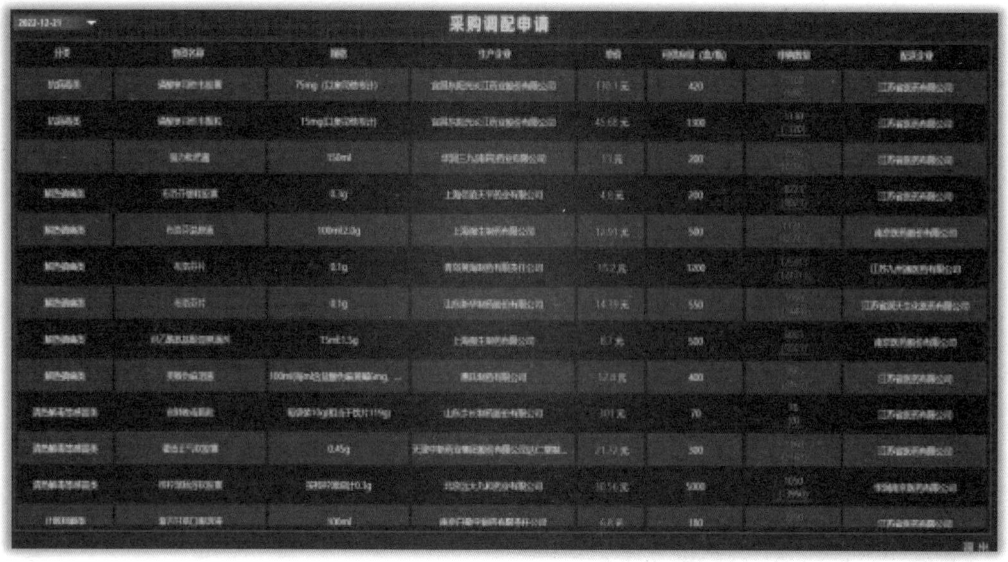

图 9-37　采购调配申请

3. 全力协调生产企业供应

依托大数据平台，本市核实本市 65 家药械生产企业的产能、产量、库存、原辅料储备、产品去向等情况，统筹调度驻点重点企业组织生产，推进企业充分释放产能，满负荷生产或扩产，强化紧缺药品及呼吸机对南京地区保供。及时分析掌握药品缺口，向国家、省相关部门和外地企业协调紧缺物资。按日形成"重点生产企业保供业绩表"并予以公示。

4. 精准掌握重点配送企业信息

掌握重点与南京医药股份有限公司、国药控股江苏有限公司等 9 家南京地区重点医药配送企业实时对接，汇总配送企业实际到货药品信息，形成"重点配送企业业绩表"并予以公示。

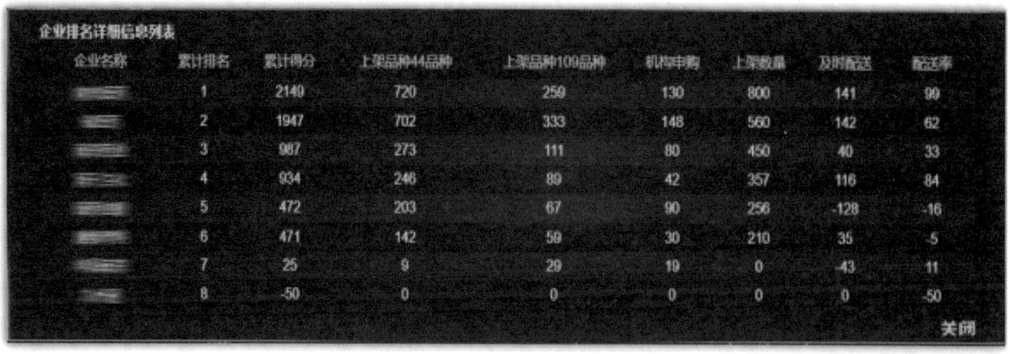

图 9-38　企业排名详细信息列表

5. 统筹谋划分配方案

通过对"采购调配大厅"供、需、储三端数据进行分析研判，明确了按照"保基层、保涉农、兼顾面上"的原则予以调配，重点保障基层社区卫生服务中心采购需求，优先向涉农区医疗机构、卫生所调配相关重点药品。

在不同阶段进行高效应对。在发热人数骤增阶段，每日持续向市场投放布洛芬片并拆零销售，极大缓解市民的购药紧张情绪；在预防重症阶段，加强抗病毒小分子药品供应，专班向涉农区和养老院定向供应阿兹夫定片12 250盒，有效缓解重症病人救治用药需求；在疫情后期，重点督办止咳类、止泻类药品的保供，协调地产企业及时转产、扩产，引导企业有条不紊地做好各类紧缺药品按需生产。

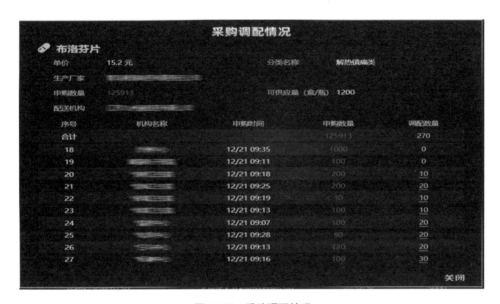

图 9-39 采购调配情况

6. 持续加强供给能力

通过对"采购调配大厅"采购供应数据，以及全市发热门诊就诊人数、定点医疗机构和定点零售药店重点治疗药品购药人数等重点监测指标进行分析，及时有效发现保供工作中的薄弱环节，特别是重点地区、重点机构未按全市统一要求落实足量储备要求的情况。

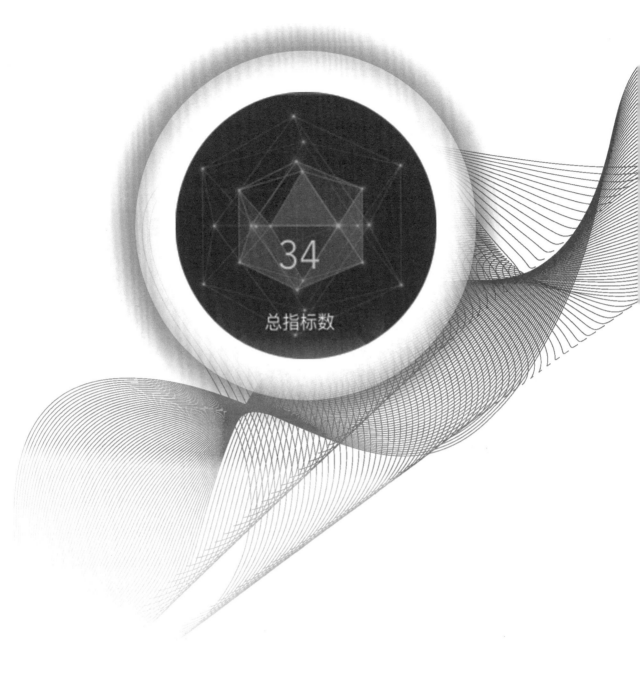

第六篇 发展篇

第十章 "医保高铁"发展之路

回顾"医保高铁"的发展历史，从"医保高铁"的初创阶段开始不断拓展的发展轨迹中梳理出了一系列重要的里程碑事件。这些事件不仅标志着"医保高铁"的不断成长与壮大，也彰显了南京市在医疗保障领域的探索足迹。

通过回顾历史，我们可以更好地理解"医保高铁"的发展脉络，并由此开启引领医保事业发展新体系、新生态，即以参保人员为中心，以医保部门、医疗机构、医药企业为主体，以数字化技术和管理手段为支撑，形成了一个高效、协调、互动、共赢的医保服务新体系；以数字化技术和管理手段为驱动，以医保服务质量和效率为核心，以医保服务创新和改革为动力，形成了一个健康、和谐、可持续的医保服务新生态。

第一节 "医保高铁"发展历史——大事记

党的二十大报告提出"深化医药卫生体制改革，促进医保、医疗、医药协同发展和治理"。以习近平新时代中国特色社会主义思想为指导，深入贯彻党中央关于实施健康中国战略的决策部署，在《医保数据"两结合三赋能"工作方案》中，国家医保局强调，要让医保数据"走出去"，相关数据"引进来"，为医保改革、管理和服务能力赋能。

南京市医保局自成立以来，对标医疗保障职能，用活南京资源禀赋，推动建立优质高效的医疗卫生服务体系，为人民群众提供了全方位全周期健康服务；深化改革创新驱动，探路领跑先行先试，淬炼形成了"探索创新、实干担当、自我革命、服务百姓、锲而不舍"的精神，在推进医保中国式现代化实践中展现了南京医保担当。

2021年7月19日，南京市医保局打破部门、医院信息壁垒，率先创建了国内首个集医保、医药、医院移动大数据于一体的监管平台——"医保高铁"手机云平台。"医保高铁"积极拓展医保数字应用场景，持续提升医保服务管理效能，不断改善医疗保障民生福祉，用数字技术赋能"三医"协同发展和治理。

每一个模块的上线，都助推着"医保高铁"日臻完善。汇聚医保、医疗、医药大数据，建设"带量采购""招采管理""支付改革""基金监管"等主题版块，上线防疫物资"采购调配大厅""DRG运行专区"等85个业务模块，实现让医保数据"走出去"，相关数据"引进来"，为医保改革、管理和服务能力赋能。

每一次媒体的聚焦，都见证着"医保高铁"亮点纷呈。国家医保局 5 次宣传南京用信息化采购调配防疫物资的做法；《中国医疗保障发展报告 (2021)》蓝皮书把南京作为全国唯一城市案例，专章介绍南京打造平台推进耗材治理；央视新闻、"学习强国"、《新华日报》等媒体平台多次进行专题报道，20 多个城市观摩学习。

每一份荣誉的获得，都肯定着"医保高铁"担当作为。平台在医用耗材阳光监管、医用防疫物资调配采购、DRGs 支付监管方面具有首创性，分别获得外观设计专利证书、计算机软件著作权登记证书以及 2022 健康行业政策创新"奇璞奖"提名奖。"医保高铁"成熟的解决方案为"三医"共建共治共享提供了全国样板。

每一位领导的嘱托，都勉励着"医保高铁"砥砺前行。国家、省、市领导先后赴南京市医保局调研"医保高铁"建设工作，充分肯定了省、市医保部门推进医保公共服务和信息化建设工作取得的成效，勉励南京市医保局要继续争当表率、争做示范、走在前列，进一步体现省会城市担当，推动医保工作再上新的台阶。

《"医保高铁"大事记》集中记述了南京"医保高铁"赋能"三医"协同高质量发展进程中的原创性思想、变革性实践、突破性进展、标志性成果，反映了南京市医疗保障局在推进医保工作"走在前、做示范"中争当"排头兵"的生动实践和推动中国式现代化南京新实践的昂扬风貌。

第二节　开启医保发展新生态、新体系

生态学家坦斯利 (A. G. Tansley) 最早将生态系统界定为"既包含有机体，也包含构成生物群落环境的无机复杂整体"。自然界生态是区域内多元的有机体与无机整体共建的过程，在此过程中既有独自碎片的建设，也有相互的合作。同样，健康领域也是由医保、医疗机构、医药企业三方共建的生态环境。随着对"三医"联动倡导的加强，新生态逐渐形成（图 10-6）。医保发展也应从碎片化服务、相对割裂的体制、存在关系紧张的各个利益相关者的旧生态转变为新型整合服务、协同治理、信息数字赋能、沟通协作的新体系、新生态。

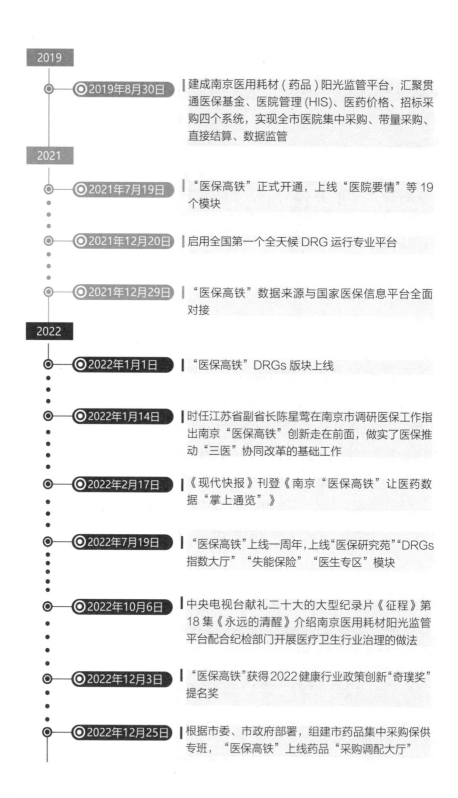

图 10-1 "医保高铁"大事记（1）

2023年1月7日 ▎南京电视台新闻综合频道报道南京打造线上"采购调配大厅",实现医用物资应急高效分配

2023年1月19日 ▎《新华日报》头版要闻报道《数据赋能,"立体保供"抗疫药品》

2023年3月14日 ▎学习强国刊登《江苏南京:"医保高铁"实现基金监管全天候·让百姓看病钱花得明明白白》

2023年3月17日 ▎"医保高铁"医药加油站、医院调度台获得国家知识产权局外观设计专利证书

2023年3月18日 ▎南京市医保局刁仁昌局长在第三届博鳌医疗保障发展高峰论坛做题为《南京"医保高铁":"三医"协同发展和治理的数据化工具》的发言

2023年3月29日 ▎重庆市医疗保障局赴南京调研,交流学习"医保高铁"建设先进经验

2023年3月31日 ▎在全省首创"负面清单"监管制度,上线"负面清单"模块

2023年4月27日 ▎福建省医疗保障局赴南京调研,交流学习"医保高铁"大数据应用方面的经验

2023年5月11日 ▎市委主题教育第五巡回指导组调研"医保高铁"运行工作情况

2023年5月16日 ▎"医保高铁""医师旅行箱"获得国家知识产权局外观设计专利证书

2023年6月1日 ▎围绕重点改革任务,"医保高铁"开发上线门诊监测模块

2023年6月2日 ▎国家医保局办公室负责人赴南京市医疗保障局听取"医保高铁"相关工作汇报

2023年6月5日 ▎西藏自治区医保局赴南京调研,针对"医保高铁"建设情况、运行情况、取得成效等方面开展交流学习

2023年6月17日 ▎南京市医保局刁仁昌局长在第六届医疗保障高峰论坛做南京"医保高铁"建设和运行情况报告

图 10-2 "医保高铁"大事记(2)

2023年6月19日 | 刁仁昌局长主持召开"医保高铁"进社区课题调研座谈会

2023年6月27日 | 聚焦长期住院患者出院再住院现象，"医保高铁"上线"DRGs再住院"功能模块

2023年7月19日 | 南京电视台教科频道报道南京"医保高铁"跑出"三医协同发展治理"信息化新模式

2023年7月19日 | 医保高铁"上线两周年交流研讨会暨进社区模块发布会召开，上线"15分钟医保服务圈""社区要情"等六大模块

2023年7月21日 | 中央电视台《新闻直播间》报道南京"医保高铁"打造数字化、智能化、常态化医保监管平台

2023年7月25日 | 江苏省医保局党组书记、局长陈红红带队赴南京市开展医保工作专题调研指出，南京市医保部门自成立以来，全面深化医保改革，加强信息化建设，持续提升医保公共服务能力，工作成效明显，特色亮点突出，有力推动了医保事业高质量发展

2023年7月25日 | "医保高铁"上线"电子处方流转"模块，改变单一供药模式

2023年7月27日 | 南京市医保局向国家医保局副局长黄华波、规划财务和法规司司长王文君等专题汇报南京"医保高铁"建设运行情况

2023年7月28日 | "学习强国"发布《南京"医保高铁"跑出信息化新模式》视频

2023年8月6日 | 刁仁昌局长主持召开"医保高铁"开创医保新生态、新体系座谈会

2023年8月8日 | 中科院院士、中大医院院长滕皋军在2023年上半年全市医疗保障工作会议上做题为《利用"医保高铁"，精准提升DRG运行水平》的发言

2023年8月10日 | 南京市医保局刁仁昌局长在全省医保工作推进会上交流介绍南京"医保高铁"建设经验

图10-3 "医保高铁"大事记（3）

2023

2023年8月18日 | "医保高铁"上线"12393"热线模块

2023年8月22日 | 南京日报刊登局党组书记、局长、一级巡视员刁仁昌撰写的《在数字化赋能医疗保障事业高质量发展上建新功》

2023年8月26日 | 《新华日报》头版要闻报道《南京建成全国首个"三医"联动监管平台——"医保高铁",大数据破解"看病难"》

2023年8月31日 | 医保基金监督检查常态化,"医保高铁"上线"医师记分"模块

2023年9月5日 | 国家医保局调研组黄华波副局长一行实地专题调研南京"医保高铁"工作,江苏省医保局陈红红局长、孙百军副市长陪同

2023年9月5日 | 南京"医保高铁"中"广播站""气象台"模块获得国家知识产权局外观设计专利证书

2023年9月6日 | 杭州市医疗保障局考察学习"医保高铁"建设情况

2023年9月7日 | 《中国卫生杂志》刊登《南京:"医保高铁"实现透明化监管 | 读懂 2.0 时代的医保基金监管》

2023年9月19日 | 南京市医保局印发《南京"医保高铁""三赋能三联动,走在前做示范"活动实施方案》《南京"医保高铁""三医四全五环"监管实施方案》

2023年9月22日 | 为加快构建多层次医疗保障体系,"医保高铁"上线"宁惠保"模块

2023年9月22日 | "医保高铁"被江苏省医保局列为全省首个信息化推广应用项目

2023年10月12日 | 浙江省医保局调研、交流"医保高铁"赋能医保改革、管理和服务的主要场景和做法

2023年10月20日 | 深圳市医疗保障局调研、交流"医保高铁"的基本情况和应用领域

2023年10月23日 | 新疆阿勒泰地区医保局调研"医保高铁"赋能医保改革、管理和服务等相关做法

图 10-4 "医保高铁"大事记(4)

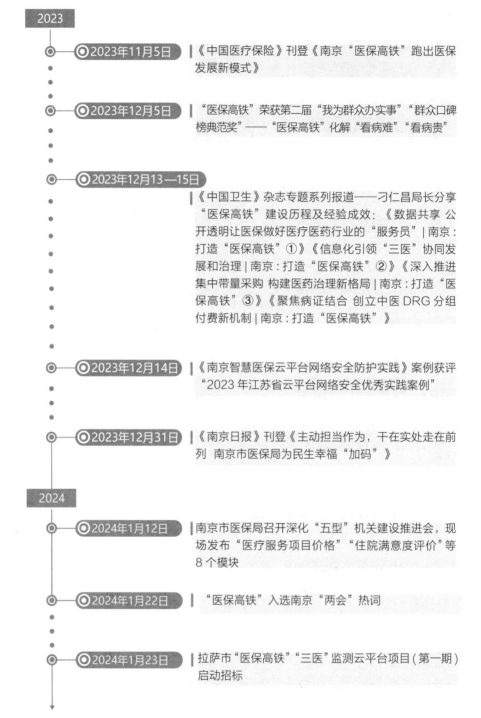

2023

2023年11月5日 | 《中国医疗保险》刊登《南京"医保高铁"跑出医保发展新模式》

2023年12月5日 | "医保高铁"荣获第二届"我为群众办实事""群众口碑榜典范奖"——"医保高铁"化解"看病难""看病贵"

2023年12月13—15日
《中国卫生》杂志专题系列报道——刁仁昌局长分享"医保高铁"建设历程及经验成效：《数据共享 公开透明让医保做好医疗医药行业的"服务员"|南京：打造"医保高铁"①》《信息化引领"三医"协同发展和治理|南京：打造"医保高铁"②》《深入推进集中带量采购 构建医药治理新格局|南京：打造"医保高铁"③》《聚焦病证结合 创立中医 DRG 分组付费新机制|南京：打造"医保高铁"》

2023年12月14日 | 《南京智慧医保云平台网络安全防护实践》案例获评"2023 年江苏省云平台网络安全优秀实践案例"

2023年12月31日 | 《南京日报》刊登《主动担当作为，干在实处走在前列 南京市医保局为民生幸福"加码"》

2024

2024年1月12日 | 南京市医保局召开深化"五型"机关建设推进会，现场发布"医疗服务项目价格""住院满意度评价"等8 个模块

2024年1月22日 | "医保高铁"入选南京"两会"热词

2024年1月23日 | 拉萨市"医保高铁""三医"监测云平台项目（第一期）启动招标

图 10-5 "医保高铁"大事记（5）

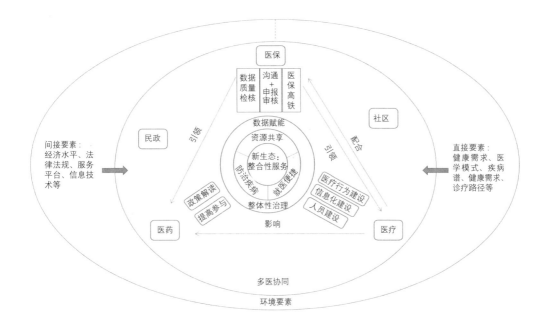

图 10-6　新"三医"生态系统架构

　　"整体性治理"(holistic governance) 的概念最早由安德鲁·邓西尔于 1990 年提出 ,1997 年佩里希克斯在其著作《整体性治理 : 新的改革议程》中重新加以论证。整体性治理就是以公民需求为治理导向,以信息技术为治理手段,以协调、整合、责任为治理机制,对治理层级、功能、公私部门关系及信息系统等碎片化问题进行有机协调与整合,不断从分散走向集中、从部分走向整体、从破碎走向整合,为公民提供无缝隙且非分离的整体型服务的政府治理图式(图 10-7)。目的是实现治理过程中出现的政策、规则、服务供给、监控等方面的整合①。

　　习近平总书记指出： "要继续加大医保改革力度" "推进国家组织药品和耗材集中带量采购改革,深化医保支付方式改革,提高医保基金使用效能"。医疗保障作为减轻群众就医负担、增进民生福祉、维护社会和谐稳定的重大制度安排,必须坚定不移贯彻新发展理念,走高质量发展之路。

　　党的十八大以来,我国医疗保障事业发展进入新阶段,全民医保改革向纵深推进,人民群众的获得感、幸福感、安全感不断增强。如何进一步健全多层次医疗保障体系? 如何

---

① 司林波 , 萧欣茹 . 数字孪生何以破解黄河流域数字化治理的"碎片化"困境 : 基于整体性治理的运行框架 [J]. 学习论坛 , 2024(1)： 58-66.

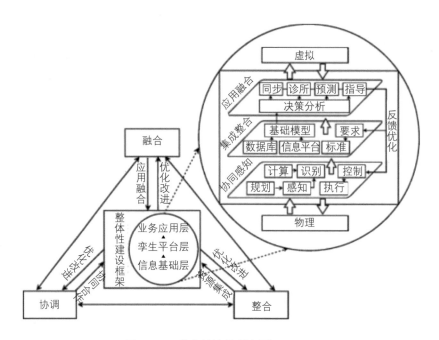

图 10-7 整体性治理理论框架

升级"医、药、险"创新融合模式,破解商业险后劲不足难题?在南京,伴随着"医保高铁"的持续完善和广泛应用,数据生产力的要素作用日益增强,给医保发展和"三医"格局带来重大变化,信息集合、数据赋能、医保引导、"三医"协同的新体系加快构建,并形成基于人民至上、健康至上理念的医患和谐、救死扶伤、基金安全、互动共赢的医保新生态。

当前,南京医保部门正有序深化推进"医保高铁"的建设,在实践过程中对 DRGs 支付方式改革、医药招采治理改革、门诊共济改革等的应用相对成熟,并且取得了良好成效。为进一步深化"医保高铁"的运用,达到开启医保发展新体系、新生态的效果,接下来将从医保部门、医疗机构以及医药企业等 3 个角度来持续推进。

一、医保部门

1. 利用大数据支持医保运行

在进一步提升医保精细化管理实效,增强人民群众获得感、幸福感的过程中,南京医保部门以数据赋能,不断强化医保信息化应用能力,用大数据助推医保精细化管理,进一步提升医保服务管理,提高数据效能,构建医保服务新格局。

（1）确保数据来源科学、可靠

完善"医保高铁"数字底座。结合国家医疗保障信息平台数据归集交换库676张表单、3 455条校验规则进行预校验，全面开展数据监测，提升数字支撑业务能力，推动医保管理强基提质。对数据完整性检查、规范性检查、一致性检查、准确性检查、唯一性检查、关联性检查、逻辑性检查等通用规则进行梳理。根据数据质检需求制订合理的质检计划，对计划名称、检查类型、检查内容、运行时间、数据源、质检规则等进行配置，按计划和规则自动生成质检报告，将数据质量检测过程中发现的数据问题下发给相应的数源部门进行问题整改，并提供整改建议。依据数据主要来源、业务规章制度、业务数据日常处理遇到的问题、业务数据需求、系统数据使用遇到的问题、系统数据质量检测要求等，多方面权衡数据质量规则制定的维度，分析业务、系统和现状层面的数据质量规则需求，制定以解决数据质量问题为目的的数据质量检核规则。

（2）建立促进DRG可持续机制

医保数字化，尤其是DRGs落地的过程中，医生的工作理念、患者诊疗费用等会发生较大变化，从而影响DRGs的分组与权重，需要每年对DRGs的分组方案进行动态调整并予以发布，使之逐步趋于稳定。要提高各方数据来源的信息化质量，筛选高质量的历史诊断、手术和操作数据，并与医保部门和医疗机构的编码系统进行匹配与对接工作，对于其中的异常数据需要与医疗机构进行及时的沟通，从而对数据进行补报和修正；每轮的DRG本地分组结果数据也需要逐一向参改的医疗机构进行及时反馈，并听取意见。同时，要加强专业能力建设，开展分管领导、处（科）负责人和业务骨干培训。要规范培训内容、丰富培训形式，保证培训规模，确保培训质量。要建立干中学、学中干的良性互动机制，完善交叉评估交流与集中调研机制。探索建立DRG导航系统，集成每一病组的要素数据，展现病组的总体医保经济数据，展现药、耗、检等的构成，展现病组风险的主要特征和环节，更加有利于医生提高医疗可靠性、经济性。

2. 深化"医保高铁"建设和运用

"医保高铁"的运行，为医疗、医药行业提供了完整透明、活跃而高效的市场信息和医保评价体系，促进了合理竞争，遏制了价格虚高，提升了医疗价值。在医保高质量发展的新路径中，还需进一步深化"医保高铁"的建设和运用。

（1）优化"医保高铁"技术架构

按照国家医疗保障信息平台的技术标准和数据规范，通过充分使用流媒体最新技术提升非结构化数据的安全管理、高效读取，有效提升各功能页面访问速度，并实现直播、回放、点播等基础网络流媒体功能，提升"医保高铁"访问体验。完善"医保高铁"UI设计规范和前端开发规范，统一页面风格，提升医保高铁产品质量。拓展"医保高铁"输出渠道，在"我的南京"App的基础上开放微信、支付宝访问渠道，在手机版基础上探索开放PC端和大屏端应用。

（2）完善"医保高铁"功能内涵

在"医保高铁"的发展历程中，南京医保部门从医药招采治理改革出发，拓展了DRGs、基金监管、研究会等各项业务，接下来，结合"三医四全五环"要求，与各处室单位对接，实现全业务进"医保高铁"，包括主题教育、"12393"、"12345"、公共服务、全民参保等等。不断迭代完善"医保高铁"功能，结合联动医保政策改革的调整不断优化关键监测评价指标，植入风控规则，实现对各类业务模型的有效预警与监管，推进形成风险严控、过程严管、处置严肃的医保业务全流程闭环监管格局，引导改革成效，实现管理目标。

（3）深化"医保高铁"运用运营

南京医保部门依托"医保高铁"，通过数字化手段使医保、医疗、医药形成了有机的整体。"三医"依托"医保高铁"使用数据，学习政策、发布留言、交流心得、提出建议，正形成运用"医保高铁"的氛围。接下来，将探索开展"医保高铁"的运营工作，面向"三医"开展运用培训，策划各类活动，提升用户的获得感和满意度，杜绝指尖上的形式主义，促进了"三医"联动软环境持续改善。

二、医疗机构

1. 加强人员培训，完善医院信息管理系统

"医保高铁"按病种付费、DRGs、结余留用、带量采购等的实施，倒逼医疗机构从"利润"关注转为"成本"关注，从规模发展转为内涵发展，从经验化、个性化的诊疗管理转为标准化、临床价值和效率优先、数据化的精细化管理，实现了提质增效。在进一步发展中，还需加强人员培训，完善医院信息管理系统，让"医保高铁"发挥最大效用。

（1）开展医院使用培训

"医保高铁"正成为医院内部管理，特别是医保管理的新载体和手段。对医院管理者、采购部门负责人、科室主任、医生等加强"医保高铁"功能培训，明确功能要点、对应的政策和管理要求，提升"医保高铁"应用水平。开展"医保高铁"数据要素分析，通过"医保高铁"公开数据的横向比较和纵向分析，厘清医院发展现状和问题，为医院的医保管理提供更有力的抓手，助力医院的综合发展。

（2）加强医院信息化建设

南京市各医疗机构应加强医院信息化建设，不断改善医院信息系统，按照国家医保信息平台接口规范的对接要求做好对接，按照"医保高铁"相关的数据上传要求做好数据上传工作。不断夯实贯标成果，严格执行贯标政策，对接贯标要求，实现18项编码贯标。对接国家医保局归集库的数据校验标准和省市医保部门的数据治理要求，做好数据指标上传工作。做好诊疗数据的管理，建立起完整可靠的住院病人电子信息系统，完善各部门信息管理与医疗产出评价系统，确保编码数据的高效、准确传输，为医疗费用支付和医疗质量评估提供依据。有条件的医院需对以上各环节在信息系统中现有的互通互联流程进行优化和调整，尚缺乏条件的医院也需至少满足特定信息的收集、上报功能。从源头规范住院首页书写质量，按照疾病诊断编码和手术操作编码（医保版ICD-10和ICD-9-CM3）的要求严格书写，确保病案首页内容、病历书写和疾病诊断及编码的完整性和规范性，避免编码不全或错误而导致不必要的医疗保险金的损失。

2. 建立医疗行为监管机制，充分理解医保政策与措施

建立严格规范的医疗卫生行业综合监管制度，是全面建立中国特色基本医疗卫生制度、推进医疗卫生治理体系和治理能力现代化的重要内容，是进一步规范临床诊疗行为，进一步促进医疗机构落实功能定位，进一步严格规范医务人员执业的应有举措。

（1）加强医疗行为监管

卫生管理部门与医保支付部门会出台相应的管理政策对医疗行为进行监管。但是，医院内部需首先进行严格的自我管理与监督，避免不规范行为产生才能自如应对外部监察，建立严格的DRGs支付审查和审核。医疗机构要建立并完善DRGs医疗行为管理制度，有针对性地制定医师管理相关制度、临床诊疗规范和临床路径等政策法规，并据此进行监管。对于DRGs的分组数据，医保部门可以通过委托第三方或组建专家库，随机抽取医疗机构的DRGs分组数据（包括病案首页质量、疾病编码等）进行审查，借助医保基金付费的触发机制，保证分组数据准确可靠。应建立监督管理机构和智能监管平台，将服务项目、数量、内容等纳入考核标准，定期进行随机抽样检查和现场飞行检查，杜绝医疗机构盲目追求利益而牺牲患者健康权益。

（2）加强政策理解与遵循

要积极推动医疗机构内部运营管理机制的根本转变，做好准备以尽快学习适应，使目前公立医院高质量发展的节奏和医保能够形成协同效应。医疗机构应了解并遵守相关的医保政策和规定，确保自身的运作符合法律法规，同时积极参与医保部门的政策宣传和培训，确保全体员工理解和遵循政策。建立定期的沟通渠道，例如与医保部门的联络员保持联系，

及时了解政策的变化和要求。同时，医疗机构可以积极参与政策制定和改革的讨论，提供建设性的意见和反馈，为医保部门制定更加合理和可行的政策提供支持和帮助。

三、医药企业

1. 确保法律合规性，提高企业参与度

现阶段，伴随着医改步入深水区，医疗机构和医生对产品价值判断标准的改变会影响医药企业的研发、生产、引进和注册等工作方向，医生处方行为的变化会影响医药企业临床推广模式的选择，销售方法的改变使得医药企业必须进行组织的重新改造……确保法律合规性对于医药企业进行数字化医保建设至关重要。在当前数字化环境中，医药企业需要积极适应技术的发展并确保其在法律框架内操作。法律合规性为医药企业提供了法律保护和风险管理的基础。数字化医保建设涉及诸多法律法规，包括隐私和数据保护法规、医疗法规、电子商务法规等。遵守这些法律要求可以帮助企业避免法律纠纷以及可能的罚款和制裁，维护企业声誉和可持续发展。医药企业应该从以下几个方面来确保企业的法律合规性，提高其数字化医保的参与度。

（1）遵守隐私法规：医药企业在数字化医保建设中需要遵守相关的隐私法规，特别是涉及个人健康信息处理和保护的法规。例如，在欧洲地区，企业需要遵守《通用数据保护条例》（GDPR），而在美国，《医疗保险可移植性和责任法案》（HIPAA）为个人健康信息的保护提供了指导。企业应制定隐私政策，明确个人数据的收集、使用、存储和共享规则，以确保参保人员的隐私权利得到尊重和保护。

（2）数据安全保护：医药企业在数字化医保建设中应采取合适的措施确保数据的安全。这包括采用加密技术，确保数据在传输和存储过程中的保密性；建立访问控制机制，限制系统中数据的访问权限；定期进行安全审计，发现和解决潜在的安全漏洞。此外，企业还应制订数据备份和灾难恢复计划，以应对意外事件和数据丢失的风险。在数字化医保建设中，如果涉及跨境数据传输，医药企业需要遵守相关的法律和规定。例如，如果数据需要传输到境外，企业可能需要评估目标国家的数据保护法律和隐私规定，确保数据传输的合法性和安全性。在某些情况下，可能需要与参保人员签订明确的数据传输协议或获得其明确的同意。

（3）合规监管：医药企业应与相关监管机构保持密切的合作和沟通。企业需要了解并遵守医疗保险和药品监管等方面的法规要求，确保数字化医保系统的设计和运营符合规定。此外，企业还应及时了解法规的变化，并相应地调整系统和流程，以确保持续的合规性。

（4）风险评估和管理：医药企业应对数字化医保建设中的法律风险进行评估和管理。这包括对可能涉及的法律纠纷、诉讼和罚款等风险进行预防和控制。企业可以咨询专业的

法律顾问，确保数字化医保系统的合规性，并及时更新政策和流程以应对法律变化。

2. 深入了解政策要求，积极参与标准制定与讨论

分级诊疗、医药分开、药品集中采购、税票改革等政策不断落实，国家医改进入"深水区"，医药行业格局体系可谓暗流涌动。对药品生产经营企业而言，了解政策指向，迅速适应新的市场形势并调整布局迫在眉睫。

深入了解政策要求是医药企业更好地参与医保部门主导的数字化医保建设的重要一环。企业应该积极关注医保部门发布的相关政策文件，包括数字化医保的技术标准、数据格式、接口要求等方面的详细要求。通过仔细研读政策文件，企业可以全面了解政策的目标、实施细则和期限要求，为自身的数字化医保建设提供明确的指导。

了解政策要求的同时，医药企业也应该密切关注政策的演变和更新。数字化医保领域的政策和法规可能会不断调整和完善，企业需要保持及时的信息更新，以确保自身的系统和流程与最新的政策要求保持一致。此外，企业还可以参与相关的研讨会、培训和会议，与医保部门的代表和其他企业交流，深入了解政策的背景、目的和实施细节。

主动参与标准制定与讨论是医药企业更好地参与数字化医保建设的另一个重要方式。数字化医保领域的标准制定对于确保系统互操作性和数据互通至关重要。医药企业可以积极参与标准制定组织、技术委员会和行业协会等机构的工作，与医保部门的代表、技术专家和其他相关利益方共同制定和讨论标准。

通过参与标准制定和讨论，医药企业可以在技术标准制定的早期阶段就了解并影响数字化医保的发展方向。企业可以提出自己的意见和建议，分享自身的经验和技术专长，为制定出更实用和有效的标准做出贡献。此外，参与标准讨论还可以与其他企业进行交流和合作，共同解决数字化医保建设中的技术难题并迎接挑战。

通过深入了解政策要求和主动参与标准制定与讨论，医药企业可以更好地为数字化医保建设贡献力量。这种积极参与不仅有助于企业更好地理解和满足医保部门的要求，还可以提升企业在数字化医保领域的声誉和竞争力。同时，企业也能够更好地把握数字化医保的发展趋势，对自身的产品和服务进行有针对性的改进和创新。

健康是人类共同的追求，人民健康是民族昌盛和国家富强的重要标志。当前，我国医疗保障发展仍不平衡不充分，多层次医疗保障体系尚不健全，医保服务与群众需求存在差距。"医保高铁"的发展要坚持实事求是，既尽力而为又量力而行。以医保高铁为抓手，最大程度发挥有限医保基金保障效能，着力建设公平医保、法治医保、安全医保、智慧医保、协同医保，助力全民医疗保障向全民健康保障积极迈进。

第十一章 "医保高铁"运行调度大厅

随着"医保高铁"的深化建设和深入运用,"医保高铁"在赋能"促进'三医'协同、发展和治理"领域发挥着越来越重要的作用,"乘客"对"医保高铁"的要求越来越高。从"乘坐方式"看,用户除了可以通过手机端访问"医保高铁",还要求可以通过大屏端、PC端访问"医保高铁"。针对手机端展示不够全面、决策不够智能、调度不够便捷、交互不够友好等缺点,我们探索以大屏端的呈现方式建设南京"医保高铁"运行调度大厅。

运行调度大厅包含首页、医保、医院、医药、医师、目标管理、风险预警、指挥调度、综合评价等多个主题。运行大厅的首页(图11-1)通过跨平台H5页面的嵌入,完美呈现了"医保高铁"的手机端展示效果,实现了手机端效果在大屏端的兼容和快速显示。首页中央展示的是"本市要情"模块的主界面和"医保高铁"运行动画效果,左右两侧展示的是"医保高铁"的功能模块菜单,通过模拟手机端的点击交互,中央区域展示所点击模块的一级和二级页面。这种演示呈现方式有效地避免了投屏交互和手机端呈现的不稳定,整体提升了用户的操作和交互体验。近期,我们继续探索加入语音交互,进一步提升运行调度大厅的交互体验。

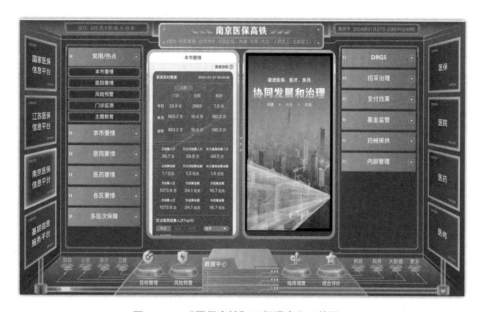

图11-1 "医保高铁"运行调度大厅首页

运行调度大厅加强了对数据的挖掘分析和呈现,通过"医保、医院、医药、医师"4个主题的建设,可实时监测、多维分析、动态呈现"四医"的运行状态。在"医保"主题(图

11-2）中分析呈现的是全民医保、待遇保障、支付改革、公共服务、阳光招采、集中结算、基金运行、基金监管8大主题的关键指标及其评价考核得分等。在"医院"主题中分析呈现的是所有医院的整体情况、床位情况、人均费用、门诊均费、住院均费、风险警示等。在"医药"主题中分析呈现的是药械采购的整体情况、"五率"情况、具体品种情况、生产企业、配送企业等。在"医师"主题中分析呈现的是医师的整体分布情况、均费情况、光荣榜、警示榜等。

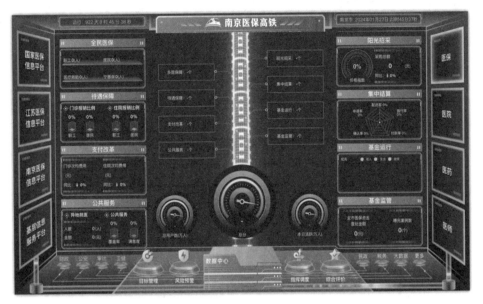

图 11-2   "医保高铁"运行调度大厅"医保"主题

运行调度大厅结合"'三医四全五环'监管机制""数据指标评价考核机制""目标任务分配调度机制""风险预警监控管理机制""业务工单闭环处置机制"等五大运行机制的运用，建设"目标管理""风险预警""指挥调度""综合评价"4个主题，全面提升医保数字化治理管理水平。"目标管理"主题（图11-3）聚焦分析"目标任务分配调度机制"运行的实践成效，以明确的目标导向，将总体目标分解为具体时间段的工作任务和子任务，明确各项任务的职责和要求，分配到对应的部门和人员，实时监控任务完成的进度，调度和协调完成任务过程中出现的问题，直观呈现各目标的进展。"风险预警"主题聚焦分析"风险预警监控管理机制"针对潜在风险进行监测、预警、应对的管理，从风险识别、预警分析到处置措施，全面呈现了医保部门在风险防控方面的努力和成效。"指挥调度"主题重点分析调度指挥系统的运行概况、调度规则、调度类型、调度方式、调度效果等，同时提供"一键调度"功能，快速、精准、实时地调度指挥每一位"三医"参与者。"综合评价"主题集中展现了"医保数据指标评价考核机制"实践与成效，针对医保、医院、医生、医药4个群体建立科学合理的评价指标体系，通过数据收集和计算分析，得出各项指标的考核评价结果。

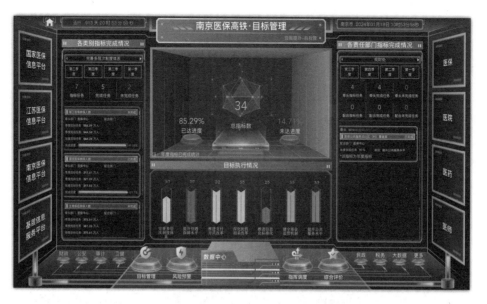

图 11-3 "医保高铁"运行调度大厅"目标管理"主题

　　针对部分"乘客"觉得手机端的数据呈现很直观，但不够翔实的意见，我们探索建设"医保高铁"PC 端（图 11-4）。在南京市医保局官网配置链接进入，将"医保高铁"中可公开的内容、信息进行整合，在国家智慧医保信息平台面向企业端、个人端提供公共服务的基础上，统一公共服务平台和"医保高铁"的用户体系，探索针对治理侧的需求，在确保安全的前提下将"医保高铁"的数据指标按用户不同权限定制输出内容，形成"医保高铁"PC 端。

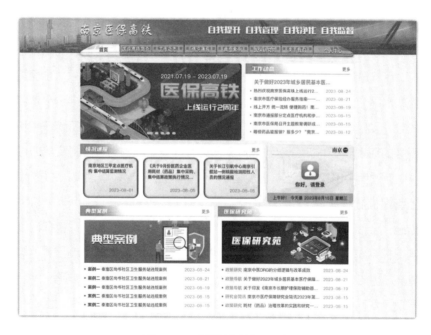

图 11-4 "医保高铁"PC 端

第十二章 "医保高铁"推广复制工作

"医保高铁"的建设与运行，不仅为南京市的医保事业带来了巨大的变革和发展，也为全国的医保改革和医疗医药协同发展提供了重要的借鉴和参考。

通过总结南京"医保高铁"运行两年多的经验，梳理出了一系列可推广复制的应用场景，并制定了相关的技术和业务标准、规范，以及运行保障机制，充分考虑到医保改革、管理、服务在省市存在的个性化业务场景差异和各地不同基础条件，针对多个省市聚焦的医保管理工作重点，提出了针对性的解决方案。其做法的可复制性实践也在医保管理领域引起了广泛的关注。

在未来的发展中，期待"医保高铁"在全国范围内推广应用，进一步推动医保信息化建设，促进医疗、医药协同发展和治理的新局面，为构建更加健康、高效、智能的医疗体系贡献力量。

第一节 目标

在医保新体制下，打破部门、医院信息壁垒，汇聚"三医"数据，全面推广应用"医保高铁"，通过数据挖掘、数据集成、数据分析、数据呈现，充分释放医保数据要素价值，支撑推动招采治理、支付改革、基金监管、多层次保障等医保主体业务，进一步实现医保信息化、精细化、个体化管理，推动形成大数据赋能医保引领医疗、医药协同发展和治理的新局面。让"医保高铁"的建设成果在国家智慧医保信息平台的统一标准体系下，快速助推"医保高铁"搭乘各地医保数据轨道，助力各地医保治理体系高质量发展。

第二节 推广方式

坚持国家平台建设的统一性与地方业务需求灵活性的有机结合，严格遵循"统一技术标准、统一数据来源、统一业务流程、统一操作界面、统一服务支撑"，总结南京"医保高铁"运行两年多的经验，梳理可推广复制的应用场景，制定相关技术和业务标准、规范（图12-1），运行保障机制，综合考虑医保改革、管理、服务在省市存在的个性化业务场景差异和各地不同基础条件，结合两年来南京医保考察的多个省市聚焦的医保管理工作重点，聚焦基金监管、DRG 支付改革、招采治理、医保基层治理等数字化管理应用等，面向全国其他地市医保客户推出"医保高铁""创新版""和谐版""复兴版""示范版" 4 个版本，进行应用推广。

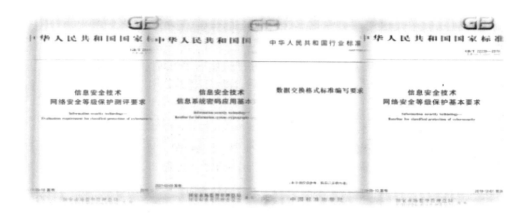

图 12-1　国家贯标和信息化要求

第三节　省内推广复制工作

在江苏省医保局指导下，加快落实"以统为主、统分结合、一地创新、全省共享"的信息化建设要求，成立工作专班，按照"快速、平稳、精准、全面、高新、认可"的标准推进

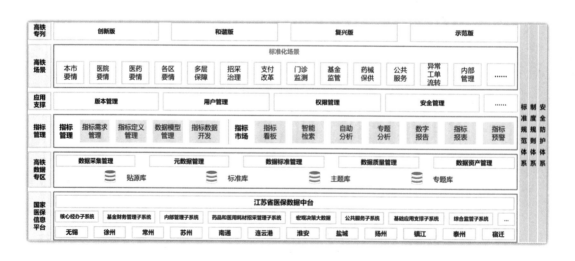

图 12-2　"医保高铁"架构

"医保高铁"建设，打造"医保高铁"4个基础版本，在全省推广应用。先期确定1～2个设区市参与试点，联合开发单位，区分不同推广版本，制定"医保高铁"开发运行、维护升级的标准规则和规范化制度。

数据作为"医保高铁"应用建设的"轨道"，需要建立"高铁数据专区"，采集治理医保局内和外部门的相关数据。对内，"医保高铁"90%的指标采集来自"智慧医保"14个子系统的指标数据；对外，共享交换大数据局、卫健委、市场监管局、医药企业等外部门数据，便于通过"医保高铁"开展"三医"联动协同治理。

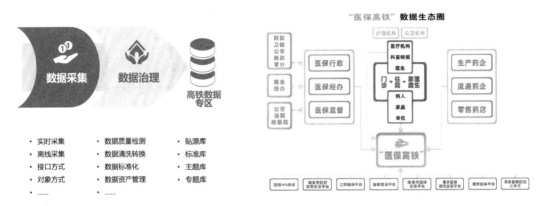

图12-3　"医保高铁"生态圈

1	数据指标项	来源	更新频率	统计周期
2	个人高铁分	医保高铁	T+0	当年1月1日—今天
3	处室高铁分	医保高铁	T+0	当年1月1日—今天
4	医院高铁分	医保高铁	T+0	当年1月1日—今天
5	企业高铁分	医保高铁	T+0	当年1月1日—今天
6	医院、企业明细	医保高铁	T+0	当年1月1日—今天

高铁运行　本市要情　医院要情　药品目录　诊疗目录　耗材目

	数据指标项	来源	更新频次	统计周期
2				
3	今日(门诊、住院、购药)医疗总费用	医保平台	实时	当天零点 至今
4	本月(门诊、住院、购药)医疗总费用	医保平台	实时	当月1日-至今
5	今年(门诊、住院、购药)医疗总费用	医保平台	实时	当年1月1日-至今
6	日结算人次	医保平台	实时	当日零点-至今
7	月日均结算人次	医保平台	实时	当月1日-至今
8	年日最高结算人次	医保平台	实时	当年1月1日-至今
9	日结算金额	医保平台	实时	当天零点-至今
10	月日均结算金额	医保平台	实时	当月1日-至今
11	年日最高结算金额	医保平台	实时	当年1月1日-至今

高铁运行　本市要情　医院要情　药品目录　诊疗目录　耗材目录　公众号推广　科

1	数据指标项	来源	更新频	统计周期
11	基金支出(异地来宁)	医保平台	T+1	当年1月1日 前一日
12	门诊均次费用	医保平台	T+1	当年1月1日-前一日
13	住院均次费用	医保平台	T+1	当年1月1日-前一日
14	门诊政策范围内费用占比	医保平台	T+1	当年1月1日-前一日
15	住院政策范围内费用占比	医保平台	T+1	当年1月1日-前一日
16	职工(住院)基金支付比例	医保平台	T+1	当年1月1日-前一日
17	居民(住院)基金支付比例	医保平台	T+1	当年1月1日-前一日
18	职工(住院)基金支付比例	医保平台	T+1	当年1月1日-前一日
19	居民(住院)基金支付比例	医保平台	T+1	当年1月1日-前一日

高铁运行　本市要情　医院要情　药品目录　诊疗目录　耗材目录

图12-4　"医保高铁"指标

指标编号	ZSBY20220626001		基础属性
指标中文名称	职工医保参保人数	指标英文名称	Number of employees with medical insurance
指标类型	基础指标	标准主题	业务分析
指标大类	参保征缴	指标小类	职工医保
计量单位	人		
业务定义	参加企业职工医疗保险的总人数，包括目前正常缴费人员和中断人员。		业务属性
业务口径与计算公式	按参保状态标识计算，职工医保参保人数=正常缴费人员数+中断人员数。		
指标用途	日常业务分析；业务数据按月、季度、半年、年度向医保部门提交报表等。		
指标属性	时点值	统计周期	按天/Day	技术属性
数据类型	整型	指标长度	0~12
计算精度	0	加工频率	按天/Day
技术口径与计算规则	select count(distinct aac002) 职工医保参保人数 from archive.rc01 a,empinsured.ac01 b,empinsured.ac02 c where a.rac001=b.rac001 and b.aac001=c.aac001 and a.aae100='1' and b.aae100='1' and c.aae100='1' and c.aae140='110';		
涉及报表	统计月报、季报、年报	指标标准来源		管理属性
归属部门	医保服务处	责任人	张三
指标状态	有效	发布日期	2020-3-5
版本号	V1.12	指标说明	无

图 12-5 "医保高铁"指标定义示例

1. 专区功能标准化梳理

根据南京"医保高铁"已经建设的 80 多个功能，为方便在全省以及全国范围内进行快速推广，需要对每个功能的业务内容、数据指标、数据来源等进行梳理，便于推广地市快速明确需求。

"医保高铁"的每个专区功能都可以小单元独立快速运行，搭好数据"轨道"，定位"车厢"功能。比如"医保高铁""进社区"专区模块，可快速帮助地市区县实现全民参保"掌中宝"的治理成效。

2. "医保高铁"版本定制

基于"医保高铁"治理场景的不断丰富，从业务运行监管、支付方式改革、基金监管、药械招采治理等维度组合形成了"创新版""和谐版""复兴版""示范版"4 个基础版本（图12-6）。

（1）"创新版"

"创新版""医保高铁"以医保业务运行监测为主要功能，实现医保运行、医疗机构运行情况的实时"掌上通览"，主要功能包括本市要情、医院要情、多层次保障、门诊监测等场景（表12-1）。

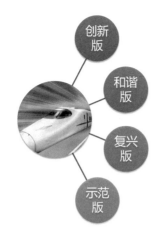

创新版 以医保业务运行监测为主要功能，实现医保运行、医疗机构运行情况的实时"掌上通览"

和谐版 在基础版的基础上，强化医保基金监管，建立风险预警调度机制为医保基金安全保驾护航

复兴版 在基础版的基础上强化支付方式改革，实时掌握DRGs运行情况，实现DRG数字化运行可比较、可导视、可控制

示范版 以南京"医保高铁"为原型，打造完整版"医保高铁"，提升"三医"联动效率，提升业务管理效能，提升医保管理的现代化治理能力

图 12-6 "医保高铁"4 个版本

"创新版"聚焦医保业务运行状态实时监测，掌握医保发展形势动态；聚焦医院医疗服务、采购情况的实时监测，并实现医院间重点指标的横向比较；聚焦多层次保障，从全民参保、医疗救助、补充医疗保险等角度开展主题分析，提升保障水平；聚焦门诊统筹政策，从均次费用破题，开展风险预警，管住医生"一支笔"。

（2）"和谐版"

"和谐版"在"创新版"的基础上强化医保基金监管，建立风险预警调度机制，为医保基金安全保驾护航，主要功能包括本市要情、医院要情、多层次保障、门诊监测、各区要情、基金监管、公共服务、异常工单流转等场景（表 12-2）。

"和谐版"聚焦医保业务运行状态、公共服务开展情况等的实时监测，掌握发展形势动态；聚焦医院医疗服务、招采情况的实时监测，维度细化到科室、医生等医疗主体，并实现医院间、科室间重点指标的横向比较；将医保服务深化到县区、街道，依托"15分钟医保服务圈"，赋能基层治理；聚焦基金监管，分析违规案例、医保医师分及负面清单，让医生自我提升，自我净化。

（3）"复兴版"

"复兴版"在"创新版"的基础上强化支付方式改革，实时掌握DRGs运行情况，实现DRG数字化运行可比较、可导视、可控制，主要功能包括本市要情、医院要情、多层次保障、门诊监测、各区要情、支付改革、公共服务、异常工单流转等场景（表 12-3）。

"复兴版"聚焦医保业务运行状态、公共服务开展情况等的实时监测，掌握发展形势动态；聚焦医院医疗服务、招采情况的实时监测，维度细化到科室、医生等医疗主体，并实现医院间、科室间重点指标的横向比较；将医保服务深化到县区、街道，依托"15分钟医保服务圈"赋能基层治理；聚焦支付方式改革，围绕DRGs病组、再住院、风险警示开展主题分析，提升医院自我控费内生动力。

表 12-1　"创新版"功能说明

序号	版块	功能模块	数据情况
1	本市要情	高铁运行	展示个人"医保高铁"分和处室"医保高铁"分，可查看具体得分明细。除此之外，运行概况展示"医保高铁"所有用户数，包括医院、药店、企业、医保、卫健、研究会用户数；展示本月活跃用户和使用次数；展示本日活跃用户合计人次。具体包括：运行概况、使用排行榜、积分排行榜、医院明细、企业明细
2		本市要情	分析展示医保实时数据、定点医院结算人次 Top10、风险提示等，具体如下： 医疗：医院数，医师、医护情况，床位情况，参保人人均费用情况，普通门诊、门特、住院、药店、次均费用分析。 医药：药品、耗材、试剂、采购情况分析。 医保：参保、收入、支出、待遇保障
3		药品目录	通过分析展示，提供以下具体功能：药品目录查询、药品详情、采购列表、使用列表
4		诊疗目录	通过分析展示，提供以下具体功能：诊疗目录查询、诊疗详情、使用列表
5		耗材目录	通过分析展示，提供以下具体功能：耗材目录查询、耗材详情、采购列表、使用列表
6	医院要情	医院要情	展示医院基础信息、医院核心指标、费用对比、科室收入排行榜、全程监管、日常监督、基金支出、采购金额、"医保高铁"使用情况、电子凭证使用情况
7		医院对比	通过分析展示，提供以下具体功能：医院名称、科室和医生数量对比、收入对比、门诊对比、住院对比、采购结算对比、供货企业对比、异常监管对比、医生使用费用对比
8		医生要情	通过分析展示，提供以下具体功能：医生基础信息、医师概况、出诊情况、排名统计、使用金额排行榜、出诊病人统计、耗材最新使用清单、药品最新使用清单、带量使用情况、国谈药品使用情况、创新药品使用情况
9		数据提升	通过分析展示，提供以下具体功能：医疗机构数据完整性、准确性、及时性，数据异常原因
10		年度考核	通过分析展示，提供以下具体功能：年度考核
11	医药要情	企业要情	通过分析展示，提供以下具体功能：企业基础信息、耗材供应排行、医院采购排行、销售情况（按月）
12	各区要情	各区要情	通过分析展示，提供以下具体功能：展示区县辖区的医保实时信息、定点医院结算人次 Top10、风险提示本年度（上年度）的医疗情况、本年度（上年度）的医药情况、本年度（上年度）的医保待遇保障情况等
13	多层保障	异地就医	通过分析展示，提供以下具体功能：异地来宁费用总览，门诊、住院、异地来宁总费用年度变化，就诊医院排名，就诊地区分布，就诊地区分布排名

序号	版块	功能模块	数据情况
14	多层保障	长期护理保险	通过分析展示，提供以下具体功能：展示长期护理保险的待遇享受情况、基金支出情况、区域待遇享受情况、享受人数变化情况、退出人数变化情况、失能原因排名、待遇享受人员年龄分布情况，展示评估机构的情况、照护服务机构情况
15		生育保险	通过分析展示，提供以下具体功能：展示生育保险参保整体概况、各区的参保概况、待遇享受情况、待遇享受人员年龄分布情况
16		医疗救助	通过分析展示，提供以下具体功能：展示医疗救助的参保整体概况、各区的参保概况、待遇享受情况、待遇享受人
17		全民参保	通过分析展示，提供以下具体功能：展示医疗保险各险种参保整体概况、参保比例，各区的参保概况、参保比例，参保人员年龄分布、性别分布、扩面情况
18		医惠保	通过分析展示，提供以下具体功能：展示医惠保参保整体概况、各区的参保概况、整体销售分析、参保分析
19	招采治理	集中采购	通过分析展示，提供以下具体功能：综合统计、耗材分类采购、医用耗材分类采购 Top20、耗材采购排名、药品采购排名、生产企业排名、医院采购排名
20		带量采购	通过分析展示，提供以下具体功能：耗材综合统计、本年度耗材带量采购统计、耗材品类带量统计、耗材企业带量统计、药品综合统计、本年度药品带量采购统计、药品采购带量统计、药品医院带量统计
21	支付改革	住院分析	通过分析展示，提供以下具体功能：住院率、总费用、住院人次、住院均次用、平均住院日、范围外费用占比、医疗机构住院情况分析、费用组成（本地）
22	门诊监测	门诊监测	通过分析展示，提供以下具体功能：全市概况、预算基金执行情况（基金执行进度、月度基金实际使用趋势、基金使用情况、门诊统筹概况）、范围内费用使用情况（医疗机构次均费用排名情况、各区医药机构次均费用排名情况医疗机构人均费用排名情况、各区医药机构人均费用排名情况、医生门统排名情况 Top50)、围住院期费用情况（医疗机构围住院期费用排名情况、累计范围内费用就诊人员 Top50、就诊人员年龄分布情况、累计范围内费用人员分布情况）
23		警示榜	通过分析展示，提供以下具体功能：数据口径、医疗机构次均费用超过同级同类 10% 以上、单张处方范围内费用超 2 000 元、医生单处方超 2 000 元排行、医保医师次均费用超过同级同类 50% 以上、机构医师明细
24		光荣榜	通过分析展示，提供以下具体功能：数据口径、医疗机构次均费用低于同级同类 10% 以上、医保医师次均费用低于同级同类 50% 以上、机构医师明细

表 12-2 　"和谐版"功能说明

序号	版块	功能模块	数据情况
1	本市要情	高铁运行	展示个人"医保高铁"分和处室"医保高铁"分,可查看具体得分明细。除此之外,运行概况展示"医保高铁"所有用户数,包括医院、药店、企业、医保、卫健、研究会用户数;展示本月活跃用户和使用次数;展示本日活跃用户合计人次。具体包括:运行概况、使用排行榜、积分排行榜、医院明细、企业明细
2		本市要情	分析展示医保实时数据、定点医院结算人次 Top10、风险提示。 医疗:医院数、医师医护情况,床位情况,参保人人均费用情况,普通门诊、门特、住院、药店、次均费用分析。 医药:药品、耗材、试剂、采购情况分析。 医保:参保、收入、支出、待遇保障
3		风险预警	通过分析展示,提供以下具体功能:风险指标说明、风险概况、监督流程、重点监控、处置情况。在置顶处以文字形式对各类风险指标进行说明,目前风险指标包括招采治理、门诊统筹、DRG 运行和数据提升 4 大类
4		药品目录	通过分析展示,提供以下具体功能:药品目录查询、药品详情、采购列表、使用列表
5		诊疗目录	通过分析展示,提供以下具体功能:诊疗目录查询、诊疗详情、使用列表
6		耗材目录	通过分析展示,提供以下具体功能:耗材目录查询、耗材详情、采购列表、使用列表
7	医院要情	医院要情	展示医院基础信息、医院核心指标、费用对比、科室收入排行榜、全程监管、"五率"比对、异常工单排行榜、日常监督、基金支出、采购金额、"医保高铁"使用情况、电子凭证使用情况
8		科室要情	通过分析展示,提供以下具体功能:科室归属医院收入排名、科室基础信息、科室收入情况、使用排行榜、使用增幅排行榜、医生使用排行榜、病人使用排行榜
9		医院对比	通过分析展示,提供以下具体功能:医院名称、科室和医生数量对比、收入对比、门诊对比、住院对比、采购结算对比、供货企业对比、异常监管对比、医生使用费用对比
10		科室对比	通过分析展示,提供以下具体功能:医院名称、科室名称、医生数量对比、收入对比、门诊对比、住院对比、医生使用费用对比
11		医生要情	通过分析展示,提供以下具体功能:医生基础信息、医师概况、出诊情况、排名统计、使用金额排行榜、出诊病人统计耗材最新使用清单、药品最新使用清单、带量使用情况、国谈药品使用情况、创新药品使用情况
12		数据提升	通过分析展示,提供以下具体功能:医疗机构数据完整性、准确性、及时性,数据异常原因
13		年度考核	通过分析展示,提供以下具体功能:年度考核
14		排行榜	通过分析展示,提供以下具体功能:医院基础信息、耗材采购排行榜、药品采购排行榜、耗材采购增幅排行榜、药品采购增幅排行榜、高值耗材使用排行榜、科室高值耗材使用增幅排行榜、药品使用排行榜、医生使用排行榜

序号	版块	功能模块	数据情况
15	医药要情	企业要情	通过分析展示，提供以下具体功能：企业基础信息、耗材供应排行、医院采购排行、销售情况（按月）
16	各区要情	医保地图	通过分析展示，提供以下具体功能：展示区县辖区信息、辖区下面的街道信息、街道下面的社区信息，展示社区内的医院护理院、药店、定点照护服务机构、银行、商保、服务中心等机构信息
17		各区要情	通过分析展示，提供以下具体功能：展示区县辖区的医保实时信息、定点医院结算人次 Top10、风险提示、本年度（上年度）的医疗情况、本年度（上年度）的医药情况、本年度（上年度）的医保待遇保障情况等
18		街道要情	通过分析展示，提供以下具体功能：实时概况、居民基金支出、居民参保、长期护理保险、医惠保、生育情况
19		社区要情	通过分析展示，提供以下具体功能：实时概况、居民基金支出、居民参保、长期护理保险、医惠保、生育情况
20		15 分钟医保服务圈	通过分析展示，提供以下具体功能：救助人员、救助人数年度变化趋势、医疗费用超 5 000 元人员名单、门诊特殊病人员病种费用情况、门诊特殊病登记人员性别/年龄段分布、门诊特殊病登记人员、居民"两病"登记人员性别/年龄段分布、居民"两病"登记人员、各社区办件量排行、工作人员办件量排行、各项业务办件量排行
21		政策查询	通过分析展示，提供以下具体功能：展示医保政策
22	多层保障	异地就医	通过分析展示，提供以下具体功能：异地来宁费用总览，门诊、住院、异地来宁总费用年度变化，就诊医院排名，就诊地区分布，就诊地区分布排名
23		长期护理保险	通过分析展示，提供以下具体功能：展示长期护理保险的待遇享受情况，基金支出情况、区域待遇享受情况、享受人数变化情况、退出人数变化情况、失能原因排名、待遇享受人员年龄分布情况，展示评估机构的情况、照护服务机构情况
24		生育保险	通过分析展示，提供以下具体功能：展示生育保险参保整体概况、各区的参保概况、待遇享受情况、待遇享受人员年龄分布情况
25		医疗救助	通过分析展示，提供以下具体功能：展示医疗救助的参保整体概况、各区的参保概况、待遇享受情况、待遇享受人员年龄分布情况
26		全民参保	通过分析展示，提供以下具体功能：展示医疗保险各险种参保整体概况、参保比例，各区的参保概况、参保比例，参保人员年龄分布、性别分布、扩面情况
27		医惠保	通过分析展示，提供以下具体功能：展示医惠保参保整体概况、各区的参保概况、整体销售分析、参保分析
28	招采治理	集中采购	通过分析展示，提供以下具体功能：综合统计、耗材分类采购、医用耗材分类采购 Top20、耗材采购排名、药品采购排名、生产企业排名、医院采购排名
29		带量采购	通过分析展示，提供以下具体功能：综合统计、耗材本年度耗材带量采购统计、耗材品类带量统计、耗材企业带量统计、药品综合统计、本年度药品带量采购统计、药品采购带量统计、药品医院带量统计

序号	版块	功能模块	数据情况
30	支付改革	住院分析	通过分析展示,提供以下具体功能:住院率、总费用、住院人次、住院均次费用、平均住院日、范围外费用占比、医疗机构住院情况分析、费用组成(本地)
31	门诊监测	门诊监测	通过分析展示,提供以下具体功能:全市概况、预算基金执行情况(基金执行进度、月度基金实际使用趋势、基金使用情况、门诊统筹概况)、范围内费用使用情况(医疗机构次均费用排名情况、各区医药机构次均费用排名情况、医疗机构人均费用排名情况、各区医药机构人均费用排名情况、医生门统排名Top50)、围住院期费用情况(医疗机构围住院期费用排名情况、累计范围内费用就诊人员Top50、就诊人员年龄分布情况、累计范围内费用人员分布情况)
32		警示榜	通过分析展示,提供以下具体功能:数据口径、医疗机构次均费用超过同级同类10%以上、单张处方范围内费用超2 000元、医生单处方超2 000元排行、医保医师次均费用超过同级同类50%以上、机构医师明细
33		光荣榜	通过分析展示,提供以下具体功能:数据口径、医疗机构次均费用低于同级同类10%以上、医保医师次均费用低于同级同类50%以上、机构医师明细
34	基金监管	医保医师	通过分析展示,提供以下具体功能:全市累计记分概况、全市月度记分情况变化图、全市记分段累计概况、记分途径情况、医院记分情况、医生记分情况、记分区域分布情况
35		销分管理	通过分析展示,提供以下具体功能:申报销分、个人销分
36		负面清单	通过分析展示,提供以下具体功能:负面清单、负面清单详情
37		案例曝光	通过分析展示,提供以下具体功能:案例曝光
38		监管评价	通过分析展示,提供以下具体功能:全市查处医保资金、两定机构数量、现场检查情况、处理定点医药机构情况、违法违规个人处理情况、举报奖励情况、公开曝光情况
39		日常考核	通过分析展示,提供以下具体功能:概况、医疗机构模拟考核情况、各区医疗机构模拟得分情况、零售药店模拟考核情况、各区药店模拟得分情况、扣分项分析、加分项分析
40	公共服务	医保公共服务	对公共服务的运行、服务经办情况进行分析展示
41		电子处方流转	通过分析展示,提供以下具体功能:电子处方流转概况、电子处方结算人次、电子处方医疗费用总金额、电子处方统筹基金支出、电子处方开方医疗机构家数、各区医疗机构开方量、开方医疗机构Top20、医生开方排名、电子处方诊断Top20、电子处方销方零售药店家数、销方数Top20零售药店、电子处方结算药品Top20
42	异常工单流转	门诊统筹	对各类违反门诊统筹规定的工单进行分析展示
43		数据质量	对各类违反数据质量要求规定的工单进行分析展示

表 12-3 "复兴版"功能说明

序号	版块	功能模块	数据情况
1	本市要情	高铁运行	展示个人"医保高铁"分和处室"医保高铁"分,可查看具体得分明细。除此之外,运行概况展示"医保高铁"所有用户数,包括医院、药店、企业、医保、卫健、研究会用户数;展示本月活跃用户和使用次数;展示本日活跃用户合计人次。具体包括:运行概况、使用排行榜、积分排行榜、医院明细、企业明细
2		本市要情	分析展示医保实时数据、定点医院结算人次 Top10、风险提示。 医疗:医院数,医师医护情况,床位情况,参保人人均费用情况,普通门诊、门特、住院、药店、次均费用分析。 医药:药品、耗材、试剂、采购情况分析。 医保:参保、收入、支出、待遇保障
3		风险预警	通过分析展示,提供以下具体功能:风险指标说明、风险概况、监督流程、重点监控、处置情况。在置顶处以文字形式对各类风险指标进行说明,目前风险指标包括招采治理、门诊统筹、DRG 运行和数据提升 4 大类
4		药品目录	通过分析展示,提供以下具体功能:药品目录查询、药品详情、采购列表、使用列表
5		诊疗目录	通过分析展示,提供以下具体功能:诊疗目录查询、诊疗详情、使用列表
6		耗材目录	通过分析展示,提供以下具体功能:耗材目录查询、耗材详情、采购列表、使用列表
7	医院要情	医院要情	展示医院基础信息、医院核心指标、费用对比、科室收入排行榜、全程监管、"五率"比对、异常工单排行榜、日常监督、基金支出、采购金额、"医保高铁"使用情况、电子凭证使用情况
8		科室要情	通过分析展示,提供以下具体功能:科室归属医院收入排名、科室基础信息、科室收入情况、使用排行榜、使用增幅排行榜、医生使用排行榜、病人使用排行榜
9	医院要情	医院对比	通过分析展示,提供以下具体功能:医院名称、科室和医生数量对比、收入对比、门诊对比、住院对比、采购结算对比、供货企业对比、异常监管对比、医生使用费用对比
10		科室对比	通过分析展示,提供以下具体功能:医院名称、科室名称、医生数量对比、收入对比、门诊对比、住院对比、医生使用费用对比
11		医生要情	通过分析展示,提供以下具体功能:医生基础信息、医师概况、出诊情况、排名统计、使用金额排行榜、出诊病人统计、耗材最新使用清单、药品最新使用清单、带量使用情况、国谈药品使用情况、创新药品使用情况
12		数据提升	通过分析展示,提供以下具体功能:医疗机构数据完整性、准确性、及时性,数据异常原因
13		年度考核	通过分析展示,提供以下具体功能:年度考核

序号	版块	功能模块	数据情况
14		排行榜	通过分析展示，提供以下具体功能：医院基础信息、耗材采购排行榜、药品采购排行榜、耗材采购增幅排行榜、药品采购增幅排行榜、高值耗材使用排行榜、科室高值耗材使用增幅排行榜、药品使用排行榜、医生使用排行榜
15	医药要情	企业要情	通过分析展示，提供以下具体功能：企业基础信息、耗材供应排行、医院采购排行、销售情况（按月）
16		医保地图	通过分析展示，提供以下具体功能：展示区县辖区信息、辖区下面的街道信息、街道下面的社区信息，展示社区内的医院、护理院、药店、定点照护服务机构、银行、商保、服务中心等机构信息
17		各区要情	通过分析展示，提供以下具体功能：展示区县辖区的医保实时信息、定点医院结算人次 Top10、风险提示、本年度（上年度）的医疗情况、本年度（上年度）的医药情况、本年度（上年度）的医保待遇保障情况等
18	各区要情	街道要情	通过分析展示，提供以下具体功能：实时概况、居民基金支出、居民参保、长期护理保险、医惠保、生育情况
19		社区要情	通过分析展示，提供以下具体功能：实时概况、居民基金支出、居民参保、长期护理保险、医惠保、生育情况
20		15 分钟医保服务圈	通过分析展示，提供以下具体功能：救助人员、救助人数年度变化趋势、医疗费用超 5 000 元人员名单、门诊特殊病人员各病种费用情况、门诊特殊病登记人员性别 / 年龄段分布、门诊特殊病登记人员、居民"两病"登记人员性别 / 年龄段分布、居民"两病"登记人员、各社区办件量排行、工作人员办件量排行、各项业务办件量排行
21		政策查询	通过分析展示，提供以下具体功能：展示医保政策
22	多层保障	异地就医	通过分析展示，提供以下具体功能：异地来宁费用总览、门诊、住院、异地来宁总费用年度变化，就诊医院排名，就诊地区分布，就诊地区分布排名
23		长期护理保险	通过分析展示，提供以下具体功能：展示长期护理保险的待遇享受情况、基金支出情况、区域待遇享受情况、享受人数变化情况、退出人数变化情况、失能原因排名、待遇享受人员年龄分布情况，展示评估机构的情况、照护服务机构情况
24		生育保险	通过分析展示，提供以下具体功能：展示生育保险参保整体概况、各区的参保概况、待遇享受情况、待遇享受人员年龄分布情况
25	多层保障	医疗救助	通过分析展示，提供以下具体功能：展示医疗救助的参保整体概况、各区的参保概况、待遇享受情况、待遇享受人员年龄分布情况
26		全民参保	通过分析展示，提供以下具体功能：展示医疗保险各险种参保整体概况、参保比例，各区的参保概况、参保比例，参保人员年龄分布、性别分布、扩面情况
27		医惠保	通过分析展示，提供以下具体功能：展示医惠保参保整体概况、各区的参保概况、整体销售分析、参保分析

序号	版块	功能模块	数据情况
28	招采治理	集中采购	通过分析展示，提供以下具体功能：综合统计、耗材分类采购、医用耗材分类采购 Top20、耗材采购排名、药品采购排名、生产企业排名、医院采购排名
29		带量采购	通过分析展示，提供以下具体功能：耗材综合统计、本年度耗材带量采购统计、耗材品类带量统计、耗材企业带量统计、药品综合统计、本年度药品带量采购统计、药品采购带量统计、药品医院带量统计
30	支付改革	医保 DRGs	通过分析展示提供以下具体功能：DRG 实时概况、排行榜、病案管理情况、DRG/ADRG 情况、基础病组情况、中医病组情况、病组均费排名、全市入组病例排名 / 倍率入组病例数排行榜、医院总点数、医生点数、入组病例分类情况、费用结算情况、运行效能指标情况
31		DRGs 政策指南	通过分析展示，提供以下具体功能：政策发布、分组对比查询、病组基准点数激励约束机制、月预结算分组情况、长期住院调节金额等情况
32		DRG 指数大厅	通过分析展示，提供以下具体功能：全市概况、全市点值变化情况、折线图、全市变化情况、全市病组点值情况、全市医院点值情况、全市医生点值情况
33		DRG 病组	通过分析展示，提供以下具体功能：全市病组概况、病组概况
34		DRG 再住院	通过分析展示，提供以下具体功能：指标说明、全市概况、医疗机构 15 天内再住院率排行榜、各区医疗机构 15 天内再住院率排行榜、医疗机构不同时间段再住院率排行榜、就诊人员住院次数 Top50
35		DRG 风险提示	通过分析展示，提供以下具体功能：展示本年度和上年度的疑似分解住院排行（医院排行、医生排行）、自费费用超规定比例单据排行榜（医院排行、医生排行）、检查费用超 70% 单据排行榜（医院排行、医生排行）
36		住院分析	通过分析展示，提供以下具体功能：住院率、总费用、住院人次、住院均次费用、平均住院日、范围外费用占比、医疗机构住院情况分析、费用组成（本地）
37	门诊监测	门诊监测	通过分析展示，提供以下具体功能：全市概况、预算基金执行情况（基金执行进度、月度基金实际使用趋势、基金使用情况、门诊统筹概况）、范围内费用使用情况（医疗机构次均费用排名情况、各区医药机构次均费用排名情况、医疗机构人均费用排名情况、各区医药机构人均费用排名情况、医生门统排名 Top50）、围住院期费用情况（医疗机构围住院期费用排名情况、累计范围内费用就诊人员 Top50、就诊人员年龄分布情况、累计范围内费用人员分布情况）
38		警示榜	通过分析展示，提供以下具体功能：数据口径、医疗机构次均费用超过同级同类 10% 以上、单张处方范围内费用超 2 000 元、医生单处方超 2 000 元排行、医保医师次均费用超过同级同类 50% 以上、机构医师明细
39		光荣榜	通过分析展示，提供以下具体功能：数据口径、医疗机构次均费用低于同级同类 10% 以上、医保医师次均费用低于同级同类 50% 以上、机构医师明细

序号	版块	功能模块	数据情况
40	公共服务	医保公共服务	对公共服务的运行、服务经办情况进行分析展示
41		电子处方流转	通过分析展示，提供以下具体功能：电子处方流转概况、电子处方结算人次、电子处方医疗用总金额、电子处方统筹基金支出、电子处方开方医疗机构家数、各区医疗机构开方量、开方医疗机构 Top20、医生开方排名、电子处方诊断 Top20、电子处方销方零售药店家数、销方数 Top20 零售药店、电子处方结算药品 Top20
42	异常工单流转	DRGs	对各类违反 DRGs 规定的工单进行分析展示
43		门诊统筹	对各类违反门诊统筹规定的工单进行分析展示
44		数据质量	对各类违反数据质量要求规定的工单进行分析展示

（4）"示范版"

以南京"医保高铁"为原型基础，打造"示范版""医保高铁"，提升"三医"联动效率，提升业务管理效能，提升医保管理的现代化治理能力，主要包括本市要情、医院要情、医药要情、各区要情、多层次保障、招采治理、支付改革、门诊监测、基金监管、公共服务、异常工单流转、药械保供、内部管理等场景（表12-4）。

"示范版"一是助力医保部门决策和服务，通过医保政策、工作任务等信息的发布，以及执行情况的反馈，实现医保部门从门诊到住院、从本地到异地、从费用到采购的各项工作智能调度管理；二是助力医疗机构管理和提升，探索医保、医疗、医药内部相关联的业务逻辑和医保规律，总结核心指标，形成市场价格信号，开展医保评价；三是助力医药企业运营和增效，通过推动集中采购、带量采购、直接结算工作，调度管理国家、省、市集采执行进度，医药企业可查询、可统计、可跟踪，引导医药企业做好药品、耗材供应工作，有力破解医药企业"回款难"问题。

表 12-4 "示范版"功能说明

序号	版块	功能模块	数据情况
1	本市要情	高铁运行	展示个人"医保高铁"分和处室"医保高铁"分,可查看具体得分明细。除此之外,运行概况展示"医保高铁"所有用户数,包括医院、药店、企业、医保、卫健、研究会用户数;展示本月活跃用户和使用次数;展示本日活跃用户合计人次。具体包括:运行概况、使用排行榜、积分排行榜、医院明细、企业明细
2		本市要情	分析展示医保实时数据、定点医院结算人次 Top10、风险提示。 医疗:医院数、医师医护情况,床位情况,参保人人均费用情况,普通门诊、门特、住院、药店、次均费用分析。 医药:药品、耗材、试剂、采购情况分析。 医保:参保、收入、支出、待遇保障
3		风险预警	通过分析展示,提供以下具体功能:风险指标说明、风险概况、监督流程、重点监控、处置情况。在置顶处以文字形式对各类风险指标进行说明,目前风险指标包括招采治理、门诊统筹、DRG 运行和数据提升 4 大类
4		药品目录	通过分析展示,提供以下具体功能:药品目录查询、药品详情、采购列表、使用列表
5		诊疗目录	通过分析展示,提供以下具体功能:诊疗目录查询、诊疗详情、使用列表
6		耗材目录	通过分析展示,提供以下具体功能:耗材目录查询、耗材详情、采购列表、使用列表
7	医院要情	医院要情	展示医院基础信息、医院核心指标、费用对比、科室收入排行榜、全程监管、"五率"比对、异常工单排行榜、日常监督、基金支出、采购金额、"医保高铁"使用情况、电子凭证使用情况
8		科室要情	通过分析展示,提供以下具体功能:科室归属医院收入排名、科室基础信息、科室收入情况、使用排行榜、使用增幅排行榜、医生使用排行榜、病人使用排行榜
9		医院对比	通过分析展示,提供以下具体功能:医院名称、科室和医生数量对比、收入对比、门诊对比、住院对比、采购结算对比、供货企业对比、异常监管对比、医生使用费用对比
10		科室对比	通过分析展示,提供以下具体功能:医院名称、科室名称、医生数量对比、收入对比、门诊对比、住院对比、医生使用费用对比
11		医生要情	通过分析展示,提供以下具体功能:医生基础信息、医师概况、出诊情况、排名统计、使用金额排行榜、出诊病人统计、耗材最新使用清单、药品最新使用清单、带量使用情况、国谈药品使用情况、创新药品使用情况
12		数据提升	通过分析展示,提供以下具体功能:医疗机构数据完整性、准确性、及时性,数据异常原因
13		年度考核	通过分析展示,提供以下具体功能:年度考核

序号	版块	功能模块	数据情况
14	医院要情	排行榜	通过分析展示，提供以下具体功能：医院基础信息、耗材采购排行榜、药品采购排行榜、耗材采购增幅排行榜、药品采购增幅排行榜、高值耗材使用排行榜、科室高值耗材使用增幅排行榜、药品使用排行榜、医生使用排行榜
15	医药要情	企业要情	通过分析展示，提供以下具体功能：企业基础信息、耗材供应排行、医院采购排行、销售情况（按月）
16		发票查询	通过分析展示，提供以下具体功能：发票基本信息、发票明细、发票流程图
17		到账查询	通过分析展示，提供以下具体功能：到账查询
18	各区要情	医保地图	通过分析展示，提供以下具体功能：展示区县辖区信息、辖区下面的街道信息、街道下面的社区信息，展示社区内的医院、护理院、药店、定点照护服务机构、银行、商保、服务中心等机构信息
19		各区要情	通过分析展示，提供以下具体功能：展示区县辖区的医保实时信息、定点医院结算人次 Top10、风险提示、本年度（上年度）的医疗情况、本年度（上年度）的医药情况、本年度（上年度）的医保待遇保障情况等
20		街道要情	通过分析展示，提供以下具体功能：实时概况、居民基金支出、居民参保、长期护理保险、医惠保、生育情况
21		社区要情	通过分析展示，提供以下具体功能：实时概况、居民基金支出、居民参保、长期护理保险、医惠保、生育情况
22		15 分钟医保服务圈	通过分析展示，提供以下具体功能：救助人员、救助人数年度变化趋势、医疗费用超 5 000 元人员名单、门诊特殊病人员各病种费用情况、门诊特殊病登记人员性别/年龄段分布、门诊特殊病登记人员、居民两病登记人员性别\年龄段分布、居民两病登记人员、各社区办件量排行、工作人员办件量排行、各项业务办件量排行
23		政策查询	通过分析展示，提供以下具体功能：展示医保政策
24	多层保障	异地就医	通过分析展示，提供以下具体功能：异地来宁费用总览，门诊、住院、异地来宁总费用年度变化，就诊医院排名，就诊地区分布，就诊地区分布排名
25		长期护理保险	通过分析展示，提供以下具体功能：展示长期护理保险的待遇享受情况、基金支出情况、区域待遇享受情况、享受人数变化情况、退出人数变化情况、失能原因排名、待遇享受人员年龄分布情况，展示评估机构的情况、照护服务机构情况
26		生育保险	通过分析展示，提供以下具体功能：展示生育保险参保整体概况、各区的参保概况、待遇享受情况、待遇享受人员年龄分布情况
27		医疗救助	通过分析展示，提供以下具体功能：展示医疗救助的参保整体概况、各区的参保概况、待遇享受情况、待遇享受人员年龄分布情况

序号	版块	功能模块	数据情况
28	多层保障	全民参保	通过分析展示，提供以下具体功能：展示医疗保险各险种参保整体概况、参保比例，各区的参保概况、参保比例，参保人员年龄分布、性别分布、扩面情况
29		医惠保	通过分析展示，提供以下具体功能：展示医惠保参保整体概况、各区的参保概况、整体销售分析、参保分析
30	招采治理	集中采购	通过分析展示，提供以下具体功能：综合统计、耗材分类采购、医用耗材分类采购 Top20、耗材采购排名、药品采购排名、生产企业排名、医院采购排名
31		带量采购	通过分析展示，提供以下具体功能：耗材综合统计、本年度耗材带量采购统计、耗材品类带量统计、耗材企业带量统计、药品综合统计、本年度药品带量采购统计、药品采购带量统计、药品医院带量统计
32		集中结算	过分析展示，提供以下具体功能：集中结算实时数据、集中结算归总分析、平台各级医院结算详情
33		国谈药品	通过分析展示，提供以下具体功能：综合统计、药品列表
34		创新产品	通过分析展示，提供以下具体功能：创新产品完成情况总目录、各批次完成情况
35		降低价格	通过分析展示，提供以下具体功能：综合汇总、降价排行、降价品种分布、谈判列表
36		价格指数	通过分析展示，提供以下具体功能：全部情况、趋势、医用耗材价格排行榜
37		节约基金	通过分析展示，提供以下具体功能：综合汇总、医院节约排行、病人节约排行
38		流程监管	通过分析展示，提供以下具体功能：展现药品、耗材的采购、配送、结算、使用、支付的全流程监管的情况
39		重点监控药品	通过分析展示，提供以下具体功能：重点监控药品采购情况概览、各级医疗机构重点监控药品采购情况、各类别医疗机构重点监控药品采购占比、各类别定点医疗机构重点监控药品采购情况、重点监控药品采购排名、医院汇总排名、医生重点监控药品使用排名
40	支付改革	医保DRGs	通过分析展示，提供以下具体功能：DRG 实时概况、排行榜、病案管理情况、DRG/ADRG 情况、基础病组情况、中医病组情况、病组均费排名、全市入组病例排名/倍率入组病例数排行榜、医院总点数、医生点数、入组病例分类情况、费用结算情况、运行效能指标情况

序号	版块	功能模块	数据情况
41	支付改革	住院分析	通过分析展示，提供以下具体功能：政策发布、分组对比查询、病组基准点数激励约束机制、月预结算分组情况、长期住院调节金额等情况
42		DRG指数大厅	通过分析展示，提供以下具体功能：全市概况、全市点值变化情况、折线图、全市变化情况、全市病组点值情况、全市医院点值情况、全市医生点值情况
43		DRG病组	通过分析展示，提供以下具体功能：全市病组概况、病组概况
44		DRG再住院	通过分析展示，提供以下具体功能：指标说明、全市概况、医疗机构15天内再住院率排行榜、各区医疗机构15天内再住院率排行榜、医疗机构不同时间段再住院率排行榜、就诊人员住院次数Top50
45		DRG风险提示	通过分析展示，提供以下具体功能：展示本年度和上年度的疑似分解住院排行（医院排行、医生排行），自费费用超规定比例单据排行榜（医院排行、医生排行）、检查费用超70%单据排行榜（医院排行、医生排行）
46		住院分析	通过分析展示，提供以下具体功能：住院率、总费用、住院人次、住院均次费用、平均住院日、范围外费用占比、医疗机构住院情况分析、费用组成（本地）
47	门诊监测	门诊监测	通过分析展示，提供以下具体功能：全市概况、预算基金执行情况（基金执行进度、月度基金实际使用趋势、基金使用情况、门诊统筹概况）、范围内费用使用情况（医疗机构次均费用排名情况、各区医药机构次均费用排名情况、医疗机构人均费用排名情况、各区医药机构人均费用排名情况、医生门统排名Top50）、围住院期费用情况（医疗机构围住院期费用排名情况、累计范围内费用就诊人员Top50、就诊人员年龄分布情况、累计范围内费用人员分布情况）
48		警示榜	通过分析展示，提供以下具体功能：数据口径、医疗机构次均费用超过同级同类10%以上、单张处方范围内费用超2 000元、医生单处方超2 000元排行、医保医师次均费用超过同级同类50%以上、机构医师明细
49		光荣榜	通过分析展示，提供以下具体功能：数据口径、医疗机构次均费用低于同级同类10%以上、医保医师次均费用低于同级同类50%以上、机构医师明细
50	基金监管	医保医师	通过分析展示，提供以下具体功能：全市累计记分概况、全市月度记分情况变化图、全市记分段累计概况、记分途径情况、医院记分情况、医生记分情况、记分区域分布情况
51		销分管理	通过分析展示，提供以下具体功能：申报销分、个人销分
52		负面清单	通过分析展示，提供以下具体功能：负面清单、负面清单详情

序号	版块	功能模块	数据情况
53	基金监管	案例曝光	通过分析展示，提供以下具体功能：案例曝光
54		监管评价	通过分析展示，提供以下具体功能：全市查处医保资金情况、两定机构数量、现场检查情况、处理定点医药机构情况、违法违规个人处理情况、举报奖励情况、公开曝光情况
55		日常考核	通过分析展示，提供以下具体功能：概况、医疗机构模拟考核情况、各区医疗机构模拟得分情况、零售药店模拟考核情况、各区药店模拟得分情况、扣分项分析、加分项分析
56	公共服务	医保公共服务	对公共服务的运行、服务经办情况进行分析展示
57		电子处方流转	通过分析展示，提供以下具体功能：电子处方流转概况、电子处方结算人次、电子处方医疗费用总金额、电子处方统筹基金支出、电子处方开方医疗机构家数、各区医疗机构开方量、开方医疗机构Top20、医生开方排名、电子处方诊断Top20、电子处方销方零售药店家数、销方数Top20零售药店、电子处方结算药品Top20
58	异常工单流转	DRGs	对各类违反DRGs规定的工单进行分析展示
59		招采治理	对各类违反招采规定的工单进行分析展示
60		门诊统筹	对各类违反门诊统筹规定的工单进行分析展示
61		数据质量	对各类违反数据质量要求规定的工单进行分析展示
62	药械保供	药品监测	通过分析展示，提供以下具体功能：药品储备汇总信息，作用于心血管系统的药物、作用于血液及造血系统的药物、作用于呼吸系统的药物、激素及其相关的药物等品类的明细信息
63	内部管理	12393	通过分析展示，提供以下具体功能：展示"12393"热线运行情况
64		公众号推广	通过分析展示，提供以下具体功能：累计关注人数、医疗机构关注情况、连锁药店关注情况、区分局辖区定点医药机构关注情况、经办机构关注情况、街道"15分钟医保服务圈"、高校关注情况、协作单位关注情况
65		主题教育	通过分析展示，提供以下具体功能：重要论述、指示精神、学习计划、调查研究、工作推进、教育动态

第四节　省外地市推广复制工作

　　面向省外地市"医保高铁"的数字化应用理念设计，获得国家"两结合三赋能"试点的多个地市的高度认可。目前，拉萨市医保局已将"医保高铁"本地化应用，共同助力城市医保数字化治理体系高质量发展。

　　"医保高铁"的"创新版""和谐版""复兴版""示范版"4个基础版本，每个版本有标准化的实施路径。不同的产品版本设定相应的数据采集指标要求，每个版本的业务场景模块可根据客户管理的复杂度进行删减配置。总体实施步骤分为4步（图12-7）：首先，确认客户"医保高铁"版本选型，比如"创新版"能快速满足地市医保局的医保管理监测需求。其次，和医保部门确认相应的"医保高铁"运行保障机制，就像要求客户定义好"高铁"每节"车厢"的"列车长"来负责服务管理"车厢"的日常运维工作。再次，根据"医保高铁"通过版本场景所使用的功能指标和对应的业务部门一起进行数据指标的采集治理工作，让所有功能场景数据可用、可见。最后，产品化实施，可用数据接入即可实现所有功能应用上线试运行。在各产品版本确定的基础上，不同版本的用户交互体验还可进行定制化服务。

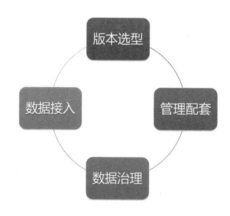

图 12-7　推广复制路径

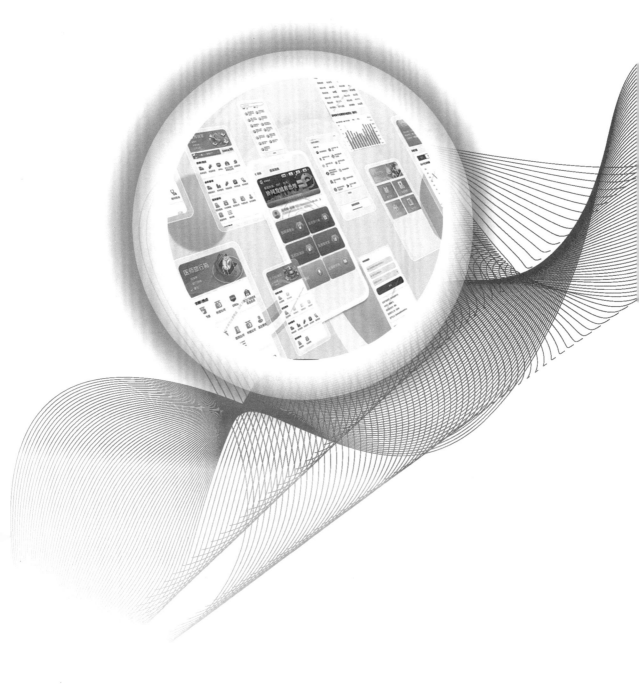

第七篇　交流篇

第十三章 "三医"使用系列

利用大数据手段构建科学监管机制，深入分析医保资金使用效率，促进医保、医疗、医药数据合作共享，已成为各地医保改革的重要探索方向。2019 年，南京市医保局联合多个部门搭建"医保高铁"智慧平台，整合多个领域大数据，实现实时互通。它通过多维数据可视化，向医生、医院和医药企业开放医保资金动态，助推临床规范。同时还汇聚其他部门数据，为医保提供精细监管支持。随后两年，"医保高铁"不断完善功能并得到广泛应用。

本章将通过定点医药机构的用户体验，多方面描述"医保高铁"如何促进南京医保改革成效。更重要的是，讲述其不断成长和优化，以满足用户需求、助推医疗数字化转型的进程。"医保高铁"怎么样？好不好？使用它的人群最有发言权。

第一节 江苏省人民医院：运用"医保高铁"，
推进医院精细化管理

医保基金使用主体多、链条长、风险点多、专业程度高、监管难度大，医保信息化建设是必不可少的基础性工作，更是推进医保治理体系，提升医保治理能力的重要手段[1]。2022 年 2 月，国家医疗保障局印发《国家医疗保障局关于进一步深化推进医保信息化标准化工作的通知》[2]，提出要充分发挥平台支撑和引领作用，统筹医保信息化和标准化发展，全面深化医保信息平台应用，促进数据共享互认，不断提升医保服务支撑能力。

江苏省人民医院（南京医科大学第一附属医院、江苏省妇幼保健院）高度重视"医保高铁"使用，将大数据管理思路有机融入日常管理，利用"医保高铁"进行数据挖掘和数据横向对比，推动医院医保精细化管理，不断提升医院医保管理内涵和质量。

---

① 程晓斌. 智慧医保内涵解读和评价体系建设的思考 [J]. 中国医疗保险，2021(12)：22-26.
② 国家医疗保障局. 国家医疗保障局关于进一步深化推进医保信息化标准化工作的通知 [EB/OL]. [2022-02-17]. http：//www.nhsa.gov.cn/art/2022/2/17/art-104-8180.html.

一、建立南京"医保高铁"院内应用体系

1. 架构对接

南京"医保高铁"集成了医保、医院、医药三方大数据，开拓了新形势下的医疗质量和医疗服务的管理模式，为规范医保服务、优化管理制度提供了新的抓手，日渐成为医院、医保、医药各单位管理的有力工具，在日常管理实践中起到了辅助决策、数据导向、同质化比较、行为监管等重要作用，赋能医保事业高质量发展[①]。

依托南京"医保高铁"，构建院内多维度的医保评价体系及信息化智能监管平台，建立南京"医保高铁"院内应用体系（图13-1）。首先，成立医保DRG支付方式改革领导小组和工作小组，健全院内DRG管理及行为监管制度体系。其次，建立多个职能部门全面协同、临床科室广泛参与的"MDT"专项管理工作模式，联动推进工作落实。最后，基于临床专家共识及医保政策要求，建立智能规则库，开发院内信息化智能监管平台，进行数据挖掘和横向比对，将行为风险防控关口前移。基于南京"医保高铁"院端DRG核心指标，结合院内智能监管情况，紧紧围绕医保费用管理、行为管理等多个维度进行评价，将大数据管理有机融入日常管理，促进医保费用精准化、医保行为规范化。

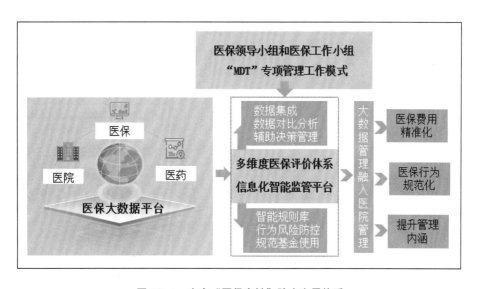

图13-1　南京"医保高铁"院内应用体系

---

① 马艳玲.新医保改革形势下公立医院岗位绩效管理机制及创新策略研究[J].中文科技期刊数据库（全文版）经济管理，2023(11):39-41.

2. 指标比较

"医保高铁"从医保、医院、医师 3 个管理视角，按照三甲、三级、二甲、二级 4 个医院级别，从上月、当月以及年度累计 3 个时间维度，DRG 入组病例数、DRG 组数、病组均费水平等 112 个核心管理指标，设置"DRGs 指数大厅""DRGs 病组""医院DRGs" 3 个核心模块，按照管理层次、病组和时间跨度等不同维度，动态监测住院病案分组、付费、效能、排名等 DRG 改革有关指标参数。

医院借助"医保高铁"移动终端，加强医院管理者及临床医生全面参与的联动管理，满足全时段查询 DRG 概况、医院病组费用排行榜、病案管理情况、分组管理情况、点数管理、病例组合指数（case-mix index，CMI）排名、入组病例分类情况、费用结算情况、范围外费用占比以及运行效能指标情况等。既可以进行医院之间的比较，实现全市范围内的核心指标同质化对比，清楚自身在全市的排位；也可以进行科室之间的比较，明晰学科的发展空间，助力学科发展（图 13-2）。

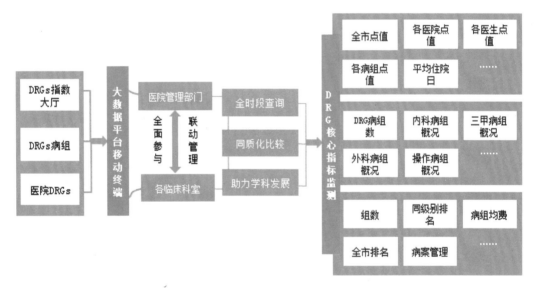

图 13-2 DRG 核心指标运营监测

二、南京"医保高铁"实践应用

1. 基于"医保高铁"的院端 DRG 精细化管理

（1）建立组织管理体系

健全院内 DRG 管理及行为监管制度体系，成立医保 DRG 支付方式改革领导小组和工作小组，明确院领导、职能部门、临床科室的分工职责。确立"科学筹划、常态落实，贴近实际、注重实效"的工作思路。建立"行政 MDT"专项管理工作模式，以周例会形式常态化开展支付方式改革实施工作，以"医保高铁"的"政策指南""指数大厅"和"风险警示"等模块中公示的内容为医保工作推进的"任务清单"，准确把握政策导向，建立常态化宣传推广工作机制，制定"工作执行计划时间表"压实各部门工作推进责任，充分发挥大数据驱动作用。

（2）加强院内信息化建设，健全监管机制

借助"医保高铁"的医保基金使用监督功能，促进医保费用管理与基金使用监督的协同管理。重点关注"DRGs 风险提示""DRGs 再住院"专项等，以疑似分解住院、自费费用超规定比例、检查费用超 70% 单据、15 天内再住院率数据等为关注重点，建立以"医保高铁"疑点为主导的数据质量持续改进工作模式，关注重点高频违规行为，规避行为管理风险，提升 DRG 重点监管行为的管理质量。

总结平台违规数据，加强院内信息化建设。基于临床专家共识及医保政策要求，建立智能规则库，开发院内信息化智能监管平台，在院内信息化智能监管平台——DRG 运营系统异常监管模块内嵌入提醒，协助医师规范医疗行为。对系统内数据进行挖掘和横向比对，及时捕捉行为风险，将院内医保质控管理关口前移。

（3）充分发挥同质标杆作用

DRG 作为一种管理工具，应用在医保支付领域，已为全球主流的支付方式[①]，而 DRG 用于医院管理的最大优势是使得收治的患者同质化，从而具有可比性。南京"医保高铁"使行业间的竞争实现了"用数据说话"，为同质化比较提供了绝佳的竞技擂台，实现了不同维度下的量化比较，激发了医生自主管理、监督的内在动力，规范了医疗行为，提升了医疗质量。

基于大平台数据，对院内 DRG 病组各指标管理、"范围外费用占比"等进行纵横比较分析，并将数据嵌入院内信息化智能监管平台，实现住院病历的实时提醒，月度查询，全流程提示医生重视"四合理"，并利用院内信息化智能监管平台数据，定期开展院内 DRG 运营管理情况、范围外费用占比等医保核心指标分析，优化院内费用结构，提高医院运行效率，切实降低范围外费用占比等。

（4）医保大数据赋能，强化院内绩效考核

围绕"DRGs 指数大厅""医保 DRGs""医院 DRGs"模块中费用结算数据、分组情况、病案管理情况、范围外费用数据、运行效能指标等，确立"病种路径化、考核标准化、病案规范化、检查常态化"的工作思路，将 DRG 与公立医院绩效考核核心指标联动管理，做到奖惩分明，发挥绩效考核"指挥棒"作用。

---

① 丁宁，许栋，夏家红，等.DRG 支付方式改革下公立医院高质量发展路径探讨 [J]. 中国医院管理，2023, 43(3)：81-85.

2. 助力院内医保服务行为全流程管理

（1）深入分析数据，加强药耗材治理

依托"医保高铁"，从医院、科室、个人 3 个层面，年、月、日 3 个维度，针对各角色药品、耗材采购→结算→使用的全流程纵向、横向比较，对 DRG 超支重点科室的药品、耗材精准定位，并对使用情况做深入分析。重点监管辅助用药的合理使用，将异动辅助用药纳入院内重点监管药品熔断管理，同时鼓励使用医保范围内可替代的药品耗材，对发现的药品和耗材不合理使用的问题进行联合整治。

（2）聚焦"违规监测"，前移监管关口

"医保高铁"对医保基金门诊使用情况进行系统全方位数据分析，从"医疗机构次均费用超过同级别 10% 以上""单张处方范围内费用超过 2 000 元""医保医师次均费用超过同级别同类 50% 以上"3 个维度，对有门诊统筹风险的异常情况进行提示。医院内设专人处理门诊异常工单，定期分析数据。并在门诊电子病历系统内嵌入"门诊处方信息化监管"版块，对单张金额较大的处方进行精准管控，不断优化医保门诊统筹监管流程与信息化规则。

三、应用与管理成效

1. 动态监测 DRG 核心数据，提升医院运行效率

与 2022 年全年相比，2023 年 1—6 月 CMI 指标提升，低倍率病例占比显著降低，正常倍率病例占比稳步提升，危重病例占比增高。2023 年江苏省人民医院 CMI 指标位居全市前列，实现已处于高位的 CMI 指标的持续提升，与医院功能定位更加吻合。

根据病组权重对 CMI 指标的贡献程度，对重点病组进行梳理，经过院内大数据应用管理，初步取得"权重""结算"的协同管理成效：多个病组结算水平进一步持续提升，多个病组运行得到有效改善，极大降低了医院 DRG 结算亏损风险。

2. 以医保大数据为抓手，提高医保基金使用效能

"支付改革"中的"住院分析"模块通过对不同身份参保人（本地、异地的职工、居民）医保范围外费用占比、同比进行数据展示，对费用类别进行分析，实现同级别医疗机构范围外费用的横向比较。医院高度关注"范围外费用占比"指标，采用院周会、科主任例会、专题会形式多次宣教、培训，加强临床对医保范围外费用的内涵理解及合理管控，不断提示医生重视合理用药、合理诊疗、合理检查以及合理收费。医保处每月定期开展自理比专项检查，将自理比数据嵌入信息系统，实现住院病历的实时提醒、月度查询。占比较高的科室自查自纠，分析查找原因，列出问题清单，提出整改措施，对于整改效果不佳的科室，将该指标纳入月度绩效考核。

通过"门诊处方信息化监管"系统，对门诊异常工单进行监测管理，杜绝门诊大处方，推进检验检查同级互认制度落地，规范"四合理"，为优化公立医院绩效考核运营指标"门诊次均费用、次均药费"等都起到了积极作用。

3. 依托"医保高铁"支撑，提升医院医保行为监管效能

借助"医保高铁"对医保医师进行个体化精细管理，不断推进院内处方点评、绩效考核等措施，院内智能监管平台对扣减规则进行全面的信息化管控后，医保医师规则联动积分扣减清零；医保医师扣分涉及人数明显下降，有效杜绝了积分关联规则对积分的扣减，2023年实现无医保医师记分人员。

南京市医疗保障中心上线南京市智能审核系统对医疗机构基金使用情况进行监管，系统规则涵盖行为"四合理"等，规则数量由2021年的91条增设至2023年的221条，呈逐年递增趋势。医院借助"医保高铁"前置信息化管控，加强临床宣教、物价管理员培训等医保服务行为监管方式，规范临床医疗服务行为。在三年监管规则不断增长的情况下，医院规则平均条数逐年递减，管理成效显著。

四、"医保高铁"赋能，助力医院精益管理

在支付方式改革进程快步前进的背景下，医疗各行业对大数据的挖掘、分析和研究能力不断提升，对数据的全面性、覆盖性和准确性需求也随之高涨[1]，"医保高铁"无疑是一场"及时雨"，在满足医院数字化管理需求的同时提升了医院医保管理质量和效率。

医院内部深刻理解医保信息化建设核心内涵，准确把握政策导向，建立常态化宣传推广工作机制，充分发挥医保数据大平台驱动作用[2]。确立"科学筹划、常态落实、贴近实际、注重实效"的工作思路，使其成为医院职能科室加强医保管理的指导法和临床科室的作业法，督促各临床科室、各医生间对标找差，激发区域间友好竞争，助推医院临床科室的可持续发展。

"医保高铁"通过标准化、数字化建设，形成跨部门跨层级的"通用语言"，为医院医保服务行为管理增添了更有力的落实抓手，作为医院医保管理部门，充分运用"医保高铁"，全流程规范院内医保基金使用，将医保行为管理转变为助力医疗质量持续改进、促进"三医"联动的管理工具，助力医院高质量发展[3]。

---

① 夏新，刘博，王珏，等. 大数据分析在医院医保管理中的应用研究 [J]，中国数字医学，2017，12(1)：9-11.
② 伍赛君. 医保数据分析对医院管理的作用 [J]. 智富时代，2018(3X)：1.
③ 杨琴，朱爱华，杨芳. 在医院物价管理中应用 PDCA 循环的实践与思考 [J]. 江苏卫生事业管理，2021，32(2)：228-231.

在医保支付方式改革新形势下，医保信息化目前已成为医院医保管理工作不可替代的治理工具，"医保高铁"将数据效能转化为治理效能，助力解决医保治理中的问题[1]，转变了传统意义的医疗质量、医疗服务管理模式，利用信息大数据的模式，促进医院对标找差，提高服务水平，优化管理制度。为推动医保基金监管制度体系改革，"医保高铁"应充分利用大数据分析技术，与医院信息实时动态联动，进一步扩大数据来源，推动监管工作的精准性、智能性和规范性。医院依托平台数据，构建院内多维度的医保评价监测体系，对医保费用和医保行为进行精准化监管，推动提升医疗价值，探索形成医保大数据赋能医院精益管理发展新路径。

第二节　江苏省中医院：南京"医保高铁"赋能医院医保精细化管理

一、利用"医保高铁"，提升医保 DRGs 改革精细化管理

如何适应 DRG 改革的新形势是 2021 年摆在省中医院管理者面前的难题。恰在此时南京"医保高铁"针对医保管理、医疗机构、医生用户端设立了 DRGs 专区，共设 DRGs 政策指南、医保（医院/医生）DRGs、DRGs 指数大厅、DRGs 病组、DRGs 再住院与 DRGs 风险提示等 6 个功能模块（如表 13-1），可以帮助医院管理者和医生了解全市 DRG 实时概况，以及不同年度 DRG 病组管理情况、分组管理情况、点数管理情况、费用结算情况、医院运行效能以及医院病组费用。

江苏省中医院医保办联合 DRG 医院管理服务公司从"医保高铁"获取医院、同等级医院病组费用排行榜、病案管理情况、分组管理情况、点数管理情况、范围外费用控制情况、运行效能指标情况、分类占比等 8 个方面的指标，全方位分析该医院 DRG 实时运行情况，具体指标详见图 13-3。

江苏省中医院通过上述指标全面快速地了解该医院 DRG 的执行情况，并做到与同等级医院对比。以"同等级医院病组均费排行榜"为例，通过将 DRG 各医院病组均费统计排列，了解该医院所处位置，通过"本医院详情"可以查看当月入组病例数、月度点数排名、当年累计点数排名、月度总费用排名、月度均费排名、当年累计费用排名等 13 个业务指标，了解 DRG 数据。还根据"医保高铁"对该医院分组管理中相关业务指标数据开展了对比分析，

---

[1] 蒋更生.通过大数据赋能提升医保支付方式改革效率 [J].中国医疗保险，2021(6)：46-47.

表 13-1 "DRGs 专区"主要指标及内容

统计指标	数据情况
DRGs 政策指南	提供历年发布的 DRGs 文件，不同分组器对比查询，每个分组往年控费效率、技术难度、医疗质量数据，各医院预决算分组情况，长期住院调节金额
医保（医院/医生）DRGs	从医院病组费用排行榜、费用综合排行榜、病案管理情况、分组管理情况、点数管理情况、费用结算情况、运行效能指标情况等方面呈现全市 DRG 分组管理情况
DRGs 指数大厅	用于纵览全市 DRGs 运行概况、全市点值变化情况、费用变化情况、病组点值情况、医院点值情况以及医生点值情况
DRGs 病组	用于呈现全市病组概况，每个病组的人数、类型、平均住院日、次均费用、自付比例与总点数情况
DRGs 再住院	整体呈现全市再住院率与人次、不同医疗机构不同时间段内的再住院率排名、就诊人员住院次数等数据
DRGs 风险提示	用于展示疑似分解住院排行榜、自理费用超规定比例单据排行榜、检查费用超 70% 单据排行榜

结合医院 HIS 系统数据，将数据分析由医院、科室向诊疗小组细化，通过不同医疗组之间 DRG 指标包括盈亏数据的展示，提醒诊疗小组改进技术和管理。医保办把这些数据做成幻灯片到相关科室宣讲，激励临床改进管理和流程，及时调整该医院的医保管理策略。最明显的就是，在把长期亏损的肾内科数据通过科室会议形式展现给肾内科全体医护人员后，科室通过自我改进，在接下来的一个月实现肾内科 DRG 扭亏为盈了。

南京"医保高铁"还有"门诊监测"模块，包括"警示榜"与"光荣榜"。通过"警示榜"可以了解医院次均费用是否超同级同类机构平均水平 10% 以上；对于单张处方超 2 000 元、次均费用超同级同类医师平均水平 50% 以上医师，医保办及时通知医师并处置管理到位。而通过"光荣榜"则可以了解医院次均费用是否低于同级同类平均水平 10% 以上，对于次均费用低于同级同类平均水平 50% 以上的医保医师，医保办亦及时表扬，提升其荣誉感。通过以上措施促进门诊医保基金的合理使用。

医生是 DRG 改革的具体执行者与落实者。医保办通过统计各医师"医保高铁"得分排名并公示，通知临床科室督促医师关注了解"医保高铁"数据。"医保高铁"的 DRG 监控版块为临床医生提供了大量的实时数据，使临床医生能够及时发现并纠正服务中的问题，确保医疗服务行为始终在规范、标准的轨道上进行。通过对 DRG 数据的深入分析，医生们可以不断优化治疗方案，提高诊疗效果。通过加强医生的自我管理实现提升 DRG 改革成效的成果，也促进医院管理理念从"要我控费"向"我要控费"转变。

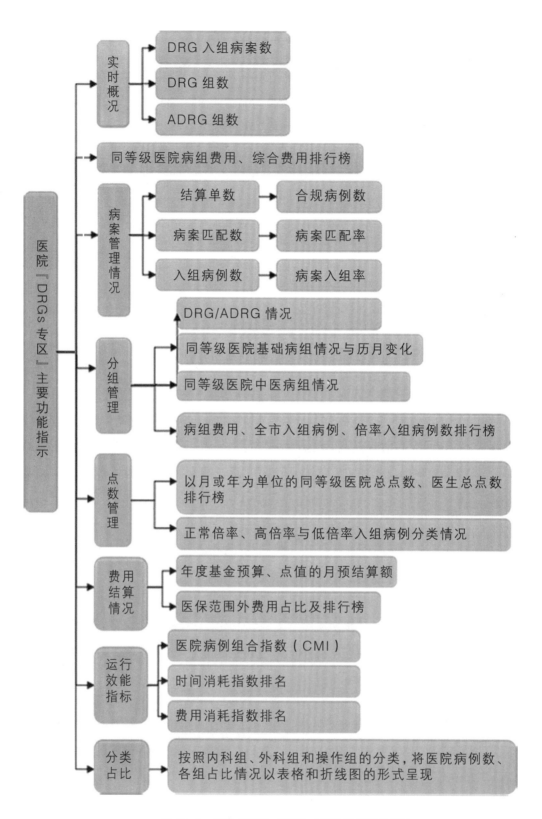

图 13-3 医院"DRGs专区"主要功能指标示意图

二、利用"医保高铁"，提升药品精细化管理

在 DRG 改革大势之下，国家医保局推动了药品带量采购、国家医保谈判等多项改革措施，南京市亦开展了门诊次均费用控制等管理。南京"医保高铁"针对上述管理活动提供了丰富的数据支持，医疗机构可以利用相关数据实时关注药品使用情况，提升院内医保精细化管理水平。

1."药品目录"模块让药学人更专业

"医保高铁"中的"药品目录"模块，可以让大家随时随地查看药品各项信息，包括品名、贯标码、价格、医保自付比例、生产企业、药品分类、集采批次等信息；还有各家医院的采购情况、门诊及住院的使用情况，并对每家医院对该药品的使用情况进行排名，一目了然。药学方面的相关工作人员了解如此全面的药品信息，可以用于用药咨询、用药教育、药品采购参考、药品精细化管理等。

2."招采治理"治招采

"医保高铁"的招采治理版块设置了集中采购、带量采购、集中结算、国谈药品、创新药品、降低价格、价格指数、节约基金、流程监管，可以查看省、市及本医院相关政策性药品的采购、使用情况，可以对药品采购、配送、结算、使用、支付进行全流程监管。不需要费时费力的人工统计，数据实时推送，可以让使用者随时了解各项指标完成情况。药学部掌握这类信息后，可以对相关药品进行及时、科学、合理的管控。

3."药品储备"保供应

"医保高铁"设置了"药品储备"模块，医疗机构可及时填报短缺药品，方便医保部门了解与调控各家医疗机构短缺药品数量，保证了各家医院的临床使用。

4."集中结算"保运营

"医保高铁"设置了"集中结算"模块，可以查看医院"五率"，即配送率、申请率、确认率、付款率、结算率，监督配送公司与医疗机构的相互合作与医保数据的及时上传。对执行进度达不到要求的单位采取约谈、警示、通报批评、责令限期整改等措施，可大大提高基金使用效率，保证药品经营单位、使用单位良性运营。

5."采购调配大厅"助抗疫

2022 年 12 月，新冠肺炎疫情肆虐，南京市场布洛芬、阿兹夫定片、奥司他韦胶囊、颗粒等抗疫药品供应异常紧张，江苏省中医院无法正常采购到这些品种，为保证患者可以得到有效救治，药学部药品采购员天天忙于"抢货"。在此情形下，"医保高铁"紧急上线"采购调配大厅"，利用大数据实行线上线下立体保供，采购员只需要在"医保高铁"按照计划下单，第二天就能实现配送，保证了临床有药用，救患者于危难。

"医保高铁"通过多部门数据整合，助力医保、医疗、医药自我管理、自我监督。"医保高铁"让药学工作变得更高效、服务更精准，实现精细化管理。

三、利用"医保高铁"，提升医院耗材精细化管理

南京"医保高铁"集成融合了医用耗材招采系统、医用耗材价格信息系统、医院信息系统、医保信息系统数据，统一数据标准，统一编码，实现了各系统间数据互联互通。这些数据对于医院内控政策制定具有风向标意义。

1. "耗材目录"为耗材遴选提供有力支撑

"医保高铁"中的"耗材目录"模块可以让采购员便捷地查看耗材各项信息，包括注册证名称、具体分类名称、招采产品编号、医保自付比例、医保支付上限等详细信息，为医院药品耗材的对比与遴选提供了科学的数据支撑。

2. "招采治理"让耗材集采进度一目了然

"医保高铁"中设有"招采治理"模块，其中含"集中采购""带量采购""集中结算"等9个具体栏目。在这里医院可以清楚地看到耗材招标采购、备案采购、带量采购、谈判采购、应急采购以及梯度降价采购的条目数及金额。"带量采购"栏目中，呈现了医院药品耗材带量采购序时进度完成情况，医院可根据完成情况进行调整。在"耗材分类采购"栏目中，医院还可以按年为单位看到正常采购、优先采购以及鼓励采购的耗材总金额。在"耗材采购排名"栏目中，医院可以按年度清楚地看到本院耗材采购金额排名，这样医院就可以对耗材使用情况进行统计分析，将有异动情况的耗材交医务处、护理部，组织专家对耗材的合理使用情况进行评价，从而规范耗材的使用。在"医院采购排名"栏目中，医院可以看到南京市定点医院耗材年度采购金额排名、耗材数量、总金额以及应急采购金额。医院通过与同行横向比较、与自己往年情况纵向比较，分析耗材使用情况，从而发现不足，完善管理。

3. "异常工单"特殊情况处置人性化

"异常工单"模块则实时提醒医院在带量采购、发票确认、货款支付等方面出现的异常，督促医院按时完成带量采购任务。在这方面，南京市医保局做得非常人性化：如贝朗牌中心静脉导管因只有一根导管未配备穿刺包（其余中选品牌均包含导管及穿刺包），导致临床无法使用，未完成带量采购任务；再如因安全型留置针价格较普通型留置针价格高，护理部对留置针的使用进行了进一步规范，严格执行安全型留置针的应用规范，根据规范在适用范围内合理选择相应的留置针，故安全型留置针使用量减少，不能完成约定带量采购任务。诸如此类的不能完成带量采购任务的情况，在"异常工单"中，江苏省中医院都

——提交了具体的情况说明，医保局根据实际情况对任务量进行调整。

4."重点药品耗材使用监测"协助医院对重点耗材加强监管

"重点药品耗材使用监测"模块罗列了南京市医保局重点监测的耗材品种的使用情况，点击具体的耗材名称，还可以看到该品类使用量排名前10的医院、科室及医生。这就不需要医院再进行手工统计，方便医院对重点监测耗材品种加强管理。

总之，随着基本医疗保险覆盖范围的不断扩大，各项改革措施的不断深入，医疗机构的内部管理必须更加精细化。"医保高铁"已经成为南京医保的名片，功能强大，涉及医保、医疗、医药的方方面面。通过汇聚"三医"数据，加强了"三医四全五环"的监管，在医院管理中能够充分发挥医保数据"两结合三赋能"工作，增强对医保改革、管理和服务的赋能。搭乘"医保高铁"可以实现医院医保精细化管理，促进医保管理部门的引导作用，通过医院各级管理者的重视与支持，一线医务人员的配合与自我管理，多主体协同治理，能够更合理地控制医疗成本，科学地规划发展，高效地使用医疗资源，安全地保障医保基金，保证 DRG 改革大势持续向价值医疗迈进，实现医、患、保三方共赢的目标。

第三节　南京鼓楼医院："医保高铁"赋能提质增效，有力推动医院高质量发展

"医保高铁"是南京市医保局通过医保、医疗、医药大数据的挖掘、集成、转换、聚合、分析、呈现，推动阳光采购全流程贯通、促进医疗资源优化配置、织密织牢基金监管网，形成信息化引领"三医"联动的新模式。

2022 年起南京医保正式实施 DRG 付费。在 DRG 付费形势下，医院需进一步精细化运营策略以适应新的支付模式，对医院提出了较大的挑战。"医保高铁"打造的 DRG 专区协助医院管理者及医务人员第一时间掌握全市及本院的 DRG 运行情况，实现了医保支付方式改革下的平稳过渡。

一、基于"医保高铁"探索医院精益化管理路径

成立 DRG 付费方式改革工作领导小组。医院成立了医保 DRG 付费方式改革工作领导小组，形成了《DRG 付费工作专班协同推进制度》（宁鼓医〔2022〕70 号）。在院领导牵头下，医保办协同医务处、质管办、信息管理处、财务处等部门多次开展专题会议研究解决内部问题的工作方案，开展 DRG 付费工作推进例会。利用"医保高铁"中 DRG 专区

各功能模块及时了解 DRG 相关政策导向，掌握改革任务要点，各职能部门合力协同，持续完善和规范 DRG 付费全链条上各节点工作流程，强化病案质量，规范临床路径管理，提升医院经济运行质量，促进医院全面性的提质增效。

促进医保基金合理使用协同管理。利用"医保高铁"中"基金监管"模块、"DRGs风险提示"模块、"门诊监测"模块、医院要情"排行榜"与"异常工单"模块，以疑似分解住院、自费费用超规定比例、检查费用超住院总费用70%、次均费用排名及超标情况、医生使用耗材排名情况、医生使用药品排名情况等"医保高铁"重点披露的监测指标为导向，加强监督力度。医保办联合医务处、护理部、物资保障处、药学部、绩效管理中心、纪检监察处等部门组织相关处室和各临床、平台科室常态化开展医疗违规收费自查自纠工作，定期抽取出院患者病历进行核查，以点带面、点面结合地针对问题进行全院专项稽查。将月度考核与年终考核相结合，针对常规收费检查及专项检查中执行情况较差的临床科室，明确违规责任，每月进行基础管理考核通报并扣分；对违规问题严重、通报后不予改正的科室实行问责处罚，直接与科室绩效考核挂钩。医保办与药学部合作，在合理用药系统中嵌入医保药品适应证管理模块，对照医保适应证提示，在合理用药系统中通过诊断匹配、评分匹配、检验匹配等方式规范医师的开方行为。

对标找差形成良性竞争机制。依托"医保高铁""DRGs"模块可纵览全市的 DRG 运行概况、点值变化、病组点值、医院点值、医生点值等，查看病组均费从低到高医院排名情况，CMI 值、时间消耗指数、费用消耗指数排名情况等，利用全市数据不同维度下的横向比较进行对标找差，逐步实现对医务人员医疗服务行为的数据化监管，优化医疗流程，控制药品、耗材等医疗成本，减少过度诊疗和不合理支出，提高资源利用效率和医疗质量。同时在医生间形成良性竞争机制，推动专科病区从技术层面不断优化治疗方案和诊疗手段，从大数据中提取疑难杂症临床表现的特征，归纳总结，形成临床路径管理和费用控制管理新概念，促进医院的学科发展。

二、医院管理者及医务人员"医保高铁"应用分享

在"医保高铁"上，我们可以每天实时查看出诊的人次、医保费用以及药品耗材等数据，不仅可以和同一科室的其他同事做对比，还可以和去年同期的自己做比较。"医保高铁"也是宣传医保政策，了解医保信息的快捷的平台，让我们及时全面地了解医保政策、工作要求、动态信息等内容，更好地开展临床诊疗工作。——南京鼓楼医院副院长、肿瘤科主任医师，南京大学教授、博士生导师魏嘉

我们每天都会在手机上登录南京"医保高铁"，看各家医院当天病例数、出院情况、

医保基金使用情况等。这些数据特别是医院、科室的排位，对于医院内控政策制定有风向标意义。——南京鼓楼医院医保办主任张庆红

通过阅读"医保高铁"中的工作动态，可以及时了解医保政策及各医院的工作。作为外科医师，我们非常关心医用耗材的使用，"医保高铁"中耗材的使用量、使用金额以及每台手术的费用情况原来需要自己查账，现在在手机里就能看到，一目了然。引导我们医生从原来的被动接受医保管理，到现在的主动参与到医保管理中来，"医保高铁"对临床的指导性还是较强的。——南京鼓楼医院血管外科副主任医师刘澄

三、"医保高铁"助力医院数据质量持续优化

"医保高铁"将数据效能转化为治理效能。在"医保高铁"的助力下，医院多维度数据质量持续优化。服务难度方面，2023 年全院 DRG 病例 CMI 为 1.6，治疗病例的平均技术难度水平维持在较高水平。服务效率方面，时间消耗指数略有下降，病例的例均住院时间有所缩短，费用消耗指数稳步下降，病例的例均住院费用有所下降。患者满意度方面，患者自付比例为 39.51%，较上年同期降低 0.69 个百分点。医疗绩效方面，药品收入占比、卫生材料收入占比均有所下降，医疗服务收入占比有所提升。费用结算方面，2023 年全院 DRG 病例例均点数、结算差异率分别较上年同期提高 4.43 个百分点和 2.56 个百分点。费用控制方面，超支病组组数占比有所下降，低倍率病例占比有所下降，正常结余病例占比显著提高。

第四节　东南大学附属中大医院：充分运用"医保高铁"，
助力医院医保管理水平再提升

一、引言

随着医疗技术的不断进步和医疗需求的日益增长，医保管理面临着前所未有的挑战。如何更有效地管理医保资源，确保医疗服务的公平、高效和优质成为医院管理的重要课题。在这样的背景下，"医保高铁"平台应运而生，以其便捷、可比和透明的特点，为医院医保管理水平的再提升提供了新的契机。

"医保高铁"是南京市医保局基于"我的南京"App，围绕广度、深度和温度 3 个维度对阳光监管平台进行全面升级改造的成果。这一创新举措旨在通过随身行、随身用、随身管的移动云平台实现医保业务数据的"掌上通览"，为医保改革的再提速注入新动能、新活力。

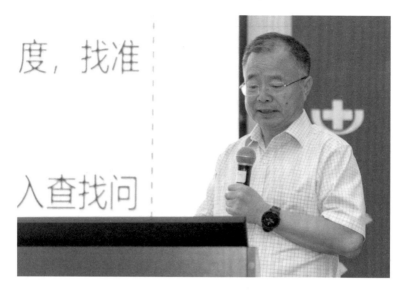

图 13-4　2023 年上半年全市医疗保障工作会议东南大学附属中大医院滕皋军交流发言

二、"医保高铁"的特征与优势

"医保高铁"作为一个现代化的医保管理工具，具有鲜明的特征和显著的优势。

1、便捷性。"医保高铁"用户通过一部手机即可了解医保业务数据，真正实现"随身行、随身用、随身管"。"医保高铁"成为医院医保管理的重要工具。它提供了便捷的数据管理功能，使医院能够随时随地获取和分析医保数据，从而优化管理流程。

2、可比性。"医保高铁"设置了"医院调度台""医师旅行箱""医药加油站""医保驾驶室""广播站""医保研究苑"等专题版块，各版块里包含"本市要情""医院要情""支付改革""基金监管"及"内部管理"等几十个业务模块，医院领导层、临床科主任、医生可以随时进行横向数据对比，对标对表、优化措施、解决问题、追赶差距。通过数据对比功能，医院可以清楚地看到自身管理与其他医院之间的差距，激发内部改进和提升的动力。

3、透明性。"医保高铁"可以展示全市所有医院的医保业务数据，用户按照不同角色权限查看医院之间不同维度的医保业务数据，实现数据透明化。其透明性确保了医保数据的公开、公正和公平，促进了医院间的良性竞争和行业的健康发展。

三、医院如何利用"医保高铁"提升医保管理水平

1、数据驱动的决策

"医保高铁"为医院提供了丰富的医保数据资源，特别是"本市要情"（可以查看全市的医保实时数据）、"DRGs 风险"（可以查看 DRGs 相关的各项重要考核指标及风险

警示）、"门诊基金监管"（可以查看基金的执行进度及使用情况）、"医院要情"（可以查看自己医院的医保实时数据）、"异常工单"（及时反馈门诊处方费用超标异常情况）、"基金监管"（及时了解医保医师的医师记分、违规案例、日常考核等重要数据信息）等模块。

这些数据为医院制定科学、合理的医保管理策略提供了重要依据。通过对数据的深入分析，医院可以发现医保管理中的瓶颈和问题，如诊断与治疗的匹配度、药耗及检查项目使用的合规性等。基于这些发现，医院可以制定针对性的改进措施，如优化诊疗流程、加强药耗监管等，从而提升医保管理的效率和质量。

此外，定期的数据监测和分析还能帮助医院及时发现医保管理中的风险点。例如，"医院要情"模块中的"异常工单"，"门诊共济基金监管"模块中的"次均费用"，"DRGs"模块中的"风险提示"，"基金监管"模块中的"警示榜""药耗费用监测"等。通过对医保费用的异常增长进行监测，医院可以及时发现并干预可能存在的违规行为，从而降低医保违规的风险。

2、培训与教育

"医保高铁"的数据展示功能为医院开展医保政策和流程培训提供了生动的教材。医院可以利用这些数据开展各种形式的、定期与不定期的、有针对性的培训课程。例如：每月定期在 1～2 个病区开展以"医保基金监管""DRGs 专项培训""医保最新政策培训""院内医保政策落地流程培训"为主题的培训，全年 30 多场次；并不定期对临床科室出现的临时性的医保突出问题进行现场培训解答，采取线上线下双结合的培训形式。同时以在每月的院周会上进行医保政策通报、"医保简报""医保知识每日问答"等方式向全院传达医保相关政策，以便精准有效地督导临床科室落实主体责任，降低违规频率，也可以有效帮助医护人员更好地理解和掌握医保政策和操作流程。通过培训，医护人员的医保意识和合规性将得到显著提升，从而为医院的医保管理工作奠定坚实的基础。

3、监测与预警

"医保高铁"的实时监测和超常预警功能为医院提供了强大的监控和预警机制。一是医院将医保相关政策规定及时纳入日常医保管理并积极落实；二是医院将医保工作动态纳入日常学习内容并及时公布在医保联络群、医保分管主任群及院内 OA 官网上，让临床医生、临床科主任了解最新医保动态；三是医院将医保违规通报情况、违规典型案例作为每个季度的医保简报内容，进行全院通报，警示教育所有医护人员提升维护医保基金的法律意识；四是医院按院领导、职能科室、医生三级权限逐级跟进"医保高铁"中"突发风险"警示，耗材、药品异常工单，"异常情况"警示以及"DRGs"模块中的病组均费排行榜、病案管理情况、范围外费用控制情况、运行效能指标情况等，深入查找问题、剖析原因。针对存在的费用构成不合理、范围外费用较多、病案质量不高等问题，确立了"临床路径化、考核标准化、病案规范化"的工作思路，院内形成 MDT 医保管理模式，做到"问题有对策、整改有成效"，大力抓好"医保高铁"数据反馈整改工作，有力促进了医院医保管理大提升。通过实时监测医保数据，医院还可以及时发现异常情况，迅速采取相应的措施进行干预和纠正，从而避免或减少医保违规的发生。

此外，"医保高铁"还可以通过深度挖掘和分析数据，帮助医院发现医保管理中的潜在问题和风险点。这有助于医院提前制定预防措施，提高医保管理的效率和质量。例如，通过对历史数据的分析，医院可以发现某些诊疗项目或药耗使用的异常增长趋势，从而提前制定针对性的管理措施，防止问题的发生。

4、持续改进与优化

"医保高铁"提供的数据资源为医院持续改进和优化医保管理流程提供了有力支持。通过对数据的分析，医院可以发现医保管理流程中的瓶颈和问题，进而提出改进措施和优化方案。这些措施和方案可以涵盖各个方面，如优化诊疗流程、提高药耗及诊疗项目使用的合规性、加强与其他部门的协同等。

同时，医院还可以通过定期的评估和反馈来评估医保管理改进措施的效果，例如定期采用 PDCA 循环管理办法进行持续改进工作：通过收集医护人员和患者的反馈意见以及数据分析结果，医院可以对改进措施的实施效果进行全面评估。根据评估结果，医院可以对改进措施进行调整和优化，以确保医保管理流程不断完善，管理水平不断提高。

四、"医保高铁"在 DRGs 支付方式改革中的作用

DRGs（疾病诊断相关分组）支付方式改革是当前医保管理领域的重要内容之一。医院可以通过 DRGs 专区实时动态查询住院病案分组、付费、效能、排名等有关指标参数，以及医院病组费用排行榜、病案管理、分组管理、点数管理、CMI 排名、入组病例分类、费用结算、范围外费用占比、运行效能等指标情况。DRGs 专区构建了智能化参照评价坐标体系，各医院可按医保、医院、医师、护士 4 级管理权限，三甲、三级、二甲、二级 4 个医院级别，从上月、当月以及年度累计 3 个时间维度对同一病组进行比较，利用横向的竞争来节约资源，节约成本，节约医保基金。

在这一改革背景下，"医保高铁"发挥着重要作用。首先，"医保高铁"为 DRGs 实施提供了丰富的数据支持。通过对历史数据的分析和挖掘，医院可以了解自身在 DRGs 实施中的优势和不足，从而制定针对性的改进措施。其次，"医保高铁"的实时监测功能可以确保 DRGs 实施过程中数据的准确性和合规性。通过对诊疗行为、药耗使用等医保相关数据进行实时监测和分析，医院可以及时发现并纠正可能存在的违规行为，确保 DRGs 支

付方式的顺利实现。最后，"医保高铁"的透明性可以促进医院间的良性竞争和行业的健康发展。通过公开、公正的数据展示和对比，医院可以了解自身在 DRGs 实施中的表现和其他医院的先进经验，从而产生内部改进和提升的动力。

五、结论

"医保高铁"作为一种现代化的医保管理工具，为医院医保管理水平的提升提供了有力支持。通过数据驱动的决策、培训与教育、监测与预警以及持续改进与优化等方面的应用，"医保高铁"可以帮助医院更加科学、高效地管理医保资源，确保医疗服务的公平、高效和优质。在未来医保管理和医疗服务的发展中，"医保高铁"有望发挥更大的潜力，为医院医保管理水平的提升注入新的动力。

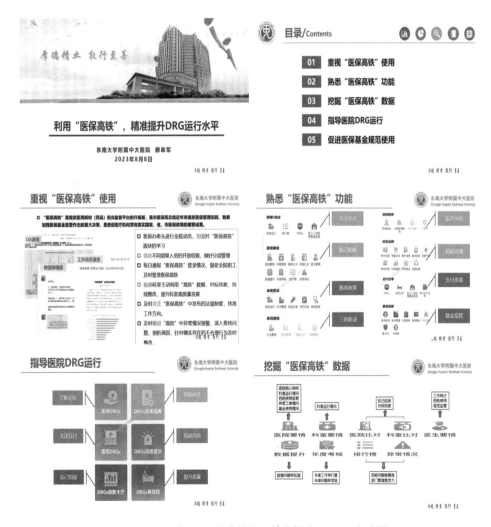

图 13-5　利用"医保高铁"，精准提升 DRG 运行水平

关注重点指标，指导DRG运行

- 关注时间和费用消耗，提升运行效率
- 关注病案首页质量及CMI值变化，提升运行质量
- 关注ADRG组数和点数，提升服务能力
- 关注药耗使用排行，提升精准管理水平
- 关注医保范围外费用控制情况及可疑分解住院数据，提升服务规范

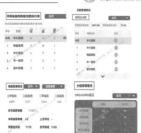

利用"高铁"，降低DRG违规

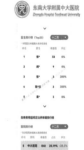

医保高铁开设 DRG风险提示专区

指标概念清晰

数据实时更新

违规追踪到人

全市对标找差

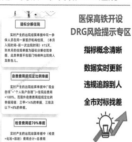

利用"高铁"，降低DRG违规

- 及时跟踪医保高铁公开数据，关注重点高频违规行为，针对分解住院问题开展院内专项整改。

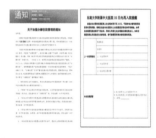

- 发布《关于加强分解住院管理的通知》，总结常见分解住院情形，督促科室充分理解"分解住院"内涵，及时关注医保高铁风险提示，避免违规。
- 在HIS系统中嵌入15日内再入院提醒单，协助医生判断是否分解。
- 对于查实分解住院的情形，依据院内绩效考核制度给绩效扣减。

利用"高铁"，"三医联动"

- 通过院周会、专题会等形式多次进行宣导、培训，加强医保范围外费用管控，不断提醒医生重视医保规范，合理诊疗，不踩红线。
- 开展政策范围内费用占比专项整改，以科室为单位进行自查自纠，分析问题、查找原因，对不合理的检查、用药、治疗费用以及不合理的收费项目列出问题清单，提出整改措施，并形成书面自查报告。
- 联合医保、医务、药事、耗材管理对出现的问题联合整改，实现"三医联动"，降本增效。

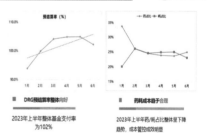

- 住院次均费用：2023年上半年住院次均费用1.7万元，一季度由于新冠病例影响，次均费用高于同期，二季度之后，次均费用较同期下降明显，控费成效明显。
- 范围外费用占比：保外费用占比始终控制在协议范围内，且呈现明显下降趋势，不增加患者就医负担。

利用"高铁"，培训整改

- 利用医保高铁数据对疑似违规的医生进行每日通报，情节较严重者进行约谈整改。
- 对临床科室进行"点对点"的政策培训，帮助医生学习如何通过医保高铁看自己的数据，以规范执行医保政策。

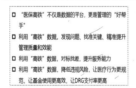

8-10月智能监控违规数量

医保不规范诊疗行为得到整改

医保智能监控违规条数逐月下降

利用"高铁"，推动发展

预结算率（%）

DRG预结算率整体向好

2023年上半年整体基金支付率为102%

药耗成本趋于合理

2023年上半年药／耗占比整体呈下降趋势，成本管控成效明显

总结

- "医保高铁"不仅是数据的平台，更是管理的"好帮手"
- 利用"高铁"数据，发现问题、找准关键、精准提升管理质量和效能
- 利用"高铁"数据，对标找差，提升服务能力
- 利用"高铁"数据，降低违规风险，让医疗行为更规范，让基金使用更高效，让DRG支付率更高

图 13-6 利用"医保高铁"，精准提升 DRG 运行水平

第五节　南京市第一医院：用好"医保高铁"，促进临床科室医保管理正规化、高效化、实践化建设

随着我国医疗改革的深入推进、医保制度的不断完善，医保管理在临床一线的工作中显得尤为重要。在以往的医保管理中，数据获取渠道有限、时间滞后、信息量单一，在临床实践管理上缺乏一定的规范，导致方向不明、目标不定、标准不高，从而造成医保管理的混乱状况。2021年7月19日，按照国家医保信息平台统一标准，南京市医保局在全国创新打造上线南京"医保高铁"，正式开启"三医"协同发展和治理的新实践。南京"医保高铁"内容的不断丰富、信息的不断扩充、数据的持续更新推进了医疗机构临床一线的医保管理精细化。

一、依托"医保高铁"政策发布，加强医保政策、法规、案例学习，促进临床医保管理正规化

"医保高铁"中发布的法规制度、政策规定以及医保警示等内容为临床一线的医保管理工作提供了规范，医护人员可以及时了解医保政策的最新进展并以此进一步规范诊疗行为；通过对医保违规通报及相关负面清单的研读，以案促改，提升了人员合理使用医保基金的法律意识；"DRGs"模块定期发布疑似违规情况，用户通过研判可以深入查找临床工作中存在的问题并进一步督促剖析原因、及时整改，促进了临床医保管理工作合法、合理、合规地正规化建设。

二、依托"医保高铁"效能指标，应用泊松分布模型展开预测分析，促进临床医保管理高效化

"医保高铁"上的数据全、准、新，是医疗机构管理的好抓手，临床科室在实践中不断强化数据赋能，促进管理提升，引导科室将管理工作做细、做精，时刻洞察行业的变化和趋势，及时调整管理策略和方法，创新管理思路，推动科室实现持续改进和发展，以适应快速变化的医疗环境。每月初，科主任在"医保高铁"上查看科室上月的DRG运行数据，包括例数、CMI、时间消耗指数、费用消耗指数、次均费用等。以该数据为依据，制定科室内部的考核指标，引导临床医生调整病种收治结构。根据历史数据计算各ADRG组的月

平均例数，用泊松分布预测各 ADRG 组不同例数的发生概率，计算科室在后续时间段内不同 ADRG 组例数组合发生的概率与 CMI 指标间的对应关系，最后汇总得到 CMI 及其对应概率分布，如图13-7。根据该泊松分布模型测算，得出该病区 95% 置信区间为 2 ~ 2.308，75% 置信区间为 2.06 ~ 2.242，概率峰值下的 CMI 值为 2.1476。

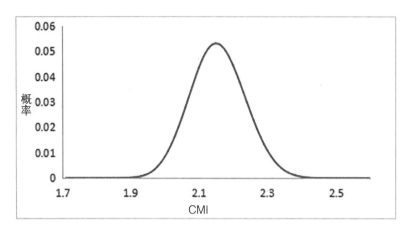

图 13-7　J 病区 CMI 概率分布图

以 J 病区为例，分别进行一次行为干预和二次行为干预，可以绘制出三维散点图，见图13-8、图13-9。其中 X 轴为 CMI，Y 轴为盈亏，Z 轴为概率比。可以发现经过二次行为干预后，沿着 X 轴、Y 轴均呈现近似正态分布。

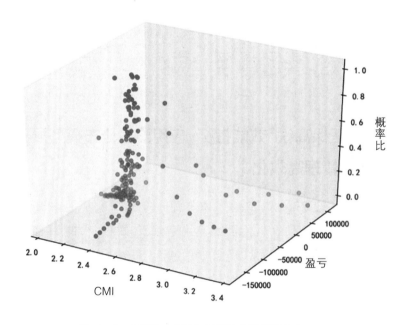

图 13-8　J 病区一次行为干预的三维概率分布

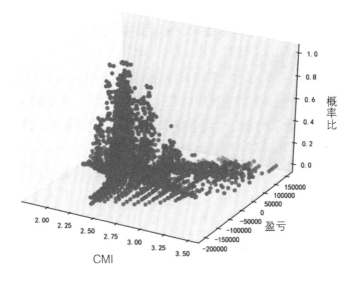

图 13-9　J 病区二次行为干预的三维概率分布

　　根据前一年各 ADRG 组整体运行情况，通过系统测算控费、提效和调整结构可能对各项 DRG 指标的影响，并预测调整方案的可行性，详见图 13-10。通过调整测算方案，改变各 ADRG 组的收治结构，预测各指标值及该方案对应的概率值。通过建立该模型，实现"事前计划、事后评价"，根据已有数据预测后续时间段本科室各项指标的概率分布，并对预测结果展开具体分析。根据结果优化各科室收治结构，重点发展优势病种，并针对性提出改善科室医疗服务的意见，进一步提升科室服务水平与工作效率。

科室2024年预测

月出院医保者数：	68	医保患者床位使用率：	43.71%
医保患者平均住院日：	5.87	医保患者平均费用：	29843.67
医保CMI：	2.0576	医保盈亏：	-105323.07
医保患者时间消耗指数：	0.6554	医保患者费用消耗指数：	1.1423

	预测出院人数	预测概率	预测床位使用	平均住院日	预测均费	预测CMI	预测时间	消耗指数	预测盈亏
	61	92.06%	39.71%	5.94	29764.99	2.0226	0.6681	1.1537	-116138.32
变化	-7		-4.00%	0.08	-78.67	-0.0350	0.0126	0.0114	-10815.24

2023年各ADRG运行情况

ADRG	平均住院天数	平均费用	CMI	时间消耗指数	费用消耗指数	平均盈亏	月均出院例数		测算方案
FN1	7.83	50798.41	2.6921	1.0644	1.3500	-12098.33	13	13.00	12
KD2	1.49	16350.21	1.1195	0.2520	1.0449	-1220.59	6	5.58	5
FN2	5.67	16460.41	1.1402	0.5889	1.0385	-1274.86	5	4.75	4
XJ1	3.38	16860.30	1.3549	0.3213	0.9013	992.74	5	4.67	3
FM4	8.30	82569.27	8.1676	0.5807	0.7233	25881.70	4	4.17	3
FW2	6.44	13805.87	0.7084	0.6892	1.3431	-2458.15	4	4.33	3
BE2	8.21	91761.03	6.7628	0.6523	0.9751	7076.71	3	2.83	3
BM1	4.23	12451.85	1.3730	0.3684	0.6488	5047.60	3	2.92	3
FW1	6.76	12004.98	0.7971	0.7502	1.1036	-1389.26	3	3.42	3
ES3	11.37	16470.56	0.6554	1.2073	1.9690	-5946.36	2	1.58	2
FF1	4.11	17909.58	0.6266	0.5840	2.0449	-8754.00	2	1.50	2
HL1	5.31	15851.00	1.6638	0.4741	0.6583	-2596.51	2	2.17	2

图 13-10　J 病区基于泊松分布的 DRG 预测模型

三、依据"医保高铁"数据公开，加强与同级医疗机构的数据对比，促进医保管理实践化

"医保高铁""医师旅行箱"集成了涵盖"医院要情""市区要情""招采管理""支付改革""DRGs专区"及"基金监管"的多种数据模块，在医保基金使用方面不仅能及时更新，涵盖所有医疗机构的医保总费用、人均费用、药品费用、耗材费用等医保费用使用的数据，也纳入了医师个人使用医保费用的数据，并可以对比南京地区各医疗机构的医保费用。一方面通过对医保数据进行挖掘分析，可以发现潜在的违规行为，提高医保基金的使用效率，避免了科室对医保基金的违规使用；另一方面通过对医疗服务数据进行分析，大大促进了医疗费用的合理控制，同时通过对患者诊疗数据进行分析，可以为临床诊疗工作提供个性化的建议，提高患者的就医满意度等。依托这些信息与数据，实现对医保患者进行更为精准的管理，为科室制定个性化的诊疗方案提供了依据，为医疗费用的合理控制指明了方向，有效促进了医保服务指导临床工作的实践化发展。

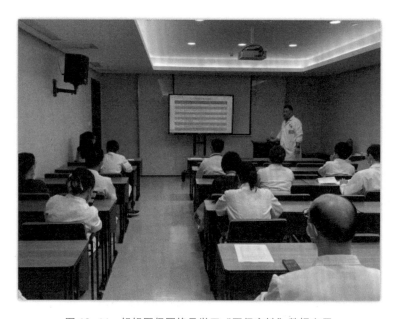

图 13-11　组织医保网络员学习"医保高铁"数据应用

"医保高铁"的开通为医疗机构加强医保管理、促进医保合理运行提供了强力的助推。作为临床科室，应该充分发挥"医保高铁"优势，加强本科室医保管理，提高"医保高铁"应用向实践转化的广度及深度，突出医务人员的培训和提升，强化对"医保高铁"数据在临床医保管理中的应用，形成医保管理的合力，为推动临床一线的医保工作不断完善做出努力。

第六节 南京医科大学第二附属医院：深入推进 "医保高铁" 运用，促进医院高质量发展

南京医保倾力打造的"医保高铁"，打破了部门、医疗机构信息壁垒，汇聚集成了医保、医院、医药三方大数据，成为促进"三医"联动的"助推器"。自 2021 年上线以来，南京医科大学第二附属医院持续推进"医保高铁"运用，促进医院高质量发展。

一、领导高度重视，深刻领会"医保高铁"意义

院党政领导班子高度重视"医保高铁"工作，深刻认识到"医保高铁"作为市医保局的一项创新工程，已实现平台全贯通、业务全覆盖、流程全记录、监管全方位、运行全天候，"医保高铁"是新时代指导、助推和赋能医保工作的有力武器。院领导多次强调对"医保高铁"这一能够真正实现"三医"联动的智慧平台必须认识到位，贯彻落实上级要求到位，开通使用到位。医院将"医保高铁"开通使用纳入医院重点工作事项，领导班子成员以身作则，率先垂范，带头使用"医保高铁"，引领医院形成"医保高铁"深入人心的强烈氛围。

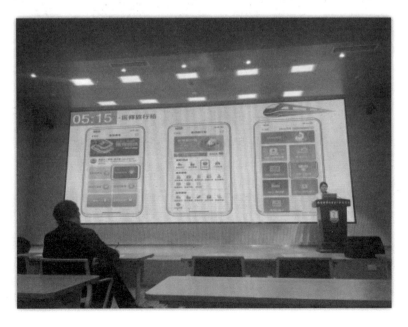

图 13-12 院党政领导召开学习会议

二、加强宣传与考核，人人踊跃上"医保高铁"

开展全方位、立体化宣传。医院邀请市医保局领导来院开展"医保高铁"专题讲座，深入阐述"医保高铁"在推动医用耗材、药品治理与改革，推动医保改革中的作用；通过院周会、科主任例会、医保专题会议等多途径宣传"医保高铁"新版块、新功能（如 DRGs 政策指南等）（图 13-13）；自创"医保高铁"电子海报，通过医院工作微信群、钉钉群进行宣传；录制"医保高铁"使用系列小视频（图 13-14），全方位介绍"医保高铁"功能与使用方法；医保办工作人员还走进病区、诊室等，指导帮助临床医师使用"医保高铁"。通过广泛宣传，助力临床准确应用"医保高铁"，及时动态掌握科室、医师现状，激发临床自我管理、自我监督的内生动力。

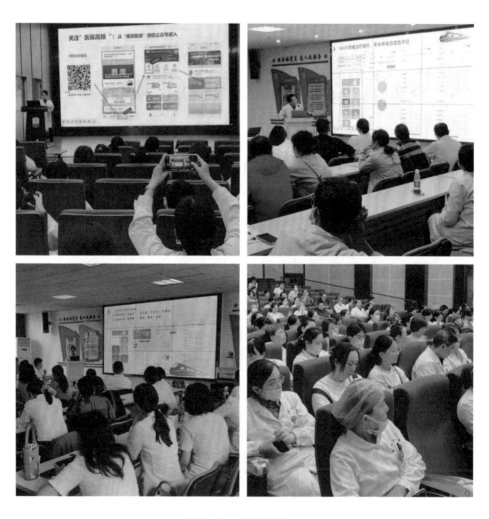

图 13-13　宣传学习会

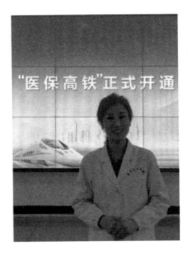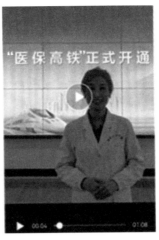

图 13-14　制作学习视频

　　加强"医保高铁"使用监控，定期通报"医保高铁"使用情况。医院医保办每日监控、每周统计分析科室及医师个人"医保高铁"使用情况，有关数据定期在院周会、科主任例会、微信群、钉钉群等进行通报；对阶段未登录人员综合采用短信平台、钉钉消息、电话通知等群发或一对一消息发送等方式进行提醒，督促医师登录"医保高铁"；发挥临床科室医保联络员作用，让联络员成为科室"医保高铁"使用的监督员，督促提醒科室医师每天登录使用"医保高铁"，了解本人门诊和住院各项实时数据，规范诊疗行为。

　　加强"医保高铁"绩效考核。为进一步提升临床科室及医师"医保高铁"使用积极性，医院将"医保高铁"使用情况纳入年度"医保服务优胜奖"评分标准：对"医保高铁"使用排名位居前列的科室，在评选"医保服务优胜奖"集体奖时给予加分；对"医保高铁"使用个人排名位居前列的医师优先授予"医保服务优胜奖"个人奖项。对"医保高铁"使用排名靠后的科室及个人，在"医保服务优胜奖"时给予一票否决，取消评选资格。

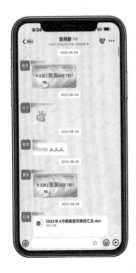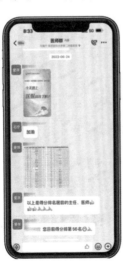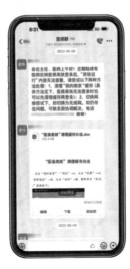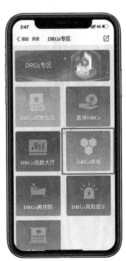

图 13-15　考核评分应用

三、加强沟通交流，提升"医保高铁"数据质量

要让"医保高铁"客观真实展示医院的医疗医保运行情况，数据质量尤为重要。为提升医院"医保高铁"数据治理，医院邀请市医疗保障综合服务中心来院，明确数据采集统计口径、时间节点等要求，统筹协调信息、人事、药学、采购、财务等部门，梳理完善医院人员字典信息，做好信息系统数据上传。落实"医保高铁"医院数据提升要求，多次召开医院数据治理会议，对医院信息系统不断优化调整，医院上传数据完整性、准确性、及时性持续改善。医保办指定专人负责"医保高铁"工作，关注和收集"医保高铁"有关数据疑问和建议，及时与医保部门对接沟通反馈，目前医院"医保高铁"数据提升模块数据完整性、准确性、及时性均合格。

四、切实用好"医保高铁"，促进医保高质量发展

持续追踪"医保高铁"医院异动数据。定期关注"医保高铁"DRGs风险提示、门诊监测、异常工单、警示榜、基金监管等数据，针对异常数据及时进行分析，发现存在的问题，发放临床整改通知单，提出针对性改进措施并持续督导，切实维护医保基金安全。

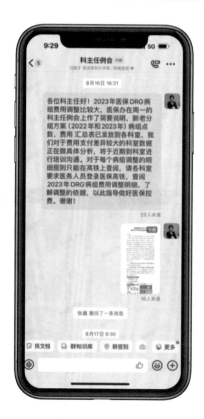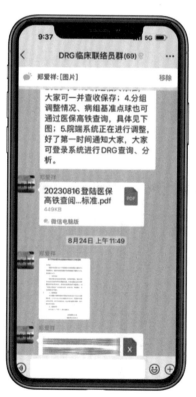

图 13-16　实际使用

定期通报"医保高铁"医院关键数据。通过每月的科主任例会，通报"医保高铁"医院月度 DRG 运行总体情况、实际运行点值、时间消耗指数、费用消耗指数及 CMI 等关键指标数据，通报与三甲医院比对情况，对标找差，持续改进。

深入分析利用"医保高铁"大数据。通过"医保高铁"，深入挖掘医院及科室 DRG 病组均次费用、住院天数、费用结构（药耗占比）等大数据，并及时将数据发至各专科，引导科室进一步合理诊疗、合理检查、合理用药，精准制订诊疗方案，提升医院 DRG 运行质量。

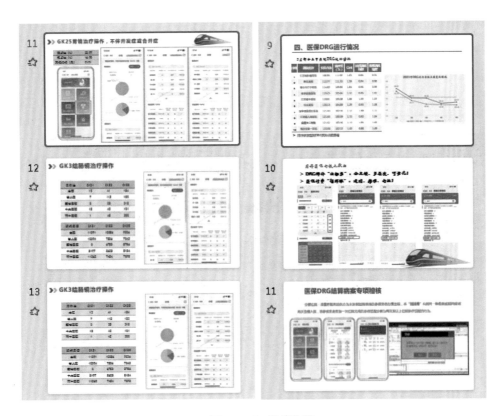

图 13-17　院情分析

当前，医院各项医保管理工作已越来越离不开"医保高铁"，随着"医保高铁"功能的不断完善优化，医院将继续深入推进"医保高铁"运用，以"高铁"赋能，让数据说话，促进医院高质量发展，维护医保基金安全。

第七节 南京医科大学第四附属医院：大数据引领信息平台赋能医院高质量发展

南京"医保高铁"是医保新体制下，打破部门、医院信息壁垒，汇聚医保、医院、医药大数据的手机云平台。在信息化引领"三医"联动的新模式下，为医疗机构的管理、运行提供了重要数据支撑。

自"医保高铁"上线以来，南京医科大学第四附属医院以热情饱满的新姿态迎接"医保高铁"，探索研究"医保高铁"数据在医院落地的路径，多次组织全体职工集中学习。

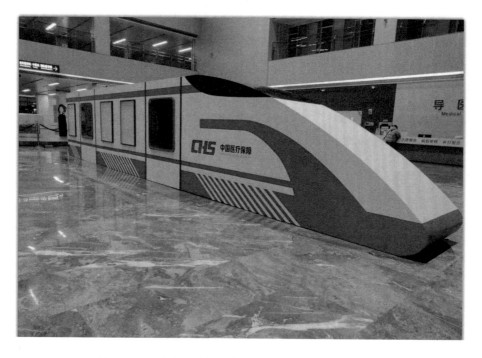

图 13-18 "医保高铁""驶入"南京医科大学第四附属医院

一、大数据模块助力高效管理

"医保高铁"包含多个功能模块。在使用过程中，通过关注"医保高铁"数据，分析医疗收入增长情况，聚焦临床科室发展目标、方向及思路，对标找差，使"医保高铁"成为院内的管理工具、分析工具。

以 DRSs 专区为例，临床医生可以查看本科室入组病例分类情况，医生总点数、CMI、同等级排名、费用情况等实时数据，方便医生实时监测本科室 DRG 入组情况，及时发现不足，解决了临床医生缺少实时信息反馈的困难，"医保高铁"真正成为医生的"掌上 DRG 指南"。院领导通过纵览本市、本院 DRG 实时概况，运行效能指标，病组点值情况等，方便从宏观的角度全面看待本院 DRG 运行情况；使"医保高铁"成为管理 DRG 的有效手段。

二、"三医"联动全力保障抗疫工作

疫情防控期间，针对医疗机构采购药品难、抗疫物资难协调等问题，南京市"医保高铁"开通上线"采购调配大厅"模块，运用大数据技术，24 小时为医疗机构提供紧缺的新冠病毒感染治疗、抢救药品供应渠道，充分实现医用物资应急高效分配。"医保高铁"通过发挥自身"三医"联动平台内涵优势，统筹协调资源分配，解决医院急缺药品的燃眉之急，全力保障了人民群众的生命安全和身体健康。

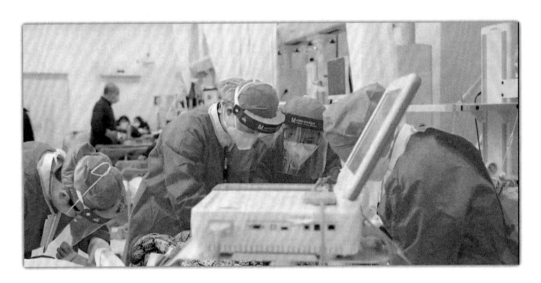

图 13-19　抗击疫情前线

三、新模块助力医保政策宣传

2023 年南京医保相继出台多项创新便民举措，"医保高铁"也陆续上新"电子处方流转""住院满意度评价"等多项新功能、新模块。目前"医保高铁"已升级成拥有 6 节"车厢"、80 多个功能模块的多维度、多层次全新数据平台，内容覆盖日常诊疗中的实际问题。医生和护士通过学习"医保高铁"，掌握和熟悉医保知识，在参保病人就医、业务办理过

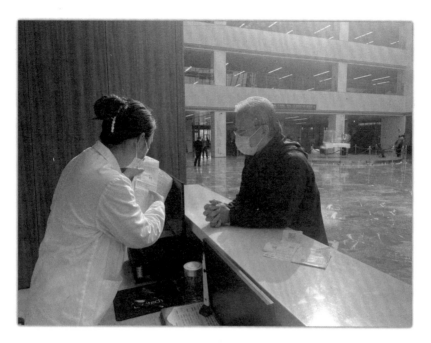

图 13-20　医务人员向患者宣传医保政策知识

程中提供相应的医保咨询服务，使"医保高铁"成为医保政策知识宣传的"百科全书"（图13-20）。医务人员由"被动学"向"主动学"转变，由医保知识的"接受者"向"宣传者"转变，真正成为医保知识的践行者、宣传者和行动者。

四、"医保高铁"助力价值医保实现新路径

南京市门诊共济改革实施以来，南京"医保高铁"陆续上线"门诊监测""药耗费用监测""警示榜"等模块，对医院次均费用超额情况和单张处方范围内费用超额情况予以警示。南京医科大学第四附属医院通过"医保高铁"数据，坚持以"病人为中心"和"可持续发展"两大核心为主旨，从药占比、CMI、时间消耗指数多方面对标找差，横向与全市及其他医疗机构对比开展自查自纠，对不合理的检查、用药以及不合理的收费项目列出问题清单，联合医保、医务、药学、采购对出现的问题进行联合整改，实现院内医疗行为监管"三医"联动，节约医保基金，提升医保基金使用效率，助力实现"价值医保"（图13-21）。

"医保高铁"开启了新时代，转变了传统意义的医疗质量、医疗服务管理模式，利用信息大数据优势，促进医院对标找差，提高服务水平，优化管理制度。下一步，南京医科大学第四附属医院将继续积极探索，依托"医保高铁"规范医疗行为，净化医疗环境，持续赋能医院高质量发展。

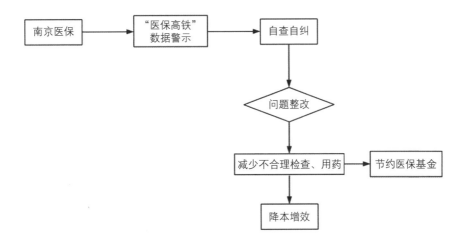

图 13-21　"医保高铁"院内监管实施路径

第八节　东部战区总医院秦淮医疗区："医保高铁"数据赋能，助力"三医"联动协同发展

2021 年 7 月 19 日，"医保高铁"正式上线，东部战区总医院秦淮医疗区迅速响应，"医保高铁"开通率达 100%。在"医保高铁"使用排行榜上得分一直名列前茅（图 13-22）。

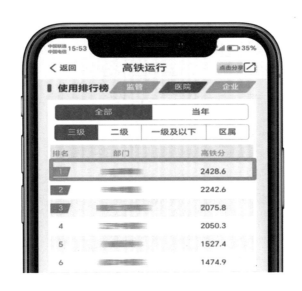

图 13-22　东部战区总医院讲座与成效

一、深入理解"医保高铁"的现实意义

南京市医保局推出的"医保高铁"是国家医保信息平台标准化的具体实践,是数字技术赋能提升医保改革、管理、服务能力的创新举措,创新性地通过数据挖掘、集成、分析和呈现,建立起医保数字评价指标体系,标志着医保信息化管理水平进入了精细化管理的崭新阶段,是探索引领"三医"协同发展和治理的创新实践。

二、用好"医保高铁"重在学用结合

1. 领导重视,营造学习研究"医保高铁"良好氛围。根据组织架构,分区分级、突出重点,立即召开专题会议,根据部门工作分工成立工作小组,科室部门负责人担任组长,对照省市医保局、医保中心提出的工作要求与实施计划,按时序进度进行专题研究,医疗区领导定期组织专题交流,通过面对面细致沟通交流,促进互相理解,达成共识,优化流程,提高配合度,促进工作质效。

2. 注重对标找差,形成运用"医保高铁"的高效工作机制。医疗区党委亲自把关,从临床抽调优秀骨干充实医保工作队伍,定期考核各科室部门"医保高铁"的使用情况,奖优罚劣。首先是考核"医保高铁"登录情况。"医保高铁"是南京市医疗保障政策的发布渠道,有利于医护人员第一时间了解医保政策动态以及兄弟医院在医保管理方面的经验,登录"医保高铁"可以折射出各科室学习研究医保政策的主动性和积极性。其次考核"医保高铁"数据运用程度。"医保高铁"贯通了医保结算数据的纵深,有助于医疗机构更加准确地界定院区在全市排在什么位置,也让科室和医生通过医保数据明确了自己在全市排在什么位置,即时找到差距,弥补短板。医疗区开展了"对标找差见行动"专项考核,促使医疗工作者更精准地把握政策要领,进而让更多患者从中受益。

3. 制定相应的绩效方案,调动全员参与积极性。为了进一步提高"医保高铁"中政策及数据的普及率和医务人员的学习效果,每日医保办指定专人负责督促科室登录"医保高铁"学习,医保联络员承担监督责任。每周院领导在周会上对科室及个人登录情况进行点评,每月个人得分计入绩效考核,年度得分与年终科室评功评奖紧密关联,科室间形成"医保高铁"相关经验交流文章并纳入科室、个人评优考核。目前,医院共有35人名列"医保高铁"个人排名前100名,成效显著。

三、用好"医保高铁"数据资源，有效提升医疗区整体工作水平

1. 数据价值的挖掘。深入分析与应用研究是推动"医保高铁"运用的关键。通过医保数据深度挖掘，揭示出医疗资源的分布、需求及利用状况，极大优化了医疗区资源配置，提升了医疗区服务质量。东部战区总医院强化医保数据的分析与应用研究，挖掘数据背后的规律与趋势，也为医院医保管理与相关决策提供了科学依据。

2. 医保数据的深度运用。"医保高铁"的推出，多维度呈现了医保数据的应用场景，通过数据分析，医疗区可以评估医生的诊疗水平，为患者提供更好的医疗服务；可以监测到疾病流行趋势，为防控疫情提供有力手段；通过数据分析，能够对门诊平均费用实施有效管理，确保15天内患者再次住院率得到合理控制，2023年与2022年相比门诊平均费用直线下降。

3. 数据安全与隐私保护意识得到强化。"医保高铁"在深入挖掘数据价值的过程中，也确保了数据安全，保护了个人隐私。医疗区深受启发，进一步明确了数据安全的重要性，目前已参照"医保高铁"的数据管理模式，对医疗区数据安全管理进行了强化，排查了相关数据接口的安全隐患，加大了对个人隐私的保护力度，规避数据泄露所引发的潜在风险。这些进展与医保部门的相关帮助、"医保高铁"的示范作用是分不开的。

"医保高铁"的推出为实现"三医"联动，为提升全民医疗保障水平提供了有力工具。秦淮医疗区成为数据价值挖掘、运用及安全管理的受益者。下一步，东部战区总医院将充分利用"医保高铁"信息数据资源，不断查漏补缺，提高工作效率，提升医疗服务水平，为广大患者提供高效、满意的医疗服务。

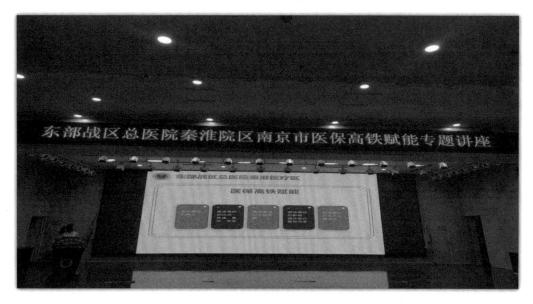

图 13-23　东部战区总医院讲座与成效

第九节　南京市中西医结合医院：借力"医保高铁"新质生产力，提升医院质管及服务效能

党的二十大以来，习近平总书记在不同场合曾多次提及"新质生产力"。与传统生产力相比，新质生产力更加重视创新、技术进步和智力资源对生产方式和生产效率的全面提升，具有技术创新导向，是信息化和智能化时代的重要标志。

随着国家医疗保障体系的不断完善，医保管理工作面临着越来越多的挑战。如何有效管理医保基金，保障参保人员的权益，提高医疗保障水平，是医保管理工作的重要任务。近年来，信息技术在医保管理领域的应用逐渐普及，为提高医保管理效率和质量提供了有力支持。

南京"医保高铁"是国内首个集医保、医药、医院移动大数据于一体的信息监管平台，有着新质生产力信息化和智能化的重要特征。随着"医保高铁"数据功能的不断完善，"医保高铁"已经成为南京地区医院日常管理的必备工具，开启了南京医保信息化高质量管理的新时代。

南京市中西医结合医院以新发展理念引领医院高质量发展，以"依托'医保高铁'定目标，找差距"为课题，通过对"医保高铁"的学与用，借力"医保高铁"新质生产力，争做"三好生"，不断提升医院质管及服务效能。

一、学好"医保高铁"精髓，持续增强主观能动性

南京"医保高铁"上线以来，医院不断加强培训与宣传力度，旨在激励全院员工积极、主动地运用"医保高铁"平台。院领导多次强调运用"医保高铁"的重要性，并且要求医护人员不能简单地刷取分数，更要结合实际工作，通过其提供的精准、多维度的数据来进行深度分析，以发现潜在的管理风险，并切实提升医保服务效能。

为此，医院特别策划了"'医保高铁'宣传月"专项活动，通过医保专员工作群、微信公众号、官方网站、院周会等多种渠道全面展示和解读"医保高铁"各模块的功能和运行指标。医院还利用内部办公平台，定期推送"医保高铁"运行提醒，确保各科室能够及时、准确地运用这一平台。

为深化全院员工对"医保高铁"的理解，医院还定期组织相关学习考核与知识竞赛。对于在"医保高铁"考核中表现不佳的科室，医院会在综合管理目标考核中进行相应扣分。

随着全院对"医保高铁"各项功能的深入了解和运用，医院医保管理实现了从被动式向主动式的转变，极大地激发了内在的管理驱动力。数据表明，能有效运用"医保高铁"

的科室，其医疗服务行为更为规范、合理，医保管理运行也更为高效。

二、用好"医保高铁"资源，不断提高互通互融度

南京"医保高铁"突破了医院自身信息平台的局限，促进了全市医保数据的互联互通，赋予了医院更宽广的视野。医院科室不仅可以与自己往年的情况做纵向比较，还可以通过与同行做横向比较，发现不足，提升能力。因此从医院的 4 个层面切入用好"医保高铁"，促进"医保高铁"与医院管理高度融合是关键。

1. 从院级管理层面入手，用好"医保高铁""导航"功能

医院建立了"医保高铁"政策院级学习机制，牢牢抓住"医保高铁"的核心版块、核心指标，通过院级层面的深入学习分析，制定医院配套管理制度，确保医院管理工作"剑有所指"。

2023 年初，医院就探索依托"医保高铁"信息平台，通过建立"医保高铁核心指标"与"国家公立医院绩效管理"的双重考核体系，"双轮驱动"促使医院不断优化收入结构，降本增效，提升中医服务质量和患者满意度。目前，医院国考指标已经显著提升，34 项监测指标项中已有 30 项超过国家中位值，其中 7 项省监测中医内涵指标项在省内 46 家中医医院中排位向好，已全面摆脱"吊车尾"困境，出院患者饮片使用率、出院患者中医非药物疗法比例及以中医为主治疗的出院患者比例 3 个指标排名稳居全省三级公立中医医院头部位置。

2. 从职能部门层面入手，用好"医保高铁""巡查"功能

医院建立了"医保高铁"职能科室包干巡查机制，按照"医保高铁"功能模块的设置明确职能科室督导巡查范围，确保"剑有利锋"。

按照职能权重，医保办负责 DRG 支付改革模块的"高铁"巡查，采购、财务部门负责招采改革模块的"高铁"巡查，医务处负责临床科室医疗运行指标的"高铁"巡查，门诊办负责门诊监测模块的"高铁"巡查。总而言之，通过职能科室的日常"高铁"巡查，发现问题更加及时精准，履行管理职能更易发力。今年，护理部开启了住院患者满意度评价的"高铁"巡查，通过"医保高铁""满意度评价模块"的及时反馈，护理部门可以迅速了解每个病区患者的满意度，进而发现并改进服务短板。2024 年，医院医保住院患者的满意度填报率和好评率在南京市均保持前列。

"医保高铁"的线上巡查功能为职能部门提供了极大的便利，它类似于线下的查房模式，但更为高效、准确。职能管理部门利用这些数据反馈对临床进行指导，对各种问题进行分析和整改，力求达到"问题有对策、整改有成效"的目标，推动医院各项工作精细化发展。

3. 从临床科室层面入手，用好"医保高铁""对标"功能

医院建立了"医保高铁"数据临床科室对标改进机制。通过这一机制，各科室得以常

态化地深入挖掘"医保高铁"数据，从院内到院外，从横向到纵向，全面对标找差，持续优化改进，以促进科室高质量发展。例如：在时间与费用消耗指数方面，科室关注并改进运行效率；对于病案首页质量及 CMI 的变化，科室优化运行质量；同时，关注医保范围外费用控制情况及可疑分解住院数据，进一步规范服务流程。

在"医保高铁"数据共享之前，临床科室的管理往往处于闭门造车的状态，目标模糊，方向不明。但现在，临床科室已经习惯使用"DRGs 病组"版块进行对标分析。当发现本科室核心病组的药品占比指标明显高于同级同类医院时，会及时调整核心病组的临床路径，从而更合理地利用耗材、药品等资源，避免浪费，降低医疗成本。

通过这种对"医保高铁"信息"比对—分析—改进"的闭环管理方式，南京市中西医结合医院将"医保高铁"的各模块功能充分融入科室管理中，实现了更高效、精准的管理。

4. 从医护个体层面入手，用好"医保高铁""预警"功能

医院已成功建立了一套完善的医护自我监管机制，极大地提高了医保服务的自我管理能力。

通过采用负面清单、警示榜和案例曝光等手段，临床医护人员能够对照政策进行自我检查，确保医疗行为的合规性。同时，"门诊监测"和"异常工单"等模块的运用使医院能够及时发现并解决潜在问题。数据显示，医院杜绝了"大处方"，门诊次均费用与去年相比有了明显的降低，且低于同级同类医疗机构水平，这充分证明了监管机制的有效性。

在"医保高铁""DRGs 风险提示"模块中，疑似分解住院数据实时更新，并可追踪到个人。医院对此进行了全面的数据核查，由医保办组织医疗专家团队对疑似分解住院病案进行全面审核。对查实的分解住院严格按照院内绩效考核制度进行相应的绩效扣减，以示惩戒。

此外，医院还利用"医保高铁"监管预警数据为相关医生提供精准的政策培训，从而加深他们对规范使用医保基金的认识。这样的培训不仅提高了医生的合规意识，更有助于医院在医保管理方面取得更加卓越的成效。

三、练好"医保高铁"内功，提增医院新质生产力

疾驰的"医保高铁"提高了医院管理工作效率，已成为医院不可缺少的管理抓手。下一步，医院将进一步强化"医保高铁"学习应用与院内管理更深层次的融合，推动医院各方面工作高质量发展，赋能医院运营管理创新，提高医务人员生产力，从粗放式发展模式转向具有"提质增效"内涵的高质量发展之路。

一是创新驱动。改变传统的粗放式发展观念，创新医院运营管理新理念，控费降本、提质增效，走内涵式质量提升之路。

二是质量驱动。提升质优价适的医疗服务，靠质量在竞争中取胜成为关键，关注细节，从诊断、治疗到护理都要做到精益求精，为患者提供更高质量的医疗服务。

三是成本驱动。DRG/DIP 支付方式改革给病种增收设置了"天花板"。在医保收入有限的情况下，控费降本成为医院顺应 DRG/DIP 支付方式改革之本。医院依托"医保高铁"大数据分析，加强成本管控，要合理用药用材，控制药价、耗材虚高的灰色收入，激励使用集采和基药降低药占比和耗占比，积极降本增效。

四是数据驱动。顺应 DRG/DIP 支付方式改革，更加重视信息化建设，加强数据管理和分析，为医院精细化管理提供保障支持。

第十节　南京市秦淮区大光路社区卫生服务中心：依托南京"医保高铁"，助力基层医疗机构医保管理

2021 年 7 月 19 日，南京市医保局开发上线南京医用耗材（药品）阳光监管平台 2.0 版——"医保高铁"手机云平台（城市医保移动管理工具），实现了医保、医疗、医药"三医"从业人员使用全员覆盖。给基层医疗机构医保管理者、医生带来了全面、翔实、实时、实用的动态数据，将数据效能转化为治理效能，为使用者提供了一个实用、透明、高效的平台，真正解决了基层管理的堵点、痛点、难点问题。

大光路社区卫生服务中心领导高度重视"医保高铁"的使用，95 人全员开通。围绕"医保高铁"各模块的功能、运行指标要求，院长统筹全局全面学习，各科室按照科室职能进行科室专项学习和个人学习，每天打卡按科室接龙，对学习效果和打卡结果积分进行综合考核奖惩。

一、中心决策层面

通过"本市要情""各区要情""医院要情""招采治理""支付改革"等模块，中心领导及时了解南京医保总体运行情况、中心核心指标数据（医保总收入、基金支出、门诊均次费用、住院均次费用、药品耗材金额及"五率"情况）及其他中心数据，进行相关比较和分析，便于决策和问题整改。

二、基金监管层面

临床各科室通过"公开消息"模块第一时间学习医保各项政策和相关信息通报，通过"负

面清单"和"案例曝光"模块开展自查,举一反三,警示教育提升维护医保基金的法律意识。今年实施职工医保门诊共济保障机制改革,"医保高铁"及时上线"职工门诊统筹基金监测"和"警示榜"模块,运用大数据分析展示警示数据,派发异常工单。中心定期召开"医保高铁"中层学习专项会,要求医务科、医保办、科主任和医生个人及时查看相关数据信息并进行监管分析,对异常情况实施约谈、整改,加大考核惩罚力度,规范使用医保基金。

三、病区 DRGs 层面

中心 2023 年 6 月和南京市红十字医院共建联合病房,开放 28 张床位收治病人。因首次纳入 DRGs 支付,没有任何经验。通过"DRGs 专区"和"住院分析"模块学习探索住院病房支付情况。及时发现医疗过程中的不当行为。根据"医保高铁"里"异常情况警示"以及"DRGs"模块中病组均费排行榜、病案管理情况、范围外费用控制情况等,深入查找问题、剖析原因,对存在的超使用说明用药、康复治疗超限制、费用构成不合理、范围外费用较多等问题做到及时发现、及时整改,有力促进了中心病区 DRGs 支付工作深化发展。

四、药事管理层面

开立药品目录查询,提供药品信息,显示医保自付比例、支付上限、限定范围,有效确保临床合理用药。方便实时查询药品和耗材在院内采购情况以及全市使用排名。实时监控集采药品采购完成进度,对完成滞后药品进行异常工单提醒,督促加快集采进程。"五率"(配送率、申请率、确认率、付款率、结算率)易于查询,督促相关职能部门完善执行药品耗材集中采购。疫情防控期间,通过"采购调配大厅"提供紧缺药品供应渠道,保障新冠肺炎急救药品供应。

五、宣传管理层面

中心所有职工通过"医保高铁"及时学习了解医保各项最新政策,便于向服务患者解释、沟通到位。"医保高铁"中"本市要情"上线公众号推广模块,对就诊患者关注南京医保公众号也有考核要求。医院充分开展宣传,制作南京医保二维码,接诊医生及时、主动让居民关注南京医保公众号,以便"掌上"办理医保业务,查询医保信息。同时也提醒居民医保基金受到监管,需合理使用,不能发生套保行为。

"医保高铁"已经成为中心医保管理的有效工具。中心将进一步使用好工具,通过横向与纵向比较发现不足,优化管理,推动中心医保运行质量进一步提升,在用好基金、守牢人民"看病钱"的基础上,为广大患者提供更加优质的社区医疗服务。

第十一节 南京市雨花台区铁心桥社区卫生服务中心：
"医保高铁"大数据赋能，助力医院高质量发展

"医保高铁"是南京市医保部门探索出的"三医"共建平台、共享数据、共担责任，实现"三医"协同发展和治理的信息化工具。"医保高铁"上线两年多来，坚持实用导向，不断完善功能模块，在推动医疗机构精细化管理、促进医保管理效能提高上成效卓越。

南京市雨花台区铁心桥社区卫生服务中心领导坚持以新发展理念引领中心高质量发展，反复强调运用好"医保高铁"的重要性。"医保高铁"已成为南京市雨花台区铁心桥社区卫生服务中心日常管理的必备工具。

1. 重视登录使用，每日关注学习

南京市雨花台区铁心桥社区卫生服务中心由分管领导带头、全院动员，开通全院共116名医护的"医保高铁"权限，要求所有人员及时通过登录"医保高铁"学习，关注、了解医保政策，找准工作方向。每日公布"医保高铁"使用情况，督促大家及时登录、学习，把登录使用"医保高铁"强化为医护人员的工作习惯。

2. 熟悉模块功能，指导医保管理

中心多次组织"医保高铁"使用专题培训，指导临床充分运用好这个"有料"的手机云平台。

通过"医院要情""本市要情""招采治理""医药要情"等模块，中心领导可及时了解南京医保总体运行情况以及中心医保收入、次均费用、药品耗材使用等核心数据，还能与其他中心进行横向比对，便于决策未来发展方向、监管方向。通过"药品目录""诊疗目录"等模块，临床医生可以熟知药品和医疗服务项目的报销政策及限制使用范围，确保合理用药。通过"负面清单""案例曝光"等模块，医护可以开展自查，举一反三，提升规范使用医保基金的意识。通过"门诊监测""警示榜"模块，门诊医生可进一步整改、规范医疗行为。通过"DRGs 专区"模块，住院部医生可关注时间和费用消耗、病案首页质量及 CMI 变化，提升住院部运行效率和服务能力。

3. 关注重点指标，强化服务规范

通过分析"医院要情""门诊监测"模块中的核心指标数据，南京市雨花台区铁心桥社区卫生服务中心及时制定《长期处方管理制度》，建立超 4 周长期处方审批机制，规范门诊处方期限、次均费用，确保职工医保门诊统筹管理政策的落实。南京市雨花台区铁心桥社区卫生服务中心职工医保门诊次均费用较年初明显下降且一直低于同级同类医疗机构水平。

"医保高铁"开通 DRGs 风险提示专区，重点监测疑似分解住院、范围外自费费用比

例及检查费用超比例单据，数据实时更新，违规可追踪到人。通过对此模块数据进行监管分析，及时发现问题，剖析原因，立即整改，并对相关科室、医生进行点对点政策培训，使规范使用医保基金的意识更加深入人心。

4. 挖掘核心数据，提升服务内涵

中心通过挖掘分析 DRGs 专区同等级医院病组均费排行榜、病案管理情况、总点数、时间费用消耗、CMI 等数据，指导科室对标找差，提升运行效率、运行质量及服务内涵；中心也制定了绩效平衡方案，加大对优势科室、具备核心竞争力的科室的绩效奖励。中心CMI 稳步上升，患者住院满意度"一键好评"率也保持在高位。

"医保高铁"不仅是数据的平台，更是自我监督、自我管理的好帮手。利用"医保高铁"数据发现问题，找准关键，精准提升临床工作质量，借助"医保高铁"数据对标找差，加快提升服务能力，降低违规风险，让医疗行为更规范，更好地为辖区百姓提供质优价廉的医疗服务。

第十二节　江苏益丰大药房连锁有限公司："医保高铁"助力定点零售药店规范经营管理

2021 年 7 月 19 日，南京市医疗保障局开发上线阳光监管平台 2.0 版——"医保高铁"手机云平台，为大医保领域的医院管理者、医生、药店工作人员、医保和卫健部门工作人员率先成功开发了城市医保移动管理工具，动态展示分析医保基金运行、医用耗材和药品全流程监管等具体情况，实现了业务数据"掌上通览"，推动管理数字化、智能化。移动端"医保高铁"药店模块在 2023 年 3 月初已经初步建成，南京市各定点零售药店按照要求均申请开通了"医保高铁"。"医保高铁"为定点药店的日常经营管理提供了很多帮助。

益丰大药房连锁股份有限公司是一家全国大型药品零售连锁企业。江苏益丰大药房连锁有限公司作为益丰大药房连锁股份有限公司最大的子公司，目前也是江苏省内最大规模的医药零售连锁经营企业，在南京已有 430 家医保定点门店。为提高定点零售药店精细化管理水平，强化药店药学人员对医保政策的理解和落实，进一步规范医保服务行为，益丰大药房连锁股份有限公司积极组织各片区负责人、各门店经理，举办了"医保高铁"实操培训，进一步强化对"医保高铁"的认知。

通过"医保高铁"这个平台，药店更加清晰地了解到南京医保的政策。"医保高铁"有一个子栏目"药店调度台"，设置有"日常考核""药店要情""药品目录""案例曝光"等模块，是药店关注度最高的一个栏目。在这个栏目里，药店可以全方位监管自查：

一、"药店要情"：这里有非常完善的药店总况数据，公司可以准确地锁定到市级及各区药店的数量、药店医保收入、药店基金支出等数据。通过与同行横向比较、与自己往年情况纵向比较，药店和药店管理人可以发现不足、完善管理，提升医保服务。

二、"药品目录"："医保高铁"是南京医用耗材（药品）阳光监管平台的升级版。药店工作人员及广大老百姓通过"药品目录"模块可以清晰地查询到品种的中标价、医保自付比例、限定支付范围等信息，大大节约了时间，提高了药店工作人员的工作效率并提升了广大老百姓的体验感。

三、"日常考核"：通过"日常考核"模块，药店可以快速查询到在日常经营中是否存在涉嫌违规行为，第一时间避免因违规而受到处罚。而且结合"案例曝光"模块里面的真实案例，给药店做了一个很好的警醒，药店负责人将案例内容传达给店员，店员在实际工作中严格执行遵守，也给百姓传递了医保合规使用的正能量，保障基金使用安全。

"医保高铁"的开通运行为医保、定点零售药店双方提供了数据的共建共享平台，也提高了医保药师的工作效率，已成为公司自我管理的新抓手。下一步，江苏益丰大药房连锁有限公司将充分运用"医保高铁"的信息数据，对标找差，提升效能，规范医保服务行为，助力药店规范经营管理，切实为百姓提供高效满意的医疗服务。

"医保高铁"作为医保新体制下的产物，通过整合医保、医院、医药大数据，促进了医保信息化、精细化、个体化管理的进程，形成了一个信息化引领"三医"联动的新模式。

第十三节　碧迪医疗器械（上海）有限公司：南京"医保高铁"为企业助力

南京市医保局自成立以来，积极响应国家医保局政策指导，在医保基金监管、医药价格管理等方面做了大量的工作，在带量采购方面也有很多的创新方式。随着信息化的不断发展，南京市医保局开发建设了"医保高铁"。南京"医保高铁"是南京市医保局对医疗等各方管理的一次伟大创新，是打破部门、医院信息壁垒，汇聚医保、医院、医药大数据，建设一体化信息的平台，实现了医保信息化、精细化、个体化的特色管理。这几年，碧迪医疗器械（上海）有限公司使用"医保高铁"，深深感受到"医保高铁"对于企业未来的发展和业务的布局有着很大的帮助。

南京"医保高铁"对企业主要有以下几方面的帮助和好处：

一、提高采购和配送效率。通过"医保高铁"，企业可以查看药品耗材采购配送进程、配送到位后医保基金是否及时支付，从而实现对医保部门工作效率的监督。医保基金及时支付对企业的可持续发展至关重要。

二、优化管理。通过数据分析，企业可以更精准地提供惠民服务，同时也可以发现自身管理中的不足，不断地优化和改进，助力企业的业务增长。

三、不断提升决策效果。精准的数据有助于企业做出更符合医疗市场的决策，通过对数据的分析和利用，企业可以更加科学、更加精准地制订市场战略和工作计划，帮助企业更好地完成为人类健康服务的理念。

四、强化监管。通过"医保高铁"，企业可以更好地规范自身行为，包括合法性、合规性、基金的使用等方面，这样可以非常有效地避免一些违规行为的发生，树立企业良好的社会形象。

五、持续降低成本。通过不断优化管理方法、提高采购和配送效率等手段，企业可以降低自身的运营成本，提高经济效益，这样才有可能为社会做更多的公益事业，回报社会。

六、企业通过"医保高铁"可以直观地看到各个产品在每家医院的销售情况。企业的销售部门可以根据每个月的数据进行分析，及时了解情况，找出原因并尽快解决，在帮助企业更好地为患者服务的同时，也为企业的未来发展定出了方向。

七、在整个药品、器械、耗材的购销活动中，信息流、资金流和物流的全流程更高效、透明，并能够覆盖更广的业务范围，节省了原本信息不透明所耗费的时间和人力，不但降低了企业的运营成本，而且推动了医药市场规范行为和良性循环，增加了企业未来良性发展的信心。

综上所述，南京"医保高铁"对企业来说是一个非常有益的项目，它不仅提高了企业的管理效率和经济效益，也加强了对企业的监管。因此，企业应该充分认识到南京"医保高铁"的价值和意义，积极参与其中，并不断提高自身的运营和管理水平。企业通过"医保高铁"，在不断提升管理水平和经济效益的同时，还可以规范自身行为，实现可持续良性发展。

第十四节 南京正大天晴制药有限公司：
南京"医保高铁"赋能企业高质量发展

2021年，南京市医保局在全国率先创新打造上线南京"医保高铁"，探索引领"三医"协同发展和治理新实践。南京"医保高铁"平台经过1 000余天的运行，通过数据挖掘、集成、分析和呈现，打破信息壁垒，汇聚医保、医院、医药大数据，为医药企业高质量发展提供了新思路。

南京正大天晴制药有限公司作为首批纳入该平台的医药企业，既是平台不断优化改革，增强企业保供能力的受益者，也是依托平台形成政企互通，推动南京医保事业高质量发展的建设者。在南京"医保高铁"平台集成分析大数据的加持下，南京正大天晴制药有限公司2023年经营业绩稳步增长，各项经营数据再创新高，全年产值为50.1亿元、同比增长12%，净利润为9.7亿元、同比增长23%。南京正大天晴制药有限公司在南京市医院供应

55 个产品，销售金额 1.53 亿元。在南京地区超千家药企销售排名中，南京正大天晴制药有限公司的排名从 2022 年的第 15/1 000+ 跃升到 2023 年的第 8/1 000+。

一、"医药加油站"版块实现全领域数据共享，助力企业保障地方供应

企业以往通过传统的线下方式了解药品在医院使用情况，虽然辅以企业内部的流向数据抓取，但是由于数据获取渠道不对称、信息时效滞后等，经常出现企业与医院沟通不畅的情况，以致出现供应问题。

"医保高铁"平台上线后，实现了全市医院集中采购、带量采购、直接结算数据全监管。南京正大天晴制药有限公司一直积极支持国家、省级药品集中带量采购，有 30 多个产品中选。为保障药品稳定供应，企业密切关注"医保高铁""医药加油站"版块的集采和带量采购专区，实时掌握企业产品在本地医院的实际采购金额、完成进度等数据，提前预警供应问题，合理调配生产和配送资源，确保药品供应保障工作有序开展。2019 年以来，南京正大天晴制药有限公司已落实国家组织药品集中采购 9 批次 26 个品种，国家药品集采任务的完成量超 260%。

同时，南京医保部门还定期在"医保高铁"发布地产生物医药创新产品采购情况等各类监测月报。企业自 2020 年起持续参加南京市医保局的《南京市生物医药创新产品推广使用目录》申报，目前已有 16 个产品被纳入目录，涉及医疗机构 40 余家，纳入目录的产品在南京市销售额已超 2.6 亿元，占所有产品在南京销售额的 50%。

二、"医保研究苑"版块利用政策共享，为医保研究和企业发展决策赋能

在互联网大数据高速发展的背景下，政策信息发布渠道广、源头散、内容多，在众多信息中获取有效的政策信息是企业经营发展的迫切需求。

南京"医保高铁"设置了"医保研究苑"专有"车厢"，及时共享最前沿的国家、省市政策信息，为企业提供了交流工作体会、分享研究成果的平台，正面引导政策有效落地和行业健康发展。

南京正大天晴制药有限公司在学习医保基金结算和使用、国谈和集采落地政策等研究成果的过程中，切实地参与医改政策的研究及探索，更加深入地了解政策实施对地方医药行业格局的影响，同时将课题研究内容在企业内部进行分享和交流，促进全员对政策的深入理解和认识，以确保各项政策顺利地贯彻实施。

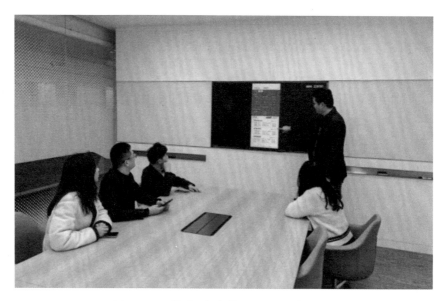

图 13-24　将"医保高铁"应用于业务分析

　　南京正大天晴制药有限公司处于创新驱动的关键转型阶段，南京"医保高铁"的运行为企业提供了完整透明、活跃高效的市场信息和医保评价体系。企业作为"三医"体系中的重要成员，也将以改革为动力，以信息化为抓手，协同医保局扎实推进健康中国的建设工作。

第十五节　南微医学科技股份有限公司：敢为人先，南京"医保高铁"促创新企业高质量发展

　　2021 年 7 月，南京市医保局以敢为人先、争当标杆的锐气和创新精神，以信息化为导向，打破部门、机构和系统的信息壁垒，建成了"三医"联动的高效信息载体——南京"医保高铁"。全市的"三医"从业人员能实时看到医保基金、药品耗材、DRG 运行的相关信息，真正做到了"三医"共建共享、协同发展、智慧前行。南京"医保高铁"通过信息系统对接、交互，实现数据全天候实时更新、推送，信息的有效性和及时性毋庸置疑。南京市医保局尽全力汇集的庞大数据无私地分享给了"三医"各方，原来的幕后数据被搬到了台前，不同人员分别登录不同版块。作为生产企业，可以通过登录"医保高铁"中的"医药加油站""广播站""医保研究苑"，用数据指导业务工作的开展，真正实现数据说话、数据管理、数据创新。

　　"医药加油站"对于生产企业的内容最为丰富，企业可以看到"车厢"内的"企业要

情""本市要情""医院要情""招采治理""内部管理"5个模块的内容。通过"企业要情"模块，生产企业可以实时了解医疗机构的采购情况、产品的使用情况、配送的平均响应时长等。2023年，南微医学科技股份有限公司年度线上交易金额达1.23亿元，交易耗材品类116个。通过这些数据，企业定期评估配送服务效率，订单及配送平均响应时长由最初上线时的3.24天缩短为2024年的1.72天，大大提高了配送服务效率，同时线上交易信息的公开也指导生产企业根据产品的销售情况进行备货安排，保证供货的科学性和及时性。通过"本市要情"模块，生产企业可以了解南京市内药品、耗材、诊疗项目的医保支付信息等。通过"医院要情"模块，生产企业可以了解各家医院和各科室使用南京市医保基金的情况；作为本地创新企业以及南京市整体带量谈判企业，"招采治理"模块很清晰地统计汇总了整体谈判的时间周期、完成金额和完成进度等信息，让南微医学科技股份有限公司可以很直观地了解整体谈判的采购进展情况，也可以横向比较其他整体谈判企业的进展情况，通过这些数据可以做到心中有数，如有特殊情况也可及时跟进解决。另外，通过"招采治理"模块，生产企业还可以对前期通过南京市医保局审核的创新产品使用情况进行落地跟进，推进医院名单、推进医院的指导金额和完成金额清晰罗列。而且还将完成情况按月统计生成统计图，真真切切地做到了想企业所想。定期查看这些数据，生产企业就可以很简单、很直接地了解创新产品在每家推广医院的进展，及时对完成不好的医院做好跟进和服务，更加高效地促进创新产品的推广和使用。

此外，生产企业也很关注"广播站"和"医保研究苑"两个版块。尤其是其中的"突发风险""工作动态""情况通报""典型案例""课题评选"等模块，通过这些模块了解南京市内行业最新动态，医保局及时发布的最新政策通知、网上采购监测月报、医院最新新闻等，还有典型案例分析分享，助力大家学习医保知识，规范医疗行为。同时，"医保高铁"也是宣传医保政策、了解医保信息的快捷平台，让生产企业更加全面、及时地了解医保政策和工作要求、最新动态等信息，更好地配合医保部门和医院的工作。

南京"医保高铁"的建设非常注重实用性和功能模块的完善，实时动态发布信息，整体服务高效、便捷、有温度。它设置的多个功能模块汇聚了医保、医院和医药的大量数据，通过数据挖掘、集成、分析和呈现，不仅提升了医保管理的效率，也为企业提升业务的信息管理水平提供了强大支持，有助于优化医疗市场环境，为企业提供更好的商业机会和发展空间。南京"医保高铁"有效提高了医保基金的精准监管能力和医保经费的使用效率，开辟了数字化引领"三医"联动的新模式，在全国打造了南京医保的亮丽名片并彰显了强大的影响力，因此入围了第四届中国健康产业创新"奇璞奖"公共政策创新领域提名奖，也为助力创新企业高质量发展书写了医保答卷。

第十四章 媒体报道系列

南京"医保高铁"建成以来，受到各界广泛关注，多家媒体先后多次予以关注和报道。

2021.7.19 紫牛新闻 南京医用耗材（药品）阳光监管云平台升级版 "医保高铁"正式上线

扬子晚报网 7 月 19 日讯（通讯员 杨萍萍 王明宇 记者 张可）7 月 19 日，南京市医疗保障局召开 2021 年上半年医保经济工作会议。会上，南京医用耗材（药品）阳光监管云平台的升级版——"医保高铁"正式上线。

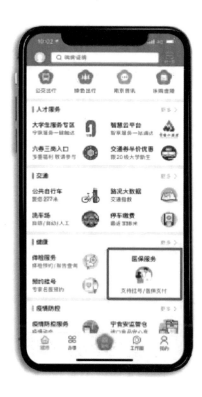
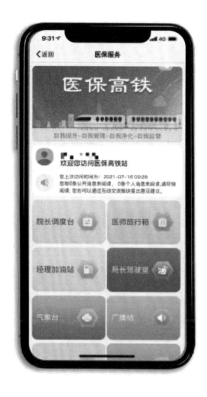

南京医用耗材阳光监管平台自上线以来，围绕着耗材治理改革不断探索、创新发展。此次升级后亮相的"医保高铁"围绕让医保决策更精准、医保工作调度更智能、医保基金监管更阳光的目标，设置有"院长调度台""医师旅行箱""经理加油站""局长驾驶室""气象台""广播站"六个专题版块应用。从技术上，通过大数据汇集集成，多维度数字化场景应用；从业务上，通过全市、同级医院、本院三个维度业务数据分析，加强平台监管与医疗机构协同管理；从服务上，着力提升手机应用端服务品质，进一步提升便捷度。

2021年上半年，南京医保交出一份亮眼的"成绩单"：节约药品和医用耗材采购金额约28亿元，《国务院深化医药卫生体制改革领导小组简报》（第144期）专题刊发《南京市推进医用耗材改革取得积极成效》；办理医保个人账户家庭共计4.3万人次，涉及金额1.4亿元；3批生物医药创新推广产品累计采购6 997.2万元，首批药品累计采购5 575.7万元，完成指导计划136%……

南京市医保局局长刁仁昌表示，今年上半年，南京医保基金收入支出结余同步快速增长，医保充分支持定点医药机构发展，失能人员照护保险制度启动实施，耗材治理成效获得国家层面肯定。下一步，将继续推进全面实施失能人员照护保险制度，加快推进DRG改革，持续强化基金监管，动态完善考核办法，深化招采制度改革，持续推广应用生物医药创新产品，推进调整医药服务价格、建立健全门诊共济保障机制、制定国谈药"双通道"政策等重点改革，加强医保信息化建设，全面推广应用南京医用耗材（药品）阳光监管"云平台"——南京"医保高铁"，优化医保便民服务。

https://wap.yzwb.net/wap/news/1480767.html

2021.12.21 ZAKER 全天候智能监管！
南京"医保高铁"上新"DRG 专区模块"

全天候智能监管！南京"医保高铁"上新"DRG 专区模块"

现代快报讯（记者 徐苏宁）南京市基本医疗保险按疾病诊断分组（DRG）点数法付费暂行办法将于 2022 年 1 月 1 日起正式实施，南京医用耗材（药品）阳光监管云平台的升级版——"医保高铁"也在不断地探索发展。12 月 20 日，现代快报记者了解到，南京"医保高铁" DRG 专区模块上线试运行，全天候、多维度、多层次、精细化地呈现了南京市 DRG 的运行效能和质量，从而引导医院主动压减医疗成本。

【透明精细】
全天候、多维度、多层次、精细化，呈现 DRG 运行效能和质量

现代快报记者了解到，DRG（Diagnosis Related Groups）付费就是按疾病诊断相关分组付费，将疾病按照严重程度、治疗方法复杂程度、治疗成本不同划分为不同的组，医保以组为单位分别定价打包支付。

南京市医保局医药服务处三级调研员张元良告诉现代快报记者，基于规范的临床路径管理的 DRG 付费，在保障了参保患者医疗质量安全的同时，可以减少过度诊疗和不合理支出，把百姓的"救命钱"用在刀刃上，从而不断提高群众就医满意度。据了解，2021 年度南京实现全市 98 家二级及以上定点医疗机构按疾病诊断相关分组（DRG）付费参改率达 100%。

据介绍，DRG 专区模块按照管理层次、机构级别和时间跨度等不同维度，动态展示医疗机构住院病案分组、付费、效能、排名等 DRG 改革有关指标参数。

无论是医院、医生还是医保管理者，都可以从相应的界面登录，查询到 DRG 概况、医院病组费用排行榜、病案管理情况、分组管理情况、点数管理、CMI 排名、入组病例分类情况、费用结算情况、范围外费用占比，以及运行效能指标情况等等。

"平台将从医保、医院、医师三个管理视角，按照三甲、三级、二甲、二级四个医院级别，从上月、当月以及年度累计三个时间维度，DRG 入组病例数、DRG 组数、参改医院病组均费水平等 112 个核心管理指标，全天候、多维度、多层次、精细化地呈现了南京市 DRG 的运行效能和质量。"南京市医保局信息管理处副处长薛宁春介绍，"我们还在平台上展示全市参改医院病组均费水平统计排名，设立金、银、铜奖牌榜，引导医院主动压减医疗成本。"

【实时便捷】

医生、医院管理者、医保管理者可通过手机实时查看

2021 年 7 月 19 日，南京医用耗材（药品）阳光监管云平台的升级版——"医保高铁"正式上线。历经五个月，平台运行越来越完善。此次 DRG 专区模块上线，将 DRG 运行的情况全面、动态、实时地展现出来。其创新点在于"上新"在手机端。所有医生、医院管理者、医保管理者都能够通过手机这种最简便的方式，随时随地查看、分析。

南京市医保局党组书记、局长、一级巡视员刁仁昌介绍，依托"医保高铁"打造的 DRG 专区模块，构建了智能化参照评价坐标体系。"比如不同医院可以做同一病组之间比较，利用横向的竞争来节约资源、节约成本、节约医保基金。此外，科室之间、病组之间的比较都是非常有技术意义的。"不仅横向上有比较，纵向上也有约束。针对同一个医院、同一个病组、同一个科室，甚至同一个患者，平台记录了各种基本数据变化的情况，这也将对医生、科室、病种、医院的竞争提供一个定位。

"DRG 专区模块上线的意义在于既是'定位器'又是'导航仪'，助力形成一个良性的竞争机制，激发医疗机构的改革内生动力，强化绩效管理，提高医保基金的使用效益。"刁仁昌说。

（编辑 周冬梅）

https://App.myzaker.com/article/61c043bc1bc8e00913000161

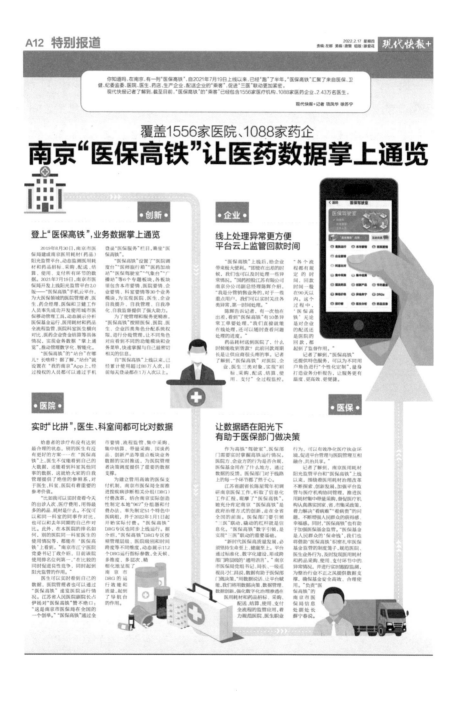

2022.7.5 奇璞公众号【提名奖揭晓】
健康行业、不惧疫情、持续突破!

第四届"奇璞奖"

https://mp.weixin.qq.com/s/g3X8850M-LK1IQrlPyrHJg

2022健康行业政策创新奇璞提名奖

1、政策助力医疗技术、装备、药品与国际先进水平"三同步":海南博鳌乐城国际医疗旅游先行区管理局

2、医疗保险按病种分值付费(DIP)支付方式:淮安市社会医疗保险基金管理中心

3、珠海市云医保处方共享服务平台:珠海市医疗保障局

4、南京"医保高铁"手机云平台:南京市医疗保障局

2019年南京医保局在全国率先建成医用产品阳光监管平台,2021年"医保高铁"手机云平台上线。通过大数据汇聚融合、多场景分析应用、数据挖掘、算法配置、多维度数据画像等技术,实现业务数据"掌上通览",为医院、医生、医药企业、医保等动态展示分析医保基金运行、医用耗材和药品全流程监管、医院科室医生横向对比、医药企业资金结算等,提供了便捷高效的移动管理工具。

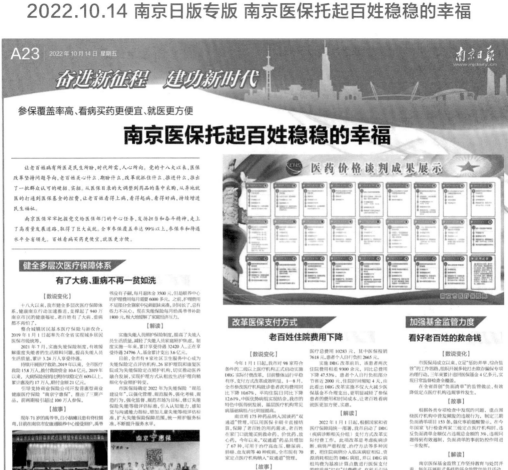

A23 2022年10月14日 星期五 | 南京日报 www.njdaily.cn

奋进新征程 建功新时代

参保覆盖率高、看病买药更便宜、就医更方便

南京医保托起百姓稳稳的幸福

让老百姓病有所医是民生所需、时代所需、人心所向。党的十八大以来，医疗改革攻坚问题导向，老百姓关心什么、期盼什么，改革就抓住什么、推进什么，推出了一批群众认可的硬招、实招。从医保目录的大调整到药品的集中采购，从异地就医的打通到医保基金的监管，让老百姓看得上病、看得起病、看得好病，持续增进民生福祉。

南京医保紧紧把握党交给医保部门的中心任务，发扬担当和务实精神，走上了高质量发展道路，取得了巨大成就。全市参保盖率达99%以上，参保率和待遇水平全省领先。百姓看病买药更便宜，就医更方便。

医药价格谈判成果展示

健全多层次医疗保障体系

有了大病、重病不再一贫如洗

【数说变化】

十八大以来，我市健全多层次医疗保障体系，健康南京行动加速推进，支撑起了940万南京市民的健康福祉。有了大病、重病都不再担心了。

整合城镇居民基本医疗保险与新农合，2019年1月1日起率先在全省实现城乡居民医保市统筹。

2021年7月，实施失能保险制度，有效解决了失能人员的生活照料问题，累计享受待遇超7.5万人。

持续开展医疗救助，2019年以来，累计救助158万人次，拨付救助资金10.4亿元。2019年以来，累计惠及约17万人，拨付金额21亿元。

引导支持商业保险公司开发普惠型商业健康保险产品"南京宁惠保"，推出了三期产品，前两期惠及超过100万人参保。

【故事】

年过71岁的高爷爷，只小腿被扎铁有骨折摔伤，日前在南京市收集顾眼科中心接受治疗，高爷...

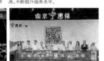

南京宁惠保

推进医药价格改革

老百姓看病更便宜了

【数说变化】

打包医药价格综合。落实国家和省药品、医用耗材集中带量采购，构建普通城材种带量采购、最低价使用、精准整合等"五位一体"的医用耗材集团采购模式，让医疗价格"价值医疗"。开展30余次医保价格治理，市医保局累计开展30余次医保价格治理，减少医疗费用约60亿元。

支持生物医药创新产品广泛使用，2020年以来累计支持国产87.84个。

李某是一名2型糖尿病患者，需要使用本公司生产的胰岛素泵及耗材，为3元300单位。每大使用20单位，国家药品集中采购前，一套胰岛素泵材的价格为181.03元/支，集采后的价格为79.2元/支，按照一年使用24支计算，一年降幅超过4344.72元用掉了1900.8元，大幅减轻了用的负担。

输液器是插入人体的，只要期短期临期有没的...

改革医保支付方式

老百姓住院费用下降

【数说变化】

今年1月1日起，我市对98家符合条件的二级以上医疗机构正式实施DRG实际付费改革，目前整体运行平稳有序，支付方式改革效果初显。1-8月，全市病改医疗机构次均费用相比下降10.67%，平均住院日下降12.61%，中医优势病种实际服务量，我市的特色中医药作更具吸引力，充分发挥中医药病疾病综合治理模式增强。

市医保局明确近2022年9月失能服务...

我市某参保患者于2021年2月诊断为肺炎，入院治疗13天，合计医疗总费用19600元，其中医保报销14976元，患者个人自付金4624元；2022年4月，该患者因同一病再次住院治疗9天，合计...

提升医保公共服务质量

就医更便捷更高效

【数说变化】

异地就医工作是重要的民生工程，群众瞩目工程，社会关注。2021年我市始省网异地就医医保网结算人次超370万，2022年增至9月以来，结算人次近350万，同比增长...

加强基金监管力度

看好老百姓的救命钱

【数说变化】

市医保局坚持标本兼治、综合监管的工作思路，组织开展系列...

2022年1月1日起，根据国家和省医疗保障局统一部署，我市启动了DRG（疾病诊断相关分组）支付方式改革实...

创新信息化治理

数字医保，让数据晒在阳光下

【数说变化】

2019年8月30日，全国第一单医用耗材阳光采购平台上线运行，2020年2月2日，全国第一个...

10月5日晚，央视大型纪录片《巡礼第18集《永远的清醒剧集》》，片中讲述南京通过建设南京市医用耗材阳光采购平台，实现了对医用耗材采购...

2022.11.15 奇璞微信公众号 奇璞提名奖 "医保高铁"手机云平台：南京医保局

奇璞提名奖 | "医保高铁"手机云平台：南京医保局

原创 提名奖 奇璞 CHIP 2022-11-15 20:01 发表于上海

西晋司马彪有诗云"卞和潜幽冥，谁能证奇璞"

"奇璞"寓意珍奇美玉或才智出众之人

2022 第四届中国健康产业创新平台

健康行业创新奇璞提名奖案例

参赛单位：

南京市医疗保障局

项目名称：

南京"医保高铁"手机云平台

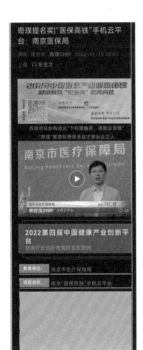

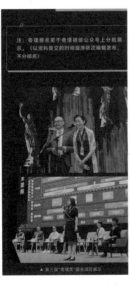

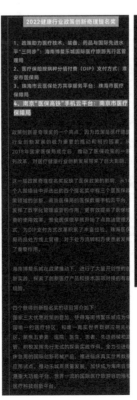

项目介绍：

南京"医保高铁"，是医保新体制下，打破部门、医院信息壁垒，汇聚医保、医院、医药大数据，建设信息平台，通过数据挖掘、数据集成、数据分析、数据呈现，支撑推动带量采购、招采治理、支付改革、基金监管，创新医保信息化、精细化、个体化管理，规范行业、赋能产业，成为信息化引领"三医"联动的新模式。

创新亮点：

（1）全领域数据，共建共治：集聚三医大数据超过 117.7 亿条；医保、医院、医生、医药四类角色，3 万人搭乘高铁，近 30 个模块实时呈现业务动态；在医院、科室、医生三个层面建立责任联动机制。

（2）固移端融合，方便智能：平台端、手机端数据互通、功能互补，"三医"从业人

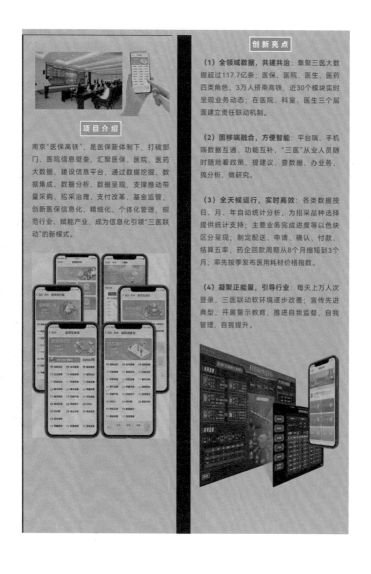

南京"医保高铁"
数字化工具创新医保新生态

员随时随地看政策、提建议，查数据、办业务，搞分析、做研究。

（3）全天候运行，实时高效：各类数据按日、月、年自动统计分析，为招采品种选择提供统计支持；主要业务完成进度等以色块区分呈现；制定配送、申请、确认、付款、结算"五率"，药企回款周期从8个月缩短到3个月；率先按季发布医用耗材价格指数。

（4）凝聚正能量，引导行业：每天上万人次登录，三医联动软环境逐步改善；宣传先进典型，开展警示教育，推进自我监督、自我管理、自我提升。

创新成果：

（1）2019年8月30日，建成全国第一个医用耗材阳光监管平台，汇聚贯通医保基金、医院管理（HIS）、医药价格、招标采购四个系统，实现全市医院集中采购、带量采购、直接结算、数据监管。

（2）2020年2月20日，开通全国第一个防疫物资采购调配大厅，承担市防疫指挥部应急采购任务，为援鄂医疗队、新冠收治医院、发热门诊、基层医院提供十多个品种、200多万件紧缺防疫物资。

（3）2021年7月19日，上线全国第一个手机医保云平台"医保高铁"，扩展平台大医保功能，拓展使用人群范围，开辟移动端使用方式，实现"三医"从业人员使用全覆盖，实现数据精准化、个体化、关联化服务，提升"三医"联动程度。

（4）2021年12月20日，启用全国第一个全天候DRG运行的专业平台，立足国家最新分组方案，创新本地支付结算规则，实时展现近百家医院、上万名医生、967个病组、每个病人每台手术的费用情况，引导医院医生科学竞争、合理控费、优化路径、价值治疗。

推广潜力：

"医保高铁"手机云平台通过大数据汇聚融合，多场景应用分析，多维度数据画像技术应用，形成了成熟的解决方案，为"三医"共建共治共享提供了全国样板，上线以来，受到了医保、医院、医生、企业的欢迎，日均使用在1万人次以上，累计使用超过170万人次。

平台在医用耗材阳光监管、医用防疫物资调配采购、DRGs支付监管方面具有首创性，2020年3月、4月，平台分别获得《外观设计专利证书》《计算机软件著作权登记证书》。2020年，国家医保局5次宣传南京用信息化采购调配防疫物资的做法，3月12日《新华日报》头版进行了报道。2021年，《中国医疗保障发展报告（2021）》蓝皮书，把南京作为全国唯一城市案例，专章介绍南京打造平台推进耗材治理。2021年国务院深化医药卫生体制改革领导小组简报第144期，就南京市积极推进医用耗材治理改革、搭建信息化平台开展医

（1）2019年8月30日，建成全国第一个医用耗材阳光监管平台，汇聚贯通医保基金、医院管理（HIS）、医药价格、招标采购四个系统，实现全市医院集中采购、带量采购、直接结算、数据监管。

（2）2020年2月20日，开通全国第一个防疫物资采购调配大厅，承担市防疫指挥部应急采购任务，为援鄂医疗队、新冠收治医院、发热门诊、基层医院提供十多个品种、200多万件紧缺防疫物资。

（3）2021年7月19日，上线全国第一个手机医保云平台"医保高铁"，扩展平台大医保功能，拓展使用人群范围，开辟移动端使用方式，实现"三医"从业人员使用全覆盖，实现数据精准化、个体化、关联化服务，提升"三医联动"程度。

（4）2021年12月20日，启用全国第一个全天候DRG运行的专业平台，立足国家最新分组方案，创新本地支付结算规则，实时展现近百家医院、上万名医生、967个病组、每个病人每台手术的费用情况，引导医院医生科学竞争、合理控费、优化路径、价值治疗。

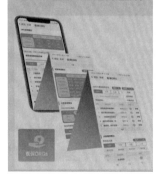

"医保高铁"手机云平台通过大数据汇聚融合，多场景应用分析，多维度数据画像技术应用，形成了成熟的解决方案，为三医共建共治共享提供了全国样板，上线以来，受到了医保、医院、医生、企业的欢迎，日均使用在1万人次以上，累计使用超过170万人次。

平台在医用耗材阳光监管、医用防疫物资调配采购、DRGs支付监管方面具有首创性，2020年3月、4月，平台分别获得《外观设计专利证书》、《计算机软件著作权登记证书》。2020年，国家医保局5次宣传南京用信息化采购调配防疫物资的做法，3月12日《新华日报》头版进行了报道。2021年，《中国医疗保障发展报告（2021）》蓝皮书，把南京作为全国唯一城市案例，专章介绍南京打造平台推进耗材治理。2021年国务院深化医药卫生体制改革领导小组简报第144期，就南京市积极推进医用耗材治理改革、搭建信息化平台开展医用耗材招标、采购、配送、结算、使用等实时监管，取得积极成效进行了专题报道。2021年，中纪委纪检监察信息化工作会议上对平台作了介绍。2022年3月，江苏省医改领导小组办公室介绍了南京DRG改革做法，肯定了医保高铁的"亮"。"学习强国"和新华日报等媒体平台多次进行专题报道，20多个城市观摩学习。

用耗材招标、采购、配送、结算、使用等实时监管，取得积极成效进行了专题报道。2021年，中纪委纪检监察信息化工作会议上对平台作了介绍。2022年3月，江苏省医改领导小组办公室介绍了南京DRG改革做法，肯定了"医保高铁"的"亮"。"学习强国"和新华日报等媒体平台多次进行专题报道，20多个城市观摩学习。

注：奇璞提名奖于奇璞微信公众号上分批展示。（以资料提交的时间顺序依次编辑发布，不分排名）

https://mp.weixin.qq.com/s/VcL4HZDRzscFdTlcLyc1aQ

2022.12.20 央视新闻《新闻 1+1》

20221220 药品保供进行时！

央视影音
掌上央视 无限视界

打开

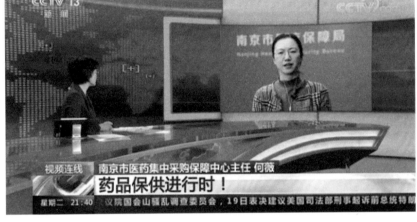

新闻1+1

+ 关注

《新闻1+1》 20221220 药品保供进行时！

更新时间: 2022-12-20 22:06

https://App.cctv.com/special/m/livevod/index.html?guid=04cd1ca5eb8d46d8
bb610f192d3356ef&mid=17lVrm6r0815&vtype=2

《新闻 1+1》 20221220 药品保供进行时！

2022.12.24 南京日报 多措并举保障市民涉疫药品需求

支持本地企业保供，全国采购调配货源，加强基层医院、重点人群保障——

多措并举保障市民涉疫药品需求

12月23日，南京市举行疫情防控工作新闻通气会，通报当前我市疫情态势、医疗救治以及药品供应保障等相关情况。

南京市医疗保障综合服务中心（市医药集中采购保障中心）副主任丁雪清介绍，随着我市新冠病毒感染者持续增多，我市和全国其他城市一样都出现了药品短缺情况。12月17日，我市迅速成立南京市药品集中采购保供专班，全力筹措药品，持续保障市民的用药需求。连日来，我市利用连锁药店持续向市场投放退热、止咳类药品，缓解群众的用药需求和紧张情绪。

医保政策技术支持，动员本地药企保供、推动医保线上支付

为全力保障市民的用药需求，我市积极动员本地药品生产企业，加班加点全力生产，全力供应南京市场。丁雪清介绍，在国家和省药监局的大力支持下，目前，布洛芬缓释胶囊日产量可达93.6万粒，后期产能还可提升1.5倍；复方锌布颗粒剂日产量57.6万袋；咳喘宁口服液日产40万支；右美沙芬口服溶液日产1.2万瓶；氨溴索糖浆日产1.6万瓶；小柴胡颗粒日产3.5万袋；小儿感冒舒颗粒日产2.6万袋；穿心莲内酯分散片日产54万片；复方甘草片日产500万片；复方甘草口服液日产3万瓶，基本可满足市民日常的用药需求。

为支持本地企业防疫保供工作，疫情防控期间，我市对本地药品生产企业的涉疫药品调整医保支付政策，下调个人支付比例，对医保范围外药品开展医保对接。并开通绿色挂网通道，确保本地企业防疫产品随报随挂，供医疗机构采购使用。

此外，为避免发热就诊人群聚集、交叉感染风险高以及群众就医焦虑等问题，市医保局组织技术力量连夜搭建，率先在江宁区、溧水区组织24辆流动便民诊疗车，将"发热门诊"开到百姓家门口，实现就诊、购药医保直接结算。"下一步，南京医保移动支付平台还将对接社区医院、社区卫生服务中心及各家互联网医院、家庭医生，全力保障24小时'互联网＋医保'诊疗服务，让市民足不出户就能看病购药，实现挂号、问诊、医保缴费、快递送药上门一站式线上完成。"丁雪清表示。

启用医保高铁－防疫物资调配大厅，加大基层与重点人群保障力度

为完成此次药品保障任务，我市还积极向国家、其他省市的药品生产企业请求支援，发动经销商和连锁药店积极采购退热、止咳、抗病毒和抗生素等 4 类药品，并每日跟踪重点药品配送到货情况。"目前，已连续利用连锁药店持续向市场投放退热、止咳类药品，缓解群众的用药需求和紧张情绪。"丁雪清介绍。

为确保物资尽快送达基层医疗机构，当前，我市已启用南京"医保高铁"－防疫物资调配大厅，通过系统监测发热门诊就诊人数，按就诊量进行统一调配，形成每日的调配方案。由配送企业根据调配方案将药品配送到区级大型医疗机构，再由区卫健委负责分发到各社区卫生服务中心，以缓解当前配送企业运力严重不足的局面。

同时，我市也加大对交通场站工作人员、警察等城市运行保障人员，以及快递小哥、养老院、儿童福利院和独居等重点人群的保障力度，确保城市基本运行。

呼吁市民合理备药用药，让药品资源发挥最大作用

在保障用药需求的同时，丁雪清也呼吁市民合理用药，不囤药。

"在这个特殊的阶段，我们非常理解广大市民对药品需求的焦虑情绪。但我们也呼吁广大市民合理用药，不囤药，让药品用到真正需要的患者身上。"丁雪清表示，按照诊疗方案，正常发烧 2-3 天，每天只需服用退热药布洛芬片 2 粒，"像地产的双氯芬酸钠缓释片、氨咖黄敏胶囊、复方锌布颗粒剂、酚咖片等也可以起到退热解毒功效，市民不必紧盯大热药品。儿童发热时也可以服用抗 601、小儿感冒舒颗粒、小儿氨酚黄那敏颗粒等。我们也倡导市民邻里互助、共享药品，让爱心在家门口传递，让有限的药品资源发挥最大的作用。"

http://njrb.njdaily.cn/html/2022-12/24/content_53_70227.htm?div=3

2023.1.7 南京电视台 南京打造线上"采购调配大厅" 实现医用物资应急高效分配

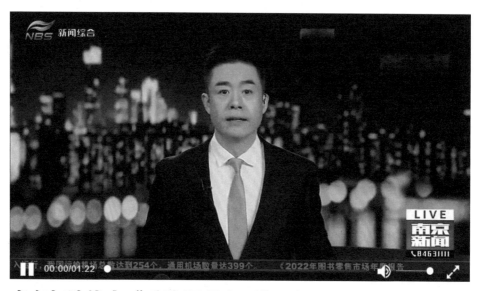

南京打造线上"采购调配大厅" 实现医用物资应急高效分配

南京电视台
2023-01-07 19:12

责任编辑：卓亚妮

赞0

—— 评论 ——

南京打造线上"采购调配大厅" 实现医用物资应急高效分配
http://m2.nbs.cn/video/574593.html?id=574593&mid=4

2023.1.7 紫金山新闻 南京"医保高铁""采购调配大厅"赋能防疫药品保供

南京"医保高铁""采购调配大厅"赋能防疫药品保供

紫金山新闻 2023-01-07 18:50

积极运用大数据、人工智能、云计算等数字技术，在疫情防控救治、资源调配等方面发挥支撑作用，南京市医保局自 2022 年 12 月中旬面对突发新冠病毒感染治疗药品和相关防疫物资短缺的情况，紧急上线手机端医保高铁"采购调配大厅"，为重点医疗机构、社区医疗机构和连锁药店紧缺的新冠病毒感染治疗急抢救药品提供网上调配供应渠道，赋能防疫药品保供，全力守护人民健康。

2020 年初疫情防控期间，南京市医保局在阳光监管平台上率先建成"采购调配大厅"，探索以大数据技术为支撑，及时精准地向各定点医疗机构调度紧缺防疫物资，迈出了开展医用物资调配的第一步。此轮新冠病毒感染中，药品保障是关键。为完成南京市药品集中采购保供任务，南京市医保局在"我的南京"医保高铁专区紧急上线"采购调配大厅"。

"手机端'采购调配大厅'可实时监测市场供需主体药品物资的库存和消耗情况，并实时跟踪缺口，发布紧缺药品上架情况。"工作人员介绍，"各定点医疗机构和零售药店，每天可以通过大厅线上填报紧缺药品采购申请，通过拟定、审议、落实调配计划，并公示调配结果，协同各供货企业配送力量，及时将急、抢救药品配送到位。"

截至 2023 年 1 月 6 日，"采购调配大厅"累计调配给 252 家医疗机构，117 种药品和 3 种呼吸机，数量 26.9262 万件，金额 2142 万元。累计配送各社区卫生服务中心 690 家次，供应相关药品 174.893 万片（粒），25.6017 万瓶（支）、148.9085 万袋。

通讯员 薛宁春

南京日报 / 紫金山新闻记者 王婕妤

http://m.zjsnews.cn/news/5209719807366591132

2023.1.8 南京日报 我市医保高铁"采购调配大厅"赋能防疫药品保供

**我市医保高铁"采购调配大厅"
赋能防疫药品保供**

南京日报 2023年01月08日

本报讯（记者 王婕妤 通讯员 薛宁春）积极运用大数据、人工智能、云计算等数字技术，在疫情防控救治、资源调配等方面发挥支撑作用，南京市医保局自2022年12月中旬面对突发新冠病毒感染治疗药品和相关防疫物资短缺的情况，紧急上线手机端医保高铁"采购调配大厅"，为医疗机构、社区医疗机构和连锁药店紧缺的新冠病毒感染治疗急救药品提供网上调配供应通道，赋能防疫药品保供，全力守护人民健康。

2020年初疫情期间，市医保局在阳光监管平台上率先建成"采购调配大厅"，探索以大数据为支撑，及时精准地向各定点医疗机构调度紧缺防疫物资，迈出了开展医用物资调配第一步。此轮新冠病毒感染中，药品保障是关键，为完成南京市药品集中采购保供任务，市医保局在"我的南京"医保高铁专区紧急上线"采购调配大厅"。

"手机端'采购调配大厅'可实时监测市场供需主体药品物资的库存和消耗情况，并实时跟踪缺口，发布紧缺药品上架情况。"工作人员介绍，"各定点医疗机构和零售药店，每天可以通过大厅线上填报紧缺药品采购申请，通过拟定、审议、落实调配计划，并公示调配结果，协调各供货企业配送力量，及时将急救药品配送到位。"

截至2023年1月6日，"采购调配大厅"累计调配给252家医疗机构117种药品和3种呼吸机，数量26.9262万件，金额2142万元。累计配送各社区卫生服务中心690家次，供应相关药品174.893万片（粒）、25.6017万瓶（支）、148.9085万碗。

http://njrb.njdaily.cn/h5/html5/2023-01/08/content_54_71729.htm

我市医保高铁"采购调配大厅"赋能防疫药品保供

2023.3.3 交汇点 让老百姓的每一分看病钱花得明明白白！南京"医保高铁"实现基金监管全天候

让老百姓的每一分看病钱花得明明白白！南京"医保高铁"实现基金监管全天候

频道：民生

黄红芳 2023-03-03 17:44:10 来源：交汇点

3月1日起，南京正式执行 2022 年国家新版医保药品目录。值得一提的是，在执行国家目录的同时，南京还根据本地实际推出了一系列惠民举措，比如在国家要求国谈药个人先行支付比例不高于 30% 的基础上下调 10 个百分点；将洛拉替尼片、布格替尼片等 15 种抗肿瘤新药纳入基本医保门诊特殊病种恶性肿瘤针对性药物治疗用药范围，政策范围内医疗费用职工医保支付限额 10 万元 / 年，居民医保支付限额 8 万元 / 年；将奥法妥木单抗注射液、拉那利尤单抗注射液等 100 个新调入药品纳入双通道药品管理范围，抗恶性肿瘤用药和单独支付药品，职工医保门诊报销 70%，居民医保门诊报销 60%。

据了解，这些针对性政策的出台，得益于该市试行了两年多的"医保高铁"。

全方位、全天候阳光智能监管更便捷

与一般高铁不同，南京"医保高铁"是国内首个集医保、医药、医院移动大数据于一体的监管平台，由两年前的南京医用耗材（药品）阳光监管平台升级改造而来。

南京市医保局局长、一级巡视员刁仁昌介绍，"医保高铁"集成融合了医用耗材招采系统、医用耗材价格信息系统、医院信息系统、医保信息系统数据，统一数据标准，统一编码，实现各系统间数据互联互通，将医用耗材从招标、采购、配送、使用、结算、支付全流程记录，实现对医院、医生、医用耗材供货商全方位、全天候阳光监管。

随着数据的进一步完善，"医保高铁"已经成为南京医保、医院、医药日常管理必须工具。去年 12 月中下旬，南京市场布洛芬等一些抗疫药品供应紧张，医保高铁紧急上线"采购调配大厅"，利用大数据实行线上线下立体保供，24 小时不间断为南京重点医疗机构、社区医院和连锁药店紧缺的新冠病毒感染治疗急抢救药品提供网上调配供应渠道，不到一个月就紧急调配紧缺药品 3100 万片（粒）/ 瓶（支）/ 袋。

此外，"医保高铁"还实时监测外地来宁就医人数，失能保险服务、各类药品耗材价格指数等，给患者就诊和相关部门决策提供便利。

排排位，出出汗，倒逼医保基金使用更高效

每天下班前，南京鼓楼医院医保办主任张庆红都会用手机登录南京"医保高铁"，"看各家医院当天医院的病例数、出院情况、各医院医保基金使用情况……要看的东西太多了。"张庆红说，这些数据，特别是"高铁"上对医院、科室的排位对于医院内控政策制定有风向标意义，不仅医院的医保工作人员要看，各科室的医生、医药配送公司的工作人员也都会随时关注。监测数据显示，截至3月2日，"医保高铁"用户41 803人，其中医院30 704人，企业10 564人，医保325人。

"医保高铁"有一个子栏目叫"医保驾驶室"，设置有异地来宁、医院比对、科室比对、流程监管等30个项目，是"医保高铁"里内容最丰富也是关注度最高的一个子栏目。在"医保驾驶室"，南京所有定点医院的阳光采购的药品、诊疗、耗材收入情况实时显现，还有每天南京市定点医院科室上班人数、出诊人次、使用金额、异常人数、在全市同科室的平均水平排名等等。记者3月2日中午11:43登录"高铁"看到，当天南京市中心医院心血管内科科室有40位医护人员，使用最多的中成药是：金水宝片、血塞通软胶囊和瓜蒌皮注射液；使用最多的西药是脾多肽注射液、氨氯地平阿托伐他汀钙片和大蒜素注射液，所花费用也都一目了然。

最让医院、医生关注的莫过于不同医院、不同医院相同科室之间的比较。比如选出南京鼓楼医院和南京第一医院的普外科专业，点击医院比对就可以看到两家医院的门诊量、住院人次、总费用、医院收入等不同信息，还有使用耗材、药品前五的医生排名等等。

"医院和医生通过与同行横向比较，与自己往年情况的纵向比较，发现不足，完善管理。"南京中大医院副院长卢斌表示，"医保高铁"在DRG支付方式改革中，对各病组控费的金银铜排位倒逼医院不断优化管理，提高基金使用效率。

刁仁昌也表示，通过对比，排排位、出出汗，引导医院、医生自觉建立起节约使用医保基金的意识。

做实数据分析，让惠民服务更精准

相反，医院、医生、医药配送公司也可以通过"医保高铁"查看药品耗材的采购配送进程，配送到位后医保基金有没有及时支付？从而实现对医保部门的工作效率的监督。

今年以来，更多数据汇集"医保高铁"，如全市参保情况，异地来宁就诊人数、基金运行情况，一年患者在南京看病住院花了多少钱，最新国家集采药品落地进度，每个医院

的落地进度，使用到了哪个患者身上，每月使用了多少，门诊平均费用多少，门慢门特支出多少等等。这些信息，所有医生、医院管理者、医保管理者都能够通过手机随时随地查看、分析，从而使得医保、医院、医药三方协同氛围更强，政策针对性也更强。

"医保局成立时间不长，工作人员不多，肩负着全市 834 万参保人员、500 多亿元基金的安全重任。管好用好老百姓的救命钱？必须充分利用现代科技。通过大数据阳光监管和共享，人人都来当医保局长，引导医生、医药部门合理调整临床治理路径，让患者尽量少花钱好看病，实现医药、医保、患者三方共赢。"刁仁昌说，此次 3 月 1 日南京落地国家新版医保目录，对肿瘤等大重病患者门诊用药的基金支付和保障水平的确定就来自"医保高铁"的数据分析测算，"既考虑尽最大力量减轻患者负担，又兼顾基金的可承受能力。"

据了解，南京还将进一步挖掘、分析和使用"医保高铁"的海量数据，拓展数据的使用领域，使其不断为优化民生政策服务。同时，当地还计划将惠民保等一些参保人员使用面较广的医保服务纳入"医保高铁"，在方便监管的同时提高基金的使用效率。

新华日报 · 交汇点记者 黄红芳

https://jnews.xhby.net/v3/waparticles/f651b9bf19c641a4a0956797f00b57c9/0/o5rnGheGutDUGOeR/1&App=

2023.7.19 南京电视台 南京"医保高铁" 跑出"三医协同发展治理"信息化新模式

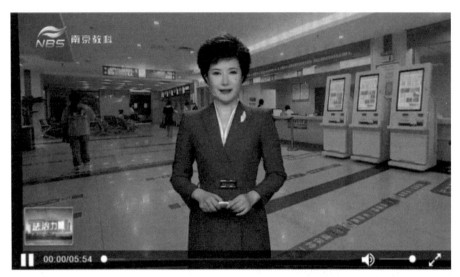

南京"医保高铁" 跑出"三医协同发展治理"信息化新模式

http://m2.nbs.cn/video/652033.html?id=652033&mid=4

2023.7.21 CCTV13 [新闻直播间] 江苏南京 "医保高铁" 打造数字化医保监管平台

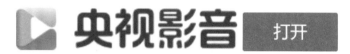

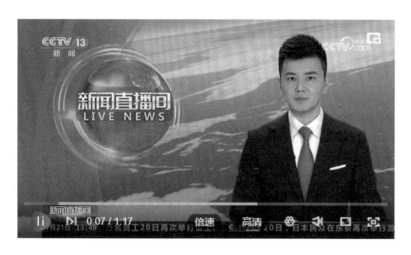

[新闻直播间]江苏南京 "医保高铁"打造数字化医保监管平台

https://App.cctv.com/special/m/livevod/index.html?guid=2f10291e325540b79
0481cf200a1b3de&vtype=2&vsetId=C10616

2023.7.21 南京电视台 南京"医保高铁"打造数字化监管平台！7月21日央视《新闻直播间》关注！

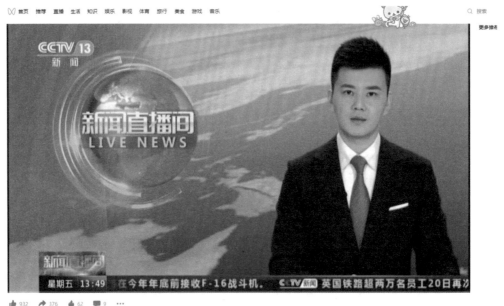

2023.7.21 南京电视台 南京"医保高铁"打造数字化监管平台！

7月21日央视《新闻直播间》关注！

2023.8.26 交汇点 南京建成全国首个"三医"联动监管平台"医保高铁"，大数据破解"看病难"

南京建成全国首个"三医"联动监管平台

"医保高铁"，大数据破解"看病难"

每天下班前，南京市第一医院重症医学科主任医师章文豪都会用手机登录"医保高铁"，看看自己和科室当天的出诊情况、医疗费用收支情况，再跟兄弟医院比一比。如果发现费用异常，及时查找原因。在南京，每天登录"医保高铁"，已成为当地很多医保工作人员、医生和医药厂商的一种习惯。

国家医保局近日高度评价"医保高铁"，期许南京将"医保高铁"打造成为中国式现代化医保发展的国家名片。"医保高铁"到底有什么魅力？记者8月中旬进行了深入调查。

联动监管平台，"三医"从业人员使用全覆盖

2019年，在南京市委、市政府，江苏省医保局的支持下，新组建的南京市医保局牵头建设全国第一个医用耗材阳光监管平台，汇聚贯通医保基金、医院管理（HIS）、医药价格、招标采购4个系统，实现全市医院集中采购、带量采购、直接结算数据监管。在此基础上，南京不断拓展平台功能，扩大人群使用范围，在国内率先开辟移动端"医保高铁"，首次实现医保、医疗、医药"三医"从业人员使用全员覆盖。如今，"医保高铁"能实时展现南京近百家医院、上万名医生、967个病组、每个患者每台手术的费用情况。

在整合"三医"内部数据的基础上，南京医保部门又将人社、税务、市场监管、卫生健康、纪委监委等部门的外部数据"引进来"，通过信息系统对接、交互，实现数据全天候实时更新、推送。

"医保高铁"创设"医保驾驶室""医院调度台""医师旅行箱""医药加油站""广播站""医保研究苑"六大版块，医院管理者、医生、医药企业、医保工作人员、纪委监管等不同人员分别登录不同版块。

医保驾驶室内容最为丰富。进入医保驾驶室，每天全市所有定点医院阳光采购的药品、诊疗、耗材使用、收入情况实时显现；所有定点医院科室上班人数、出诊人次、使用基金金额、异常人数、在全市同科室的平均水平排名等都一目了然；一家医院当天医保内外的药品、

诊疗、耗材费用是多少，院内各科室收入排名、耗材、药品异常工单排行，医保基金支出多少等都清清楚楚。

"三医"创新协同，管好用好老百姓的救命钱

南京市医保局、市财政局、市卫健委8月10日联合出台政策，针对长期存在的推诿参保病人、短期重复住院等问题，强化康复类、精神类住院患者，以及恶性肿瘤晚期姑息治疗（安宁疗护）患者等重点病组的医保住院保障。促进分级诊疗，鼓励三级医院在急性期治疗结束后，将患者下转到医联体（医共体）内的下级医院康复治疗。

"这解决了DRG（疾病诊断相关分组）政策实施后一些需要长期住院患者的困扰。"南京市中西医结合医院主任医师刘欣说，"医保高铁"有一个互动交流区，所有人都可以在上面提出意见和建议，前段时间有患者和医生反映过长期康复患者的住院问题，没想到这么快就有了回应。

"目前江苏医保参保率超过98.5%，基本上所有患者就诊都与医保有关。整合'三医'数据平台，让'三医'同台、责任同担、互相监督，受益的是患者。"南京市医保局局长刁仁昌表示，医保部门的一个重要职责就是管好用好医保基金，这是老百姓的救命钱，但其监管涉及多部门多个环节，仅仅依靠市医保局几十位工作人员很难监管到位，"医保高铁"通过多部门数据整合，助力医保、医疗、医药自我管理、自我监督。

刁仁昌以药品和耗材集中采购结算为例，"医保高铁"通过细化配送率、申请率、确认率、付款率、结算率"五率"监控，对执行进度达不到要求的单位采取约谈、警示、通报批评、责令限期整改等，大大提高基金使用效率。截至7月底，南京通过集采已节约资金122亿元。

对于医院来说，"医保高铁"呈现可视化比较排名，通过年、月、日3个维度，医院、科室、个人3个层面，对医院、医生、企业精准画像，促进医院、医生自我提升。对于药品耗材企业来说，"医保高铁"推动集中采购、带量采购工作，调度管理国家、省、市集采执行进度，医药企业可查询、可统计、可跟踪，有力破解医药企业"回款难"问题。

提高数据质量，让服务更高效更精准

"每到年底，我们社区都会慰问当年自付费用超过5 000元的大病患者。以前的程序是社区发通知请居民主动申报、公示名单，再组织慰问，前后至少要经过3个月。现在只要点开'医保高铁'，输入关键词马上出现符合条件人员。还有，以前社区居民失业后断保，往往等到医保卡用不起来才发现，续保后还要经历不能报销费用的等待期。现在'医保高铁'上有断保提示，我们可以及时提醒续保。"谈及"医保高铁"带来的便利，南京市溧水区东屏街道徐溪社区的社保协理员章静一口气举了好几个例子。章静说，"医保高铁"让自

己的工作变得更高效、服务更精准。

"医保高铁"目前的数据总量达到 26 TB，日新增数据量 17 GB，有 130 亿条可用可信的数据资产。做好数据整理、分析和应用，对医保、医疗、医生、医药厂商都有重要意义。为提高使用效率，"医保高铁"在设置使用权限时，秉持"公开是常态，不公开是例外"的原则，尽可能向使用者开放，接受监督和建议。

南京今年实施职工医保门诊共济保障机制改革，不设支付门槛，每人每年最高支付限额提高到 1.5 万元。监测发现，到今年 3 月，全市门诊统筹范围内费用同比增长 18.82%，其中 270 人的门诊统筹费用超过 1 万元。医保部门第一时间在"医保高铁"开发上线"职工门诊统筹基金监测"模块，运用大数据分析，展示警示数据，完善事前拦截、事中监控、事后处置机制。截至 6 月底，全市门诊统筹范围内费用同比增长 6.25%，增幅下降 12.57个百分点。

南京还探索把"医保高铁"的一些功能模块，如医疗机构的治疗效果、病组均费、药品价格等信息，在确保安全的前提下提供给参保者，推进"医保高铁"进街道、社区、"15分钟医保服务圈"，为群众提供更细致更有温度的服务。

新华日报·交汇点记者 黄红芳
编辑：樊玉立
https://jnews.xhby.net/v3/waparticles/10/0/CN68E3lru2TcTbkE/1&App=

南京建成全国首个"三医"联动监管平台

"医保高铁",大数据破解"看病难"

2023年08月26日 新华日报

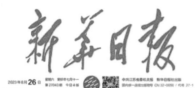

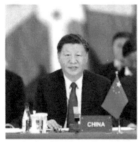

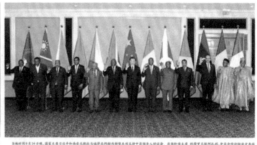

2023.8.26 学习强国江苏平台 南京建成全国首个"三医"联动监管平台

南京建成全国首个"三医"联动监管平台

地方平台发布内容

江苏学习平台

2023-08-26

订阅

作者：黄红芳

　　每天下班前，南京市第一医院重症医学科主任医师章文豪都会用手机登录"医保高铁"，看看自己和科室当天的出诊情况、医疗费用收支情况，再跟兄弟医院比一比。如果发现费用异常，及时查找原因。在南京，每天登录"医保高铁"，已成为当地很多医保工作人员、医生和医药厂商的一种习惯。

　　国家医保局近日高度评价"医保高铁"，期许南京将"医保高铁"打造成为中国式现代化医保发展的国家名片。"医保高铁"到底有什么魅力？记者8月中旬进行了深入调查。

联动监管平台，"三医"从业人员使用全覆盖

　　2019年，在南京市委、市政府，江苏省医保局的支持下，新组建的南京市医保局牵头建设全国第一个医用耗材阳光监管平台，汇聚贯通医保基金、医院管理（HIS）、医药价格、招标采购4个系统，实现全市医院集中采购、带量采购、直接结算数据监管。在此基础上，南京不断拓展平台功能，扩大人群使用范围，在国内率先开辟移动端"医保高铁"，首次实现医保、医疗、医药"三医"从业人员使用全员覆盖。如今，"医保高铁"能实时展现南京近百家医院、上万名医生、967个病组、每个患者每台手术的费用情况。

　　在整合"三医"内部数据的基础上，南京医保部门又将人社、税务、市场监管、卫生健康、纪委监委等部门的外部数据"引进来"，通过信息系统对接、交互，实现数据全天候实时更新、推送。

　　"医保高铁"创设"医保驾驶室""医院调度台""医师旅行箱""医药加油站""广播站""医保研究苑"六大版块，医院管理者、医生、医药企业、医保工作人员、纪委监管等不同人员分别登录不同版块。

医保驾驶室内容最为丰富。进入医保驾驶室,每天全市所有定点医院阳光采购的药品、诊疗、耗材使用、收入情况实时显现;所有定点医院科室上班人数、出诊人次、使用基金金额、异常人数、在全市同科室的平均水平排名等都一目了然;一家医院当天医保内外的药品、诊疗、耗材费用是多少,院内各科室收入排名、耗材、药品异常工单排行,医保基金支出多少等都清清楚楚。

"三医"创新协同,管好用好老百姓的救命钱

南京市医保局、市财政局、市卫健委8月10日联合出台政策,针对长期存在的推诿参保病人、短期重复住院等问题,强化康复类、精神类住院患者,以及恶性肿瘤晚期姑息治疗(安宁疗护)患者等重点病组的医保住院保障。促进分级诊疗,鼓励三级医院在急性期治疗结束后,将患者下转到医联体(医共体)内的下级医院康复治疗。

"这解决了DRG(疾病诊断相关分组)政策实施后一些需要长期住院患者的困扰。"南京市中西医结合医院主任医师刘欣说,"医保高铁"有一个互动交流区,所有人都可以在上面提出意见和建议,前段时间有患者和医生反映过长期康复患者的住院问题,没想到这么快就有了回应。

"目前江苏医保参保率超过98.5%,基本上所有患者就诊都与医保有关。整合'三医'数据平台,让'三医'同台,责任同担、互相监督,受益的是患者。"南京市医保局局长刁仁昌表示,医保部门的一个重要职责就是管好用好医保基金,这是老百姓的救命钱,但其监管涉及多部门多个环节,仅仅依靠市医保局几十位工作人员很难监管到位,"医保高铁"通过多部门数据整合,助力医保、医疗、医药自我管理、自我监督。

刁仁昌以药品和耗材集中采购结算为例,"医保高铁"通过细化配送率、申请率、确认率、付款率、结算率"五率"监控,对执行进度达不到要求的单位采取约谈、警示、通报批评、责令限期整改等,大大提高基金使用效率。截至7月底,南京通过集采已节约资金122亿元。

对于医院来说,"医保高铁"呈现可视化比较排名,通过年、月、日3个维度,医院、科室、个人3个层面,对医院、医生、企业精准画像,促进医院、医生自我提升。对于药品耗材企业来说,"医保高铁"推动集中采购、带量采购工作,调度管理国家、省、市集采执行进度,医药企业可查询、可统计、可跟踪,有力破解医药企业"回款难"问题。

提高数据质量,让服务更高效更精准

"每到年底,我们社区都会慰问当年自付费用超过5 000元的大病患者。以前的程序是社区发通知请居民主动申报、公示名单,再组织慰问,前后至少要经过3个月。现在只要点开'医保高铁',输入关键词马上出现符合条件人员。还有,以前社区居民失业后断保,

往往等到医保卡用不起来才发现，续保后还要经历不能报销费用的等待期。现在'医保高铁'上有断保提示，我们可以及时提醒续保。"谈及"医保高铁"带来的便利，南京市溧水区东屏街道徐溪社区的社保协理员章静一口气举了好几个例子。章静说，"医保高铁"让自己的工作变得更高效、服务更精准。

"医保高铁"目前的数据总量达到 26 TB，日新增数据量 17 GB，有 130 亿条可用可信的数据资产。做好数据整理、分析和应用，对医保、医疗、医生、医药厂商都有重要意义。为提高使用效率，"医保高铁"在设置使用权限时，秉持"公开是常态，不公开是例外"的原则，尽可能向使用者开放，接受监督和建议。

南京今年实施职工医保门诊共济保障机制改革，不设支付门槛，每人每年最高支付限额提高到 1.5 万元。监测发现，到今年 3 月，全市门诊统筹范围内费用同比增长 18.82%，其中 270 人的门诊统筹费用超过 1 万元。医保部门第一时间在"医保高铁"开发上线"职工门诊统筹基金监测"模块，运用大数据分析，展示警示数据，完善事前拦截、事中监控、事后处置机制。截至 6 月底，全市门诊统筹范围内费用同比增长 6.25%，增幅下降 12.57 个百分点。

南京还探索把"医保高铁"的一些功能模块，如医疗机构的治疗效果、病组均费、药品价格等信息，在确保安全的前提下提供给参保者，推进"医保高铁"进街道、社区、"15 分钟医保服务圈"，为群众提供更细致更有温度的服务。

https://article.xuexi.cn/articles/index.html?art_id=12485204679147621778&item_id=12485204679147621778&cdn=https%3A%2F%2Fregion-jiangsu-resource&study_style_id=feeds_opaque&pid=&ptype=-1&source=share&share_to=wx_single

第十五章 学术研究系列

南京市医保局和相关专家学者，针对"医保高铁"建设运行或者运用"医保高铁"数据，撰写相关学术论文。

1《中国卫生》（2023 年第 9 期） 南京"医保高铁"实现透明化监管 _ 刁仁昌　廖藏宜

热点大家谈

DOI:10.15973/j.cnki.cn11-3708/d.2023.09.041

南京"医保高铁"实现透明化监管

文 | 刁仁昌　廖藏宜

南京"医保高铁"，是打破部门、医院信息壁垒，汇聚医保、医院、医药大数据，建设信息平台，通过数据挖掘、数据集成、数据分析、数据呈现，支撑推动带量采购、招采治理、支付方式改革、基金监管等医保主体业务，实现医保信息化、精细化、个体化管理，成为"三医"协同发展和治理的看得见、带得着、用得上的信息化工具。

2022 年 9 月 24 日，在国家医疗保障局智慧医保解决方案大赛决赛中，以"医保高铁"为蓝本的"以耗材为源头实现医保全过程阳光监管解决方案"荣获三等奖。2022 年 12 月 3 日，"医保高铁"获得 2022 健康行业政策创新奇璞奖提名。

构建云平台，改革新局面

2018 年，国家医保局围绕医保基金监管、医保目录调整、药品集中采购、医保标准化、互联网医疗、支付方式改革等出台了系列政策文件，地方医保部门如何履职尽责、落地落实？南京医保部门运用信息化这一有效的手段，探索出"三医"共建平台、共乘高铁、共享数据、共担责任的新路径，成功构建"医保高铁"云平台，形成"数据移动＋资金带动＋政策推动＋思想互动"的医保改革新局面。

"医保高铁"遵循"共建共享共治、管理服务并重"理念，以促进"三医"从业者自我管理、自我监督、自我提升、自我净化为目标，设有医院调度台、医师旅行箱、医药加油站、医保驾驶室、高铁广播站、医保研究苑 6 节车厢，40 多个功能模块。

全领域数据，实现共享用

数据多方来，平台一家亲。平台整合全市医保基础信息、医保基础目录信息、医药招采信息、医保待遇结算信息、医保基金征缴信息等内部数据，汇聚人社、税务、市场监管、卫生健康、纪委监委等部门的社保信息、税务信息、电子证照信息、个人诊疗数据、监察数据等外部数据，汇聚数据总量为 26TB，通过数据清洗、转换等治理工作，形成超过 110 亿条全面、标准、准确的医保数据和 3 千多个指标项，系统运行期间每日新增数据量约 17GB。

角色有不同，数据全透明。平台设置医保、医院、医生、医药四大角色，覆盖十多类服务人群，提供六大模块 40

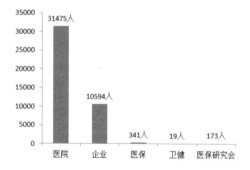

多个功能,实现"三医"业务动态实时呈现。截至目前,"医保高铁"开通人数共计42609人,累计使用达到522.2万人次。

数据共享用,责任同担当。在医院、科室、医生三个层面建立责任联动机制,形成改革合力。通过年、月、日三个维度,医院、科室、个人三个层面,实现各角色的纵向横向比较、排名与展示;通过数据治理对医院、医生、企业的精准画像,实现医院、医生与企业的分析报告输出。南京医保部门还定期在"医保高铁"发布医用耗材和药品网上采购结算、医用耗材带量采购情况、地产生物医药创新产品采购情况等各类监测月报,将医保部门的管理要求阳光规范展现给医保部门、医院、企业等各方,在数据共享的同时,明确各方责任。

平台功能多,决策有依据

固定加移动,智能又便捷。医保业务系统和平台一般都需要医保专网或政务网才能运行,对使用者所在地点和使用时间上有所限制。"医保高铁"打通了固定电话网络的数据链路,在与固定电话网络平台的数据同源和服务共用的基础上,通过对阳光监管平台的升级改造,打造随身行、随身用、随身管的移动云平台,实现了医保业务数据"掌上一屏通览"。大屏端、PC端与移动端三屏联动,为医保改革再提速注入新动能、新活力。"医保高铁"的固移融合,进一步提升了阳光监管平台运转效能,促进医保数字化改革向纵深发展。

平台功能多,三医好帮手。"医保

高铁"统一了医保公共服务出口,扩充了公共服务内涵,从之前的面向参保人扩充到面向"三医"从业人员,功能更多、内涵更广,使用更便捷、更高效。"三医"从业人员随时随地看政策、提建议,查数据、办业务,搞分析、作研究。

数据成体系,决策有支撑。各类数据按月、月、年自动统计分析,并支撑报告的输出与推送服务,优化了原有的医院手工操作和填报过程,增加了数据的真实性、可信性与流程便捷性;基于"三医"大数据的治理成效,"医保高铁"支持对药品耗材多维度数据的统计与分析,为招采品种的对比与筛选提供科学的数据支撑。

"医保高铁",引导新发展

"医保高铁"上线以来,每天登录人次过万,使用数据、学习政策、发布留言、交流心得、提出建议,成为了许多医院内部管理的新手段,促进了"三医联动"软环境逐步改善。

"医保高铁"开设广播站模块,宣传医院、医生医德行风先进事迹,并实现对异常工单情况、突发风险预警、发布医保动态、沟通意见建议、专题通报发布、典型案例曝光等信息展示。

此外,为更好地发掘利用大数据为医保研究和决策赋能,"医保高铁"还设置了"医保研究苑"专有车厢,涵盖研究会、政策导航、政策研究、耗材馆四方面内容,为行业内的专家学者和相关从业者提供了交流工作体会、分享研究成果的平台,让"三医"共同进步,正面引导政策有效落地和行业健康发展。

南京医保部门一手抓管理、一手抓

> "医保高铁"遵循"共建共享共治,管理服务并重"理念,以促进"三医"从业者"自我管理、自我监督、自我提升、自我净化"为目标,设有医院调度台、医师旅行箱、医药加油站、医保驾驶室、高铁广播站、医保研究苑6节车厢,40多个功能模块。

服务,在完善制度政策的同时,致力打造"三医"一体贯通的数据平台——"医保高铁",探索运用信息化手段,先解决"三医"数据贯通,再推动"三医"互动,继而实现"三医"联动。

"医保高铁"的开通,初步实现了四个转变:一是从"三医"数据集聚、分门别类的阅览室转变为同台竞赛、各显身手的运动场,二是从医保部门的行政监管转变为助力医疗、医药自我管理、自我监督,三是从医保部门的服务平台转变为促进"三医"内部管理的工具,四是从医保部门独自推动转变为信息共享、责任同担、合力推进。

"医保高铁"的运行,为医疗、医药行业提供完整透明、活跃高效的市场信息和医保评价体系,促进合理竞争,遏制价格虚高,提升医疗价值,探索形成医保高质量发展的新路径。**中国卫生**

(作者分别系南京市医疗保障局局长,中国政法大学副教授)

编辑 门雯雯

69 2023 09期

2《中国医疗保险》（2023年第11期上）南京"医保高铁"跑出医保发展新模式 _ 刁仁昌 石斌 朱庆红

南京"医保高铁"跑出医保发展新模式

□ 刁仁昌 石斌 朱庆红

江苏南京有一列"医保高铁"，自2021年7月19日上线以来，已经运行超过800个日夜。这个由南京市医保局打造的"医保高铁"手机云平台，汇集了来自医保、卫生健康、纪委、医院、医生、药店、企业的各类"乘客"，通过数据挖掘、集成、分析和呈现，建立起医保数字评价指标体系，成为地方推进医保信息化、精细化管理，探索引领"三医"协同发展和治理的一项重要创新实践。

夯实数据归集底座

作为一项基础性、战略性资源，数据已经成为一种新型的生产要素。南京市医保局紧扣信息化工作思路，在建设"医保高铁"时把数据归集作为第一要素，努力推进数据获取和共享。

国家标准与地方特色相结合

国家医保局于2022年3月底全面建成全国统一的医保信息平台，并致力于推进医保数据标准化建设，通过18项贯标数据治理和应用，实现了医保领域的"书同文、车同轨"。国家医保信息平台以其数据覆盖范围广、迭代速度快、应用价值高等优势，为地方医保深化数据拓展应用奠定坚实基础。

南京市医保局按照江苏省两级部署方案，严格落实国家统一的数据标准和规范，于2021年12月上线了国家医保信息平台。在此过程中，市医保局还依托国家医保信息平台的标准化数据，开发运行了南京"医保高铁"手机云平台，一体贯通"三医"数据，支撑和服务全市医保基金运行、扩面征缴、异地就医、医保结算、基金监管、国谈药落地、招标采购等医保全领域业务。

医保"走出去"与部门"引进来"相结合

南京市在全国较早成立了大数据局，统筹数据资源整合共享和开发利用。市医保局秉持医保数据"走出去、引进来"的理念，在大数据局支持下，于2019年8月30日建成南京医用耗材阳光监管平台，在全国率先汇聚贯通医保基金、医院HIS、医药价格、招标采购四个系统数据。"医保高铁"更进一步嵌入南京城市运行"一网统管"系统——"我的南京"App，借助全市数据资源，融合交互卫生健康、市场监管、人社、民政、公安、税务、纪委、医院、企业等数据。目前，"医保高铁"用户超过9.5万人，基本实现南京地区医院、医药企业和药店全纳入，日登录超5万人次，累计访问超1000万人次。

推进应用赋能

数据的生命力在于运用，只有应用数据指导实践，才能实现其真正价值。南京"医保高铁"着力开发数据应用的领域场景和途径模式，探索赋能医保改革、管理和服务。

赋能医保改革协同化

一是推动招采改革，集采任务超计划完成。"医保高铁"建设"集中采购""带量采购"模块，围绕国家和省级药品、医用耗材带量采购，以及本市医用耗材带量采购、企业整体谈判等，实现全程监管。截至目前，南京先后落地30余次国家、省、市集采，节约资金122亿元，集采完成量超过计划量40%以上。招采改革带动医保基金大幅节约，推动南京有条件于2022年和今年两次降低职工医保单位缴费率，由9%降至7%，接近国家医保待遇清单规定的6%左右。

二是推动集中结算，创新"五率"监管。"医保高铁"建设"集中结算"模块，在全国率先实现由医保部门开展全口径药品、医用耗材资金结算工作并实行"五率"监管：以配送率督促企业及时向医院供货，以申请率破解医院对企业付款申请的制约，以确认率加快医院及时完成账款核对，以付款率监测医院支付货款的及时性、完整性，

104

以结算率展示货款结算进度。2023年，南京市集中结算预计突破 300 亿元，带量采购品种在 30 天内完成付款，其余品种付款周期较改革前压缩超过 50%。

三是推动 DRG 改革，促进医、患、保共赢。"医保高铁"建设 DRGs 专区，以预算全贯穿、过程全透明为原则，展现全市 200 多家参改医院、上万名医生、967 个病组、每个病例的费用情况；以统筹区、医院、病组为基础，实时分析病组点值变动情况；以医疗费用、费用组成、患者评价为维度，精准分析医院和医师行为，让医院与医生第一时间掌握信息。2022 年，南京地区参改医院实现住院费用、次均费用、基金支付"三降低"，

医院结余留用 12.13 亿元，医保基金支付率达 113.8%，带动住院医疗费用首次扭转连年上涨的趋势。

赋能医保管理精准化

一是强化医保基金监管。"医保高铁"建设基金监管专区，建立覆盖医院到医生、本地到异地、门诊到住院的管理体系。突出医生主体，监管医生诊疗的每一个病案、每一张单据，以数据呈现诊疗费用、执行医保政策情况及在全市的排名，为医生精准画像。突出事前管理，在实施医保门诊共济保障政策时，聚焦门诊统筹待遇过度使用、明显上升的趋势，于 2023 年 3 月底紧急上线"门诊监测"功能，将疑似超量开药数据推送至医院和医生，完善事前拦截、事中监控、

事后处置的监管机制。

二是强化国谈药监管。"医保高铁"建设"国谈药品"模块，实时记录、比较、监测国谈药品，特别是 615 种"双通道"管理药品在全市各医院和药店的使用情况。对未按规定落实国谈药进医院政策的，通过"医保高铁"派发工单给医院，督促其整改，让群众买得起、用得到更多救急救命的好药，进一步缓解用药难、用药贵问题。截至目前，全年已有 346 种国谈药进入全市 785 家医院、2287 家药店，使用金额 16.57 亿元，占全部药品采购金额的 13%，居全国领先水平。

三是强化长期护理保险监管。"医保高铁"建设长期护理保险专区，针对涉及机构和对象较多的

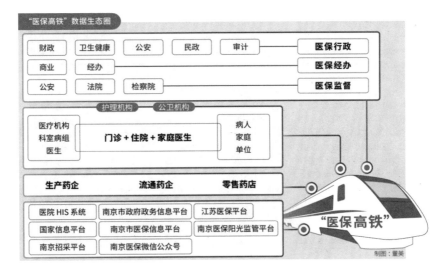

制图：董美

情况，构建政府市场共建共享、协调发展的管理新模式。按照失能原因、年龄段、性别等基础信息，呈现全市和各区基金运行效率、失能人员分布和需求变化情况，分析评估制度实施效果，适时提高基金支付标准，把其纳入保障范围。通过评估数量、评估人员配备、评估通过率等指标，对评估机构进行考核排名，提升评估质效。展示照护机构服务人数、服务效率等指标排名，促进良性竞争，助力照护机构健康可持续发展。

赋能医保服务个体化

一是服务医院医生企业，助力自我提升。"医保高铁"建设医保驾驶室、医院调度台、医师旅行箱、医药加油站等板块，分角色呈现全市"三医"数据：医院管理者可以查看医院总收入、次均费用、采购结算、基金支出等情况；科室主任可以掌握科室就诊量、药品、医用耗材诊疗收入，中成药、西药、高值医用耗材的使用及增幅情况等；医生可以了解本人出诊及排名，药品、医用耗材使用及变化情况等；医药企业可以掌握药品、医用耗材在对应医院的采购、使用和结算情况等。

二是服务基层社区，助力社会治理。"医保高铁"建设"各区要情"模块，开发医保地图、街道要情、社区要情、"15分钟服务圈"等服务，动态更新展示全市各街道（镇）、社区（村）医院、药店、医保经办机构基本信息，为群众就医、购药、办理医保业务提供查询指南；统计和分析辖区内居民参

保、新生儿、医疗救助、长期护理保险、"南京宁惠保"等实时数据，帮助基层工作人员精准掌握辖区内相关医保信息，有效解决医保公共服务"最后一公里"问题。

三是服务采购调度，助力疫情防控。"医保高铁"建设"采购调配大厅"模块，在新冠肺炎疫情期间开展防治药品采购调配工作。监测50家重点医院109种防治药品、急抢救药品常规用量、采购和消耗情况，分析掌握每个品种在每家医院的储备情况。联系保供企业锁定紧缺品种，每日更新"采购调配大厅"物资目录和数量，根据医院、药店申购需求和储备状况，结合供应优先级，由"采购调配大厅"智能建议调配方案，及时配送物资，推动药品采购调配由"实体化"向"数字化"转变，在应急药品保供中发挥着重要作用。

构建完善五项机制

经过两年多的探索实践，"医保高铁"逐渐发展壮大，功能日趋完善，成为南京地区"三医"人员不可或缺的管理和服务平台，并形成高效运行的五项机制。

一是数据集成、"三医"一体机制。"医保高铁"聚焦宏观的全市各区和街道、社区基本情况，聚焦微观的药品、医用耗材、诊疗服务价格和使用情况，聚焦"三医"主体中的医院、科室、企业运行动态，聚焦医疗行为中的医师、患者、病组等救治收费信息，整合南京医保基础信息、医保目录信息、医药招采信息、结算支付信息、基金征

缴信息等内部数据，汇聚社保信息、税务信息、电子证照信息、个人诊疗数据、纪检监察数据等外部数据，数据总量达35T，每日新增数据量35G。

二是问题导向、规则先行机制。"医保高铁"各个功能模块的开发和完善，始终坚持问题导向机制：为推进DRG改革实施上线DRGs专区，为破解推诿病人、短期重复住院问题开展再住院监测，为缓解购药难问题推出电子处方流转模块……在功能模块上线前，预先制定运行规则和异常规则，确保运行逻辑顺畅、问题及时处置。例如，制定91条医药招采监控规则，监测药品和医用耗材在招标、采购、配送、使用、结算、支付过程中的异常情况，派发工单由责任部门进行处理，破解招采难题。

三是促进竞争、提升效能机制。"医保高铁"牢牢把握竞争的核心要义，几乎所有模块设置均体现了竞争元素，通过各方面、各类型的排行榜，让"领跑者"不敢懈怠，令"落后者"奋起直追。以"医保高铁"使用率最高的板块之一——"DRGs专区"为例，运用医院病组费用排行榜（金牌榜）、病组均费排名、入组病例数排名、CMI排名、时间/费用消耗指数排名等，使医院和医生随时随地掌握自己在全市的位次，引导其对标找差，努力通过采用适宜医疗技术、合理使用药品和医用耗材等方法，提高管理能力和绩效水平。

四是阳光监管、守护基金机制。"医保高铁"针对医保基金使用主

体多、链条长、风险点多、专业程度高、监管难度大的特点，强化对基金运行过程的监控，嵌入医保基金使用"负面清单"、医保基金智能监控系统、DRG智能稽核系统、门诊统筹事前事中监管系统等，建立起对医药招采、门诊共济、DRG、医保医师等医保基金使用主要违规风险点的事前提醒、事中审核、事后处置的全流程防控机制，构筑起医保基金监管的"铜墙铁壁"。

五是共建共享、多方共赢机制。"医保高铁"在设置不同使用者权限时，坚持"公开是常态，不公开是例外"的原则，尽可能向使用者开放，接受其监督和意见建议。市医保局多次组织召开"医保高铁"使用培训交流会，各医院、药店和企业积极分享使用"医保高铁"自我监督，自我提升的心得和体会，"三医联动"的软环境日渐改善。

初步形成六大特点

高铁是中国的一张闪亮名片，具有安全可靠、平稳舒适、方便快捷、节能环保、科技创新等特点。南京市医保局建设的"医保高铁"，志在打造南京医保的闪亮名片。

一是快速。秒级同步，采用数据库底层日志捕获技术，实现非侵入式增量数据同步至"医保高铁"数据基座，同步效率达秒级。实时计算，"T+0"和"T+1"相结合，其中60%以上数据实现"T+0"，并实时加工指标数据，提高数据时效性。高效调度，开发智能调度系统，设置18条调度规则，实现医保、医院、医生、企业、参保人之

间高效调度，累计调度105万人次。分布缓存，采用分布式缓存技术，最大限度降低系统之间的调用链路深度，查询数据平均响应时长小于0.1秒。

二是平稳。统一架构，基于国家医保统一框架（HSAF）体系，实现微服务分布式架构，保障系统稳定运行。高可用性，依托K8s构建高可用架构，通过12个数据服务接口稳定提供服务，实现服务启动、运行动态感知，宕机自动恢复。流量监管，通过SpringCloud网关统一管控公网流量，实时监控服务运行状态，自动触发限流、熔断机制，保障稳定高效运行。安全体系，基于国标信息安全软件技术编码及等保三级安全规范，建立全方位安全防护体系，确保数据安全。

三是精准。规范指标，凝练核心指标，统一业务口径，形成50类2569个数据指标。动态画像，建立1960个医院画像、8669个企业画像、69212个医生画像，并动态更新，满足个性化需求。精准模型，构建28个"三医"治理场景，实现对各类对象的精准管理和服务。细化颗粒，管理服务细化到医院、科室、医生、企业、参保人等每一个主体，精确到药品、医用耗材、手术等每一个颗粒。

四是全面。系统全协同，"医保高铁"与纪委、卫生健康、医院、企业、药店等多部门、跨系统业务协同。数据全集中，汇聚国家医保信息平台、卫生信息平台、企业平台等16套系统、239张表单、152亿条数据。业务全贯通，覆盖参保、

缴费、招采、结算、DRG、监管等医保全领域业务。用户全覆盖，覆盖医保、医院管理者、医生、护士、企业、药店、卫生健康、纪委等医保工作各相关群体。

五是高新。知识图谱，基于图数据库和知识图谱技术，建立医保行业知识图谱，为医保信息快速检索提供支撑。大数据挖掘，基于关联规则、聚类、决策树、神经网络等算法，建立医保大数据反欺诈模型，设置95条监管规则，产生工单40529个，2023年已追回医保资金8097万元。AI智能识别，基于文字识别、人脸识别、图像识别、语音识别等技术，为医保监管、精准服务、业务经办等提供智能化支持。区块链技术，将医用耗材生产、流通、使用、结算等环节数据全部上链，实现医用耗材可追溯监管。

六是认可。掌上便捷服务，基于安全的用户认证体系和数据防护体系，建立掌上便捷服务，真正打通医保、医院、企业，实现服务融合、一端集成。医保评价体系，聚焦医药经济性、投入效率性、健康收益性、服务公平性、政策满意度五个方面，全方位评价医保、医院、医生、医药运行质量。动态阳光运行，通过医院、科室、医生之间的对比、排名晾晒，助力自我提升、自我管理、自我净化、自我监督。引导改革创新，有效解决医保、医疗、医药各相关方信息不对称，对医保重点、难点领域改革发挥引导作用，更好促进"三医"协同发展和治理。

（作者单位：南京市医保局）

3《中国卫生》（2023 年第 12 期）南京：打造“医保高铁”_刁仁昌

访谈嘉宾：

南京市医疗保障局局长、党组书记、一级巡视员　刁仁昌

数据共享 公开透明 让医保做好医疗医药行业的“服务员”

文 | 本刊记者　宁艳阳　门雯雯

2019 年 1 月 16 日，南京市多个政府部门人员组成的全新机构——南京市医疗保障局，正式挂牌成立了。面对专业素质亟待加强、改革任务繁重紧迫等现实挑战，南京市医保局迅速确立了“信息化”这一改革突破口。“对于改革，大家有思路，但是没有工具，就像打仗一样，队伍有了，但是没有武器。于是，局党组从经验中找办法，决定用信息化方式为医保改革打基础、谋长远。”南京市医保局局长、党组书记、一级巡视员刁仁昌说。近日，刁仁昌接受《中国卫生》记者专访，详细讲述了该局成立以来的主要工作进展以及未来的改革工作思路。

用信息化方式 为医保改革打基础、谋长远

《中国卫生》：请介绍一下南京市医保局的筹建过程，以及成立以来的工作脉络和工作重点。

刁仁昌：在国家医疗保障局、江苏省医疗保障局相继成立之后，2019 年 1 月 16 日，南京市医疗保障局成立。刚成立的南京市医保局面临几大压力。

一是人员专业素质亟待加强的压力。南京市医保局由几个部门的人员组合而来，人员来自四面八方，且以物价管理人员为主。全新的人员组合和内设机构，如何承接上级赋予的全新职责，是个重大考验。

二是仓促应战的压力。刚成立时，药品集中带量采购等国家医保任务已经下达，但很多工作人员还没有彻底完成转岗，各个区的医保管理机构也没有成立。如何落实国家医保任务，是个重大挑战。

三是学习落实三明医改经验的压力。三明有其特有的市情，人口、经济、医疗、医保发展等基础条件决定了其改革的路径。而且，三明医改不仅是医保改革，更是“三医”联动改革。南京如何结合自己的市情，学习落实三明医改经验，是个重大命题。

为了让所有工作人员尽快熟悉业务，刚刚成立的南京市医保局迅速开展了为期三个月的转岗培训，围绕医保政策、医保职能和医保重点任务等逐一进行授课和实训。

同时，局党组从经验中找办法，决定用信息化方式为医保改革打基础、利长远。

2019 年 5 月，重大的改革契机出现了。当时，江苏省纪委、南京市纪委对南京市医保局提出明确要求，即按照国家规定开展高值医用耗材采购问题专项整治。于是，在江苏省纪委、南京市纪委以及南京市委、市政府的指导下，南京市医保局着手建立医用耗材阳光监管平台。

2019 年 8 月 30 日，南京医用耗材阳光监管平台建成运行。得益于前期建设理念，这一汇聚“三医”数据的平台一经推出，便受到了业内尤其是医疗机构的普遍关注。医用耗材、药品、诊疗项目等医疗服务相关产品，医保、医疗、招采、物价等医疗服务相关数据，全部实现电子化，在平台统一管理、统一使用。不仅有全面的数据，科学合理的架构也是该平台的特点之一。围绕医保重点任务，平台设计了带量采购、集中采购、集中结算等模块。在数据和架构的交互作用下，平台强大的医保管理功能进一步释放，每一家医疗机构、每一位医生、每一台手术、每一个产品等的相关数据都能够实现实时查阅、监控。

南京医用耗材阳光监管平台运行一段时间后，得到了方方面面的认可。就政府部门来说，可以了解医疗机构的运营情况、医保基金的收支情况以及药品耗材的采购、配送、使用、报销等全流程状况。就医疗机构来说，可以进行机构之间的比较，清楚自身在全市的排位；也可以进行科室之间的比较，明晰学科的发展空间。

可以说，信息化帮助南京医保改革走出了第一步。但客观来讲，当时的信息化仍停留在办公端，也就是平台端。

《中国卫生》：据了解，基于医用耗材阳光监管平台，南京市建成运行了“医保高铁”。请介绍相关情况。

刁仁昌：2020 年年初，新冠疫情暴发，南京市医保局承担了全市防疫物资保障的任务。为更好地完成这一任务，2020 年 2 月 20 日，南京市医保局在南京医用耗材阳光监管平台上线运行“防疫物资采购调配大厅”。通过这一线上大厅，工作人员高效完成了防疫物资的采购、分配等任务。在此过程中，我们惊喜地发现了阳光监管平台的另一个强大的功能，即可以把所有的医疗机构和所有的药品供应商高效联动起来。同时，我们也开发运行了手机端。

2021 年 7 月 19 日，由阳光监管平台升级打造而成的“医保高铁”手机云平台建成运行。“医保高铁”的命名来源于一次乘坐高铁出差的旅程。当时，我们正在为这一平台的命名而焦虑，坐在奔驰而行的高铁上，灵感忽然就来了。“高铁”一方面代表着高质量发展的时代脚步，另一方面代表着服务内容的包容度和服务对象的宽广度，而医保改革正好与之呼应。于是，可以随身带着走、随时都看着的“医保高铁”和大家见面了。

“医保高铁”给医保监管工作带来了巨大的便利。医保部门关注什么、引导什么、推动什么，都可以通过“医保高铁”第一时间传达给各医疗机构和药品企业。基于此，南京市医保局开始了进一步自我挑战，一边进行业务改革，一边努力把所有业务全部数据化。逐渐地，“医保高铁”上线了多层次保障专区、招采治理专区、支付改革专区、基金监管专区、药械保供专区、各区要情专区、“12393”服务专区等。新增模块、拓展功能、优化设计、迭代升级，“医保高铁”展现出全新的面貌。

破数据神秘感 做政策赋能“放大器”

《中国卫生》：据了解，有些地方、有些机构对于数据共享仍然存在顾虑。您如何看待这个问题？南京医保改革又是如何破解的？

刁仁昌：医保、医院、医药数据很难打通，一是存在技术壁垒的问题，二是存在数据神秘化的问题。过去，有些医疗机构思想不解放，觉得数据拿出去有风险；有些医务人员思想有负担，觉得数据收集起来是不是要搞“秋后算账”。

南京市医保局信息化改革破除了数据的神秘外衣，让数据在阳光下运行，让人人都能当“医保局长”。以 DRG 付费改革为例进行说明。

预算管理是 DRG 付费改革的关键。每个预算年度开始时，南京市医保局都会整体公示年度预算，其中包括 DRG 付费医保基金总额、每个病种 / 病组的医保支付标准等。如此，医疗机构、医务人员参与 DRG 付费改革时就不再是凭感觉做事，而是在精细化预算管理的框架下开展诊疗活动，其自主控费、节约的意识自然得到了加强。当然，对于超支病例，医疗机构可以提出申请，符合条件的，医保部门将按照高倍率病例等进行除外支付。在信息化的帮助下，大家心里都有底了，用钱都有数了。

促进高质量发展是 DRG 付费改革的潜在作用，这一作用通过“医保高铁”得到了有效放大。“医保高铁”上，一家医疗机构、一名医生，一年接诊了多少名患者，产生了多少医疗费用，使用了多少集采药品和谈判药品，节约了多少医疗费用等信息，一目了然。年终的时候，“医保高铁”会根据每个病组的费用控制情况等公布年度的金牌榜、银牌榜、铜牌榜，入选的医生和医疗机构不仅可以获得结余留用的奖励，还可以参与相关病组临床路径的设计和完善。当然，榜单判定的依据不仅是费用控制情况，还要综合临床路径范围外费用发生情况、患者满意度评价等因素，共同打分。

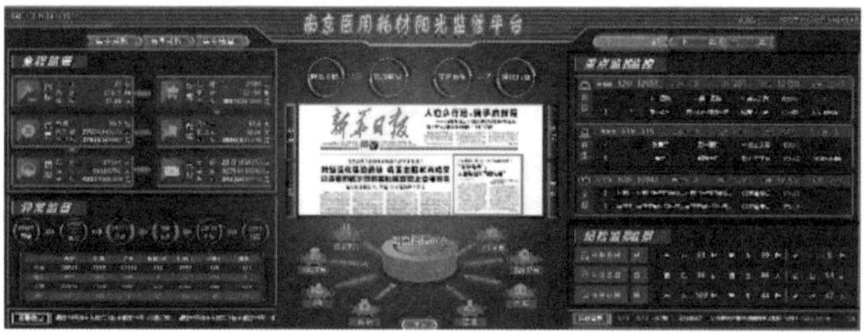

接下来，南京市医保局还计划上线 DRG 导航系统，从患者住院的第一天开始就进行相应的信息推送，向医务人员提示患者所在病组的临床路径、平均费用、费用构成、风险管控点等，变事后违规处理为事前监督提醒，更好地推动医疗服务、医保服务发展。

在信息化的加持下，医保部门不再需要过多的裁量权。数据共享，医疗机构、医务人员通过公开透明的“医保高铁”，能够看到自身纵向的发展，也能看到与兄弟机构、兄弟科室医务人员的横向对比。政策赋能，医保部门通过多轮征求意见，将医疗机构、医务人员、患者真实、合理的诉求用政策“补丁”来加以解决，做好医疗医药行业的“服务员”。责任共担，医疗机构、医务人员看到动态变化的数据，形成了内在的控费、结余、改革意识，从而达到共同推动改革、高质量发展的目的。

《中国卫生》：在信息化的引领下，南京医保事业取得了哪些成就？

刁仁昌：“医保高铁”打破了部门、医疗机构信息壁垒，汇聚集成了医保、医院、医药三方大数据，支撑了带量采购、招采治理、支付改革、价格服务、基金监管等医保业务，创新了医保信息化、精细化、个体化管理模式，推动了南京医保事业的发展。

一是落地国家、省集采任务。2019 年以来，南京市已落实国家组织药品集中采购 8 批次 333 个品种，医用耗材集中采购 4 批次 4 类产品；落实省际联盟中成药集中采购 1 批次 14 个品种；落实省组织药品集中采购 3 批次 62 个品种，医用耗材集中采购 10 批次 23 类产品。截至 2023 年 10 月，南京市落实国家药品和耗材集采任务的完成率超过 140%。

二是打出招采谈判“组合拳”。2019 年 5 月 30 日，打响医用耗材治理“第一枪”。经过几年实践，创造性地开展医用耗材企业整体带量降价谈判，打出单品、整体、比价等谈判“组合拳”，探索阳光采购、集中采购、分类采购，建立联动降价、梯度降价机制。自 2019 年至今，通过我们自己组织的价格谈判，叠加执行国家、省谈判成果，南京市节约医疗费用 129.5 亿元，2023 年已节约 35.8 亿元，其中节约医保基金 26.3 亿元。

三是建立药品耗材结算“五率”机制。开展集中结算，形成配送、申请、确认、付款、结算“五率”运行监管机制，医药企业回款周期从 8 个月缩短到 3 个月。2023 年，南京地区医疗机构集中结算预计突破 300 亿元，在全国居于领先地位。

四是全面实施失能人员照护（长期护理）保险制度。自 2021 年 7 月 1 日起，南京市全面实施失能人员照护（长期护理）保险制度。截至目前，累计享受长期护理保险待遇 47780 人；评估和照护服务机构从 154 家增长到 671 家；照护服务人员从 6189 人增加到 10193 人。

五是创新开展 DRG（按疾病诊断相关分组）支付方式改革。2022 年，全市参加 DRG 改革的医院住院总费用、患者次均费用、医保统筹基金支出均同比下降 10% 左右。2023 年前三季度，患者次均费用相比 2022 年继续下降 6.20%，医院结余留用 8.12 亿元，医保基金支付率 109.49%，实现了医疗机构管理提升、参保患者负担减轻、医保基金使用高效的“多赢”局面。

六是升级打造南京宁惠保。在全国较早探索开展普惠型商业健康补充保险，先后指导推出 4 期具有南京特色、与基本医保相衔接的普惠型商业健康保险产品——南京宁惠保。2023 年推出的南京宁惠保四期，在前三期的基础上，实现了参保对象覆盖范围更广、报销项目更多、免赔额越来越低、优待政策越来越好，上线两个月已投保超过 103 万人。

七是打造全国首家医用耗材国际博览馆。南京市配合国家医用耗材治理工作，选址中国（江苏）自贸区科创一号大厦 1 至 4 层，建设南京医用耗材国际博览馆，集医用耗材展示馆、医药企业产品馆、行风教育馆、医药价格谈判中心馆、医药数据监测中心馆等于一体，面积达 2.4 万平方米。

以中国式现代化医保 打牢健康根基

《中国卫生》：对于接下来的南京医保事业发展，总体思路是什么？

刁仁昌：党的二十大报告指出，创新才能把握时代、引领时代。医保部门本身就是国家治理体系和治理能力创新的成果。南京市医保局成立以来，秉承创新基因，以改革为动力，以信息化为抓手，协同“三医”，扎实推进了健康南京建设。在实现第二个百年奋斗目标的伟大征程中，南京医保将全力推进系统创新，以中国式现代化医保为健康南京、健康江苏、健康中国打牢医保根基。

创新制度体系，从“有医保、保基本”迈向“多层次、现代化”。在巩固基本医保、大病保险、医疗救助三重制度综合保障基础上，创新门诊共济机制、目录管理机制、医保支付方式，充分提升基本医保保障水平，大力发展单位补充医疗保险，强化培育商业健康补充保险，切实减轻人民群众医疗负担。

创新工作理念，从“以治病为中心、治已病”迈向“以健康为中心、治未病”。适应国家现代化战略，服务健康中国建设，从“以治病为中心的保障”逐步转向“统筹兼顾预防、保健、治疗和康复的全方位保障”，调整和扩大基金使用范围，促进中医药传承创新发展，推动中医治未病健康工程落到实处，为医疗机构学科发展和人才建设提供更多资金和政策支持。

创新协同联动方式，从“三医”联动迈向“‘三医’协同发展和治理”。以支付方式为龙头，待遇保障、招采改革、价格服务、基金监管等配合，引导和调节医疗资源配置，为人民群众提供改善健康适宜服务。以信息化方式，共建共享共治，为医保、医疗、医药协同发展和治理提供实在、高效、管用的服务平台。

创新动力增长机制，从“相互制约、各自为政”迈向“系统集成、协同高效”。完善医保基金总额预算增长机制，满足人民群众对高质量医疗服务持续增长的需求，编制年度预算总额，调控区域医疗费用和医保基金支出合理增长。完善 DRG 下的公平竞争机制，结合实际制定 DRG 分组，确定支付标准，按医疗服务点数合理分配预算资金，结余留用、超支不补，引导医疗机构进行规划与预算，公平竞争，主动控制成本。完善合理的劳务价格增长机制，统筹考虑医疗费用、医疗机构运行指标、医保费用、经济社会发展指标等，按照“评估触发实施、有升有降调整、医保支付衔接、跟踪监测考核”的基本路径，开展医疗服务价格动态调整工作。

信息化引领
"三医"协同发展和治理

近年来，南京市医保局探索打造"医保高铁"手机云平台，通过数据挖掘、数据集成、数据分析、数据呈现，推动招采治理、支付改革、基金监管，多层服务医保主体业务，创新医保信息化、精细化管理，形成信息化引领"三医联动"的新模式。

自2021年7月19日建成以来，南京"医保高铁"已运行840天，用户超9.6万人，目前日登录超5.5万人次，累计访问超1100万人次，获得国家知识产权局5项专利和2022健康行业政策创新奇葩奖奖。

集采药品落地"主引擎"
阳光采购全流程贯通

通过数据清洗、转换，形成超过150亿条医保数据和3000多个指标项，设置70多个专题模块，"医保高铁"平台实现了全领域数据汇聚，有力保障了集采药品规范化运行。

一是"三医"用户全面盖。"医保高铁"创设医保驾驶舱、医院调度台、医师旅行箱、医药加油站、广播站、医保研究院六大板块，满足南京市医保使用情况和各个医院、每个医生、每个企业、每个产品的采购使用情况。医院可查询本院执行集采情况，各个医生集采采购情况，医药企业可查询全市总体采购情况以及本企业集采产品供应情况。总体来说，"医保高铁"的用户涵盖南京地区所有的"三医"群体，其中涵盖南京地区政府管理部门1.0.3万人、医院7.9万人、药店0.3万人，医药企业1.1万人。

二是系统运行全天候。"医保高铁"整合了医保基础信息、医保基础日录信息、医保招采信息、医保结算支付信息、医保基金征缴信息等内部数据，汇聚人社、税务、市场监管、卫生健康等部门的社保信息、税务信息、电子证照信息、个人诊疗数据，监测数据均为外部数据，通过与相关信息系统对接、交互，实现数据实时更新、推送，数据总量超过40T，日新增数据量达30G。

三是智能调度全监管。在推进招采改革监管中，"医保高铁"通过"集中采购""带量采购""集中结算"等进度执行情况的监测、医保集采执行进度、又据对药品耗材配送、申请、确认、付款、结算过程中存在的问题自动生成异常工单，派发给相关责任单位进行处理，督促解决。自

每个产品的采购使用情况。医院可查询本院执行集采情况，医药企业可查询全市总体采购情况以及本企业集采产品供应情况，总体来说，"医保高铁"的用户集采执行进度，确认率、付效率、结算率均达90%以上。

"医保高铁"上线到2023年10月底，南京市集采已节约医疗费用超过90亿元。带量采购成成量超过计划49%，配送率、申请率、确认率、付效率、结算率均达90%以上。

医保支付改革"信号灯"
促进医疗资源优化配置

"医保高铁"设立DRGs专区，实时展现247家参改医院、1万名医生、913个病组，每个病人每台手术的费用情况，方便医院、医生第一时间掌握全市、本医院、本人DRG运行情况。

可以说，"医保高铁"提供了市场化导向信号，促进了医疗服务优化。"医保高铁"探求医保、医院、医药与相关的核心细节，展示了市场经济中的价格信息。DRGs专区通过动态分析各病组DRGs点值变动情况，从医疗费用、费用构成、患者评价等方面对各病组的医院、医师进行评价、排名，并形成市场平均价格，引导医院、医师服务改进，有力推动改革落地成效。

此外，"医保高铁"赋予智能化风险提示，促进"三医"协同发展。DRGs专区中设置风险验证排行榜，展示疑似分解住院排行榜、自费费用超规定

比例单据排行榜、检查费用超70%单据排行榜，对于异常数据采用不同颜色标注。通过"医保高铁"调度至各医院，便于医院及时处理。通过这平台，市医保部门及各区医保分局可掌握辖区内指标异常的医院，开组织约谈，要求分析原因、限期整改。数据显示：2023年1—9月，在南京市DRG参改医院住院费用同比上升22.22%的情况下，下，患者者次均费用仍保持下降6.20%，医院结余留用8.12亿元。医保基金支付率109.49%，形成了医、保三方共赢局面。

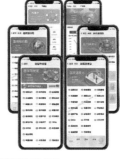

医保基金使用"监测器"
织密织牢基金监管网

医保基金使用主体多、链条长、风险点多、专业程度高、监管难度大，"医保高铁"通过对医保基金运行全流程进行监控，抓实关键环节，旨在实现医保基金使用主要违规风险点的常态化监控。

一方面，加强门诊共济监管，为防范门诊共济改革后的基金运行风险，2023年3月底在"医保高铁"开发上线"职工门诊统筹基金监测门诊监测门"模块，重点关注医院与全市次均/人均费用，同类别次均/人均费用的对比情况，统计医生门诊统筹筹范围内费用前50名、患者累计范围内费用前50名，对发现的异常情况及时督促处理，并出台有针对性的十道全管措施和快速处置工作方案，自今年4月开始，通过医保基金使用速上升的势头得到遏制，确保门诊共济效果平稳运行。数据显示，2023年一季度，全市门诊统筹范围内费用同比增长18.82%；1—9月，全市门诊统

药图内费用同比增长9.8%，增幅下降了9.02个百分点，医保基金安全得到进一步保障。

另一方面，加强医院医师监管，上线"显示榜"，将医院按综合、中医、专科、肿瘤等进行科学分类，对次均费用超同级同类机构平均水平10%以上的医院进行年度考核模拟打分，并标注"紧急"注意"标识，告知医院及时整改：对单张处方超2000元、次均费用超同级同类医师平均水平50%以上的医保医师进行提示提醒；强化异常工单派送、流转、确保及时针对剖作，已对24家医院、44名医保医师、34名参保人员的违规行为予以缩查处理、强化警示教育作用，增设"光哀榜"。对次均费用低于同级同类水平10%

以上的医院，次均费用低于同级同类水平50%以上的医保医师进行通报表扬。

下一步，南京市医保局将在突出整体平台建设的基础上，推进纵向横向联动，横向数据共享、落实医保数据"两结合三赋能"工作任务：将根据国家医保信息平台及信息化建设要求、建立完善的网络标准、数据标准、指标标准，应指标准和安全标准，向全省和全国推广"医保高铁"，将基于平台统一平台，进一步融会完善"医保高铁"，将其打造成南京供应链[江苏省南京市医疗保障局]

（供稿：江苏省南京市医疗保障局）
编辑 门 薏 薏

专题策划——数字技术赋能医保管理服务创新
Special Planning

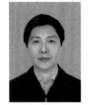

专题策划顾问：刁仁昌，现任南京市医疗保障局党组书记、局长、一级巡视员，南京市医保研究会会长，江苏省医保研究会副会长，南京大学卫生政策与管理研究中心高级研究员，南京医科大学兼职教授。组织开展高值医用耗材城市集采谈判，发布城市医用耗材价格指数，探索中医 DRGs，主持设计南京医用耗材阳光监管平台，组织建成"三医"联动的信息化管理手机云平台——南京"医保高铁"，并获多项国家专利。

编者按

　　近年来，大数据技术快速发展，对促进医保事业发展质量变革、效率变革、动力变革具有重要作用，有效推动"三医"协同治理流程的优化、管理模式的创新，进一步提升了"三医"管理服务水平。本专题旨在通过介绍南京市医保信息化建设工作经验，为数字技术推动医保决策智能化、服务便捷化、管理精细化提供借鉴。具体涵盖以下核心内容：构建应用南京医保大数据管理平台，阐述运用"医保高铁"数据工具，推动形成医患和谐、基金安全、互动共赢的医保新生态；大数据赋能医院精益管理，探讨数字化工具在医院管理服务中的创新实践；医保基金智慧监管，探索打造基金全流程监管格局；医保手机云平台的构建与应用，研究破解基层治理手段不足难题；DRGs 智能管理系统，探索医保支付精细化管理应用实践。愿本专题能够为数字技术赋能医保事业创新发展提供全新思路。

南京医保大数据平台的构建与应用

刁仁昌　石斌　卢旻　陈晨

【摘要】为破解新医保部门赋予职责和传统管理手段的不匹配、医保基金监管高压和常态化监管手段的不匹配、医保精细化管理和改革落地保障手段的不匹配等问题，南京市医疗保障局建设全流程一站式的医保大数据平台，实现多源异构数据归集，对医保数据进行全面治理，提升数据质量，并基于业务应用需求进行数据加工和多跨协同共享，构建"一数一源"的中枢化数据资产体系和统一的数据分析指标体系，支撑医保数据分析应用和数据价值挖掘。南京医保大数据平台通过全领域数据汇聚、全方位分析展示、全流程监管服务，赋能集中采购、集中结算、医保支付方式改革、医保基金监管等业务，南京地区"群众享实惠、医保提效能、医院获发展、药企得成长"的多赢局面初步形成。

【关键词】医保大数据平台；指标体系；"三医"协同

Doi:10.3969/j.issn.1673-7571.2024.02.001

【中图分类号】 R197.3；R319

Construction and application of Nanjing healthcare security big data platform

DIAO Renchang, SHI Bin, LU Min, CHEN Chen. Nanjing Healthcare Security Bureau, Nanjing 210019, Jiangsu Province, China

作者单位：210019 南京，南京市医疗保障局

【Abstract】To solve problems such as the mismatch between responsibilities assigned to the new healthcare security departments and conventional management, the mismatch between high regulatory pressure for the medical insurance funds and normal regulation methods, and the mismatch between fine management of healthcare insurance and reform supporting measures, Nanjing Healthcare Security Bureau has built up a healthcare security big data platform with whole-process and one-stop services, enabling the collection of multi-source and heterogeneous data, the comprehensive management of healthcare data, and the improvement of data quality. Based on application requirements for data processing and multi-cross collaborative sharing, a centralized data asset system of "one data one source" and an unified data index analysis system were built, supporting medical insurance data analysis applications and data value mining. By applying all-field data aggregation, all-round analysis and presentation and whole-process regulatory services, Nanjing Healthcare Security Big Data Platform enables centralized procurement, centralized settlement, reform of medical insurance payment methods, and supervision of medical insurance funds. The all-win situation of "people enjoy benefits, healthcare insurance service improves efficiency, hospitals achieve development and pharmaceutical enterprises grow" in Nanjing has initially taken shape.

【Keywords】Healthcare security big data platform; Indication system; The integration of healthcare security, healthcare treatment and medicines

国家医保局组建以来，建设全国统一的医保信息平台，推进医保治理体系和治理能力现代化，为医保改革、管理和服务赋能[1]。南京市医疗保障局（以下简称南京市医保局）创新打造南京医保大数据平台，汇聚医保、医疗、医药大数据，通过数据挖掘、集成、分析、呈现，支撑推动医保全领域业务，实现医保信息化、精细化、个体化管理，成为南京地区"三医"看得见、用得上的数据化工具[2]。

1 医保高质量发展面临的挑战

医疗保障作为社会保障体系的重要组成部分，其管理体系和运行机制的完善对于减轻群众就医负担、增进民生福祉、维护社会和谐稳定具有重大意义[3]。然而，在新形势下，医保高质量改革、管理和服务面临着多重压力。

1.1 新医保部门赋予职责和传统管理手段的不匹配

机构改革中组建了新医保部门，整合人社、物价、卫健、民政等相关职能，涵盖医保待遇、支付方式、医疗价格、医药招采、基金监管等众多内容[4]。南京市要打破医保领域"九龙治水"瓶颈、解决"看病难、看病贵"问题，依托传统的、局限化的管理手段已经无法满足现代化医保管理的需求。

1.2 医保基金监管高压和常态化监管手段的不匹配

医保基金是人民群众的"看病钱""救命钱"，加强医保基金监管是各级医保部门的首要任务。南京市的参保单位24万余户，参保人员870万人，定点医疗机构和定点零售药店4 500多家，服务对象多、地域范围广、监管难度大，在飞行检查、日常稽核中，医疗机构不同程度存在基金使用方面的问题。尽管南京市已经建设智能化监管系统、视频监控系统，但仅依靠医保部门单向的、专项式的信息化监管无法有效缓解常态化监管的压力。

1.3 医保精细化管理和改革落地保障手段的不匹配

精细化管理是打通医保改革成果惠及人民群众"最后一公里"的重要举措[5]。南京市在以医保引领"三医"协同发展和治理过程中，面临着国家、省、市集采任务如何精准化落地，门诊共济保障机制如何精细化评估，DRGs改革如何精细化推进，"15分钟医保服务圈"等基层服务如何精细化管理等一系列难题，原有以医保经办为主体的信息化手段难以覆盖医保全领域的工作。

2 医保大数据平台的构建

为破解上述难题，南京市医保

局以数据"全量归集、全面治理、统一管理、按需共享、敏捷分析、应用赋能"为目标，建设全流程一站式的医保大数据平台，实现多源异构数据[6]归集，对医保数据进行全面治理，提升数据质量，并基于业务应用需求进行数据加工和多跨协同共享[7]，构建"一数一源"[8]的中枢化数据资产体系和统一的数据分析指标体系，支撑医保数据分析应用和数据价值挖掘。

2.1 技术方法

南京医保大数据平台采用知识图谱、大数据挖掘、区块链等先进技术，实现多模态、一体化的医保大数据资源体系构建，支撑医保发展新生态、新体系的高效探索和实践。

2.1.1 知识图谱技术 南京医保大数据平台基于图数据库和知识图谱技术，建立医保行业知识图谱，关联病种、药品、医用耗材、诊疗、参保人、医疗机构、企业等主体，将海量医保数据与医疗领域知识体系紧密相连，促进医保解读更为精准、深入，为医保、医疗信息快速检索提供支撑。例如，通过知识图谱展现门诊各类药品的用量分布，可以准确分析门诊高额用药情况。见图1。

2.1.2 大数据挖掘技术 针对医保数据存在的数据可用性差、数据价值不高、对管理决策支撑性弱等问题，南京医保大数据平台采用大数据挖掘技术，从数据中努力提取有价值的信息和知识，推动实现业务赋能。例如，结合医保违规行为，基于关联规则、聚类、决策树、神经网络等算法，建立医保大数据反欺诈模型，如虚假住院、聚敛盗刷医保卡、挂床住院、体检式入院、购药入院等，可以有效地发现隐蔽的违规问题，及时追回医保基金，助力基金监管工作。

2.1.3 区块链技术 在医保大数据应用过程中，为了确保数据的真实性和安全性，南京医保大数据平台采用具有去中心化和数据不可篡改特性的区块链技术，建立医用耗材溯源模型，由材料供应商、医用耗材生产商、物流配送企业、医疗机构为主体建立联盟链，将医用耗材从生产、流通、使用到结算环节的数据全部上链，实现医用耗材全流程监管，可以有效解决风险企业预警难、问题医用耗材追溯难和召回难等痛点，同时防范数据造假和信息泄露风险，提升医保管理和服务能力。

2.1.4 分布式技术 南京医保大数据平台底层基于国家医疗保障应用框架（healthcare security application framework, HSAF）体系，采用微服务分布式架构，支撑亿级大批量数据的加工计算，并依托 K8s 构建

高可用服务，实现服务启动、运行状态动态感知、宕机自动恢复，支持水平与垂直弹性伸缩，动态扩容，保障平台的稳定运行。

2.2 平台架构

依托医保内外部信息化和数字化建设基础，充分发挥大数据平台优势，提供从数据集成到数据治理、数据加工、资产管理、数据共享、数据服务全流程的数据构建及管理能力，搭建政策制度、标准规范和安全保障三大支撑体系，赋能精准服务、智能监管、科学决策、指挥调度、预测预警等应用场景构建。见图2。

2.2.1 数据集成 南京医保大数据平台提供实时汇聚、离线汇聚、服务接口等多种数据汇聚方式，在充分整合南京医保基础信息、医药招采信息、医保结算支付信息等内部数据的基础上，突破部门数据壁垒，对接人社、税务、民政、市场监管、卫健、纪委监委等外部数据，实现数据纵向和横向互联互通。

2.2.2 数据治理 针对医保原始数据存在的数据缺失、数据标准不统一、

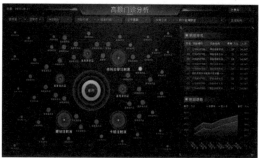

图1 门诊用药知识图谱

南京"医保高铁"
数字化工具创新医保新生态

多源数据不一致等问题，南京医保大数据平台构建全流程闭环的数据质量管理体系，对数据的完整性、规范性、一致性、准确性、唯一性、关联性、逻辑性等进行检查，形成数据质量检查报告，发现和分析数据质量问题，并进行数据问题反馈和整改，持续提升数据质量，实现数据资产化。

2.2.3 数据资产 以元数据为驱动，打通各类医保数据关系网络，实现医保数据分级分类管理和数据资产编目[9]，支撑数据资产价值挖掘和应用。通过对数据内容的敏感程度、共享范围、数据种类、业务属性等进行划分，构建科学合理的数据分类分级管理体系，实现数据精细化管理，确保数据安全使用。按照统一的数据资源目录标准规范，进行数据资源编目，实现数据资产清晰透明，支撑跨系统、跨业务、跨部门的数据资源共享。

2.2.4 数据共享 建立数据共享资源目录，数据需求部门可以基于数据共享目录进行数据申请，实现数据多跨协同。通过调用限额、数据有效期、日最大调用次数等服务控制策略，防止资源滥用。同时，建立数据共享安全机制，通过服务申请审核、口令授权、IP 黑白名单、国密加密传输等，保障数据安全。

2.2.5 数据指标管理 为有效解决不同部门、不同业务需求指标业务口径不一致、指标重复加工、临时指标加工耗时长、加工逻辑错误、查询不便等问题，根据医保各领域数据分析需求梳理指标体系，规范指标和标签定义，实现指标统一加工

固化和全生命周期管理[10]，快速响应数据分析需求，高效赋能业务应用，支撑业务决策。

2.2.6 标签画像管理 面向医院、医生、企业等分析对象，建立标签加工规则和模型，打通跨业务板块、数据域的对象数据，构建用户标签体系，实现用户标签全生命周期管理。用户可根据标签组合的方式快速查询特定群体，对其进行分群管理，支撑个性化服务、精准推送等业务场景需求。

2.2.7 数据服务门户 医保数据资产对各级各类使用人员开放，提供可视化查看、快速查询、共享开放和画像分析等能力，便于数据使用者了解和运用相关数据。

3 运行情况

自 2021 年 7 月 19 日建成以来，南京医保大数据平台平稳运

行，用户达 9.7 万余人，覆盖南京地区 2 164 家医疗机构、1 986 家医药企业、2 292 家零售药店，目前日登录超 6 万人次，累计访问近 1 400 万人次。见表 1。

3.1 全领域数据汇聚，共建共治共享

3.1.1 "三医" 用户全覆盖 平台创设 "医保驾驶室" "医院调度台" "医师旅行箱" "医药加油站" "广播站" "医保研究苑" 6 大板块，用户包括医保部门、医疗机构、医药企业、卫健部门、纪委监委等，基本实现南京地区医疗机构、医药企业、零售药店全覆盖。

3.1.2 医保业务全贯通 平台聚焦医保部门主要工作任务，设置招采改革、支付改革、基金监管、多层保障等专区，分为集中采购、集中结算、国家医保谈判药品、DRGs、异地就医等近 80 个专题模块。

3.1.3 系统运行全天候 平台建设之

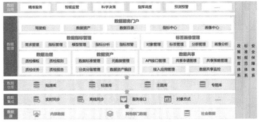

图 2 医保大数据平台架构

表 1 2021 年—2023 年南京医保大数据平台建设使用情况

年度	日均活跃用户数	访问人次数	新增用户数	新增运行模块数量 / 个
2021 年	1 375	361 246	21 509	27
2022 年	4 365	3 908 837	16 132	15
2023 年	19 706	9 669 382	59 795	44
合计		13 939 465	97 436	86

初，就致力于将卫健、市场监管、人社、民政、公安、税务、纪委监委等部门的外部数据引进来，整合并推动南京医保基础信息、医药招采信息、医保结算支付信息等内部数据走出去，通过信息系统对接、交互，实现数据全天候 7×24 小时实时更新、推送，总量达到 40 TB，日新增数据量 35 GB。

3.2 全方位分析展示，比较评价调度

3.2.1 助力医保部门决策和服务 平台通过医保政策、工作任务等信息的发布，以及执行情况的反馈，实现医保部门从门诊到住院、从本地到异地、从费用到采购的各项工作智能调度管理。

3.2.2 助力医疗机构管理和提升 平台探索医保、医疗、医药内部相关联的业务逻辑和医保规律，总结核心指标，形成市场价格信号，开展医保评价。呈现可视化比较排名，通过年、月、日 3 个维度，从医院、科室、个人 3 个层面，对医院、医生、企业精准画像。

3.2.3 助力医药企业运营和增效 平台推动集中采购、带量采购工作，调度管理国家、省、市集执行进度，医药企业可查询、可统计、可跟踪，引领医药企业做好药品耗材供应工作，有力破解医药企业回款难问题。

3.3 全流程监管服务，抓实关键环节

3.3.1 加强门诊共济监管 及时开发"门诊监测"模块，重点关注医疗机构与全市次均/人均费用、同类别次均/人均费用对比情况，对异常情况进行查实并处理。

3.3.2 加强 DRGs 改革监管 建设"DRGs 风险提示"模块，展示异常数据排名靠前的医院和医生，并点对点地进行提醒，督促及时解决相关问题。

3.3.3 加强医保医师监管 在"医保医师"模块中，分析呈现医师记分情况；在"负面清单"模块中，发布 4 批医保基金使用负面清单；在"典型案例"模块中，曝光、晾晒"三医"行业典型案例。

4 应用成效

通过围绕医保全领域业务，南京医保大数据平台在流程优化、场景创新、数据治理、先行试点等方面持续努力，探索构建医保发展新生态、新体系。

4.1 集采药品落地"主引擎"：阳光采购全流程覆盖

平台制定集中采购、带量采购监控规则，全天候监测各医疗机构各批次集采药品、医用耗材采购进度，协同医疗机构、卫健部门、纪委监委处理问题与开展监督，形成跨部门联动、全流程管理的一体化调度体系。对未能按照时序进度采购的自动生成预警，提醒相关单位；对未在规定时间内完成集采的单位，自动生成异常工单，分派到相关单位；相关单位登录平台按时限要求完成办理，交主管部门审核，形成闭环管理。对逾期未整改到位的单位，视情通报、约谈、暂停服务协议直至解除服务协议，并与年度考核和基金支付挂钩。南京已先后落地 30 余次国家、省、市集结果，节约资金 129 亿元，带量采购完成量超计划量 45% 以上。

4.2 集中结算改革"推进器"：创新"五率"全闭环监管

医用耗材和药品集中结算包括医保部门、医疗机构、企业 3 个主体，多个环节互相关联。南京市医保局梳理拆解结算细节，反复研究，创新推出"五率"监控：配送率、申请率、确认率、付款率、结算率。设置"集中结算"专栏，实时监测医疗机构、企业"五率"情况，提醒医疗机构、企业发现问题，第一时间核查原因、落实整改。对执行进度达不到要求的，采取约谈、警示、通报批评、责令限期整改等措施，并将"五率"指标纳入年度考核。通过一系列政策措施落地，集中结算工作有效推进，2023 年集中结算突破 300 亿元，带量采购品种平均在 40 天左右完成付款，其余品种付款周期较改革前压缩了一半多。见图 3。

4.3 医保支付方式改革"信号灯"：促进医疗资源优化配置

平台设立 DRGs 专区，实时展现全市 247 家参改医院、上万名医生、913 个病组、每个患者每台手术的费用情况，方便医疗机构、医生第一时间掌握全市、本医疗机构、本人医疗服务中 DRGs 运行情况。DRGs 专区内设 DRGs 指数大厅，建立全市统一的 DRGs 点值变动分析系统，按时段对全市所有病组点值的变化情况进行分析统计，通过变化曲线图实时生成全市平均价格。医疗机构和医生通过价格比较和数据比对，有针对性地提高本院、本人的服务水平，引导科学竞争、合理控费、优化路径，实现价

值医疗。2022 年，南京市 DRGs 住院费用、统筹基金、次均费用等 3 大指标均下降 10% 左右；2023 年 1 月—9 月，DRGs 参改医院住院患者次均费用下降 6.20%，医院结余留用 8.12 亿元，医保基金支付率达 109.49%。见图 4。

4.4 医保基金使用"监测器"：织密织牢基金监管网

2023 年，南京市实施职工医保门诊共济保障机制改革，不设门诊统筹支付门槛，每人每年最高支付限额提高到 1.5 万元。3 月，通过监测发现，全市已有 270 人门诊统筹待遇使用超 1 万元，其中 65 人已全部用完。南京市医保局第一时间在平台开发上线"门诊监测"模块，通过分析和展示警示数据，对发现的门诊费用异常情况进行查实并处理，出台有针对性的 10 项监管措施和快速处置工作方案，完善事前拦截、事中监控、事后处置机制，4 月份开始，医保基金使用快速上升的势头明显得到遏制。2023 年 1 月—3 月，全市门诊统筹范围内费用同比增长 18.80%；前 3 个季度，全市门诊统筹范围内费用同比增长 9.80%，增幅下降了 9.00%，门诊共济政策得以平稳运行实施。

南京医保大数据平台建成运行两年多以来，经过持续完善、广泛应用，数据生产力要素作用日益增强，给医保发展和"三医"格局带来重大变化，信息集合、数据赋能、医保引导、"三医"协同的新体系加快构建，推动形成基于"人民至上、健康至上"理念的医患和谐、

救死扶伤、基金安全、互动共赢的医保新生态，南京地区"群众享实惠、医保提效能、医院获发展、药企得成长"的多赢局面初步形成[11]。

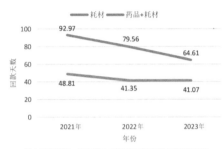

图 3 医用耗材、药品带量采购品种平均回款天数变化情况

患者次均费用 / 元

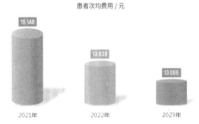

图 4 2021 年—2023 年住院患者次均费用变化情况

参考文献

[1] 中华人民共和国中央人民政府.全国统一医保信息平台建成[EB/OL].(2022-05-12)[2023-11-22].https://www.gov.cn/xinwen/2022-05/12/content_5689783.htm.

[2] 刁仁昌,石斌,朱庆红.南京"医保高铁"跑出医保发展新模式[J].中国医疗保险,2023(11):104-107.

[3] 中华人民共和国中央人民政府.中共中央 国务院关于深化医疗保障制度改革的意见[EB/OL].(2020-03-05)[2023-11-22].https://www.gov.cn/zhengce/2020-03/05/content_5487407.htm.

[4] 中华人民共和国中央人民政府.国家医疗保障局职能配置、内设机构和人员编制规定[EB/OL].(2018-09-11)[2023-11-22].https://www.gov.cn/zhengce/2018-09/11/content_5320980.htm.

[5] 国家医疗保障局,胡静林局长主持召开医疗保障精细化管理工作经验交流会[EB/OL].(2020-12-15)

专题策划——数字技术赋能医保管理服务创新
Special Planning S

南京医保大数据平台在基层医保服务中的应用

朱庆红 徐建军 何薇 马洁

【摘要】南京医保大数据平台发挥数据化引领作用，破解基层治理信息化手段不足难题，结合"15分钟医保服务圈"工作要求，建设开发"医保地图""街道要情""社区要情""政策查询"等模块，为基层经办人员提供街道社区医保医药、医疗信息实时查询，精准定位应保未保人员、困难救助人群，开展工作考评，宣传最新医保政策，助力基层医保工作精细化管理，高质量服务参保群众。

【关键词】基层治理；数字化；医保大数据平台

Doi:10.3969/j.issn.1673-7571.2024.02.002

【中图分类号】R197.3；R319

Application of Nanjing healthcare security big data platform in grassroots medical insurance services

ZHU Qinghong, XU Jianjun, HE Wei, MA Jie. Nanjing Healthcare Security Bureau, Nanjing 210019, Jiangsu Province, China (ZHU Qinghong, XU Jianjun); Nanjing Healthcare Security Comprehensive Service Center (HE Wei, MA Jie)

【Abstract】Nanjing Healthcare Security Big Data Platform plays a leading role in data application, which can solve the problem of insufficient IT application methods in grassroots administration. Based on the requirements of 15-minute medical insurance service circle, modules such as "Medical Insurance Map", "Street Info", "Community Info", and "Policy Query" have been developed to provide real-time query of medical insurance, medicine and medical information in communities for grassroots staff, which can precisely locate people who should be insured but not and those in need of assistance, carry out performance evaluation and latest medical insurance policies publicity. The application of the platform can facilitate fine management of grassroots medical insurance and provide high-quality services for insured populations.

【Keywords】Grassroots governance; Digitization; Healthcare security big data platform

作者单位：210019 南京，南京市医疗保障局（朱庆红、徐建军）；南京市医疗保障综合服务中心（何薇、马洁）

[2023-11-22].http://www.nhsa.gov.cn/art/2020/12/15/art_96_4273.html.

[6] 邓三鸿,杨杰,王昊,等.多源异构数据视角下的学术评价:内涵、进展与展望[J].科技情报研究,2023,5(4):42-56.

[7] 黄学.以多跨场景应用突破数字化改革[J].信息化建设,2021(6):47-48.

[8] 张晓鸢.上海信息化年鉴[M].上海:上海人民出版社,2017.

[9] 李燕,刘道芳.数据资源编目研究及应用[J].数字技术与应用,2021,39(9):120-122,126.

[10] 武思齐,黄艳,郭皓.医疗机构数据指标上报全生命周期管理平台建设[J].信息与电脑(理论版),2023,35(2):170-172.

[11] 国家医疗保障局.国新办举行"权威部门话开局"系列主题新闻发布会 介绍"贯彻落实党的二十大重大决策部署 着力推动医保高质量发展"有关情况[EB/OL].(2023-05-18)[2023-11-22].http://www.nhsa.gov.cn/art/2023/5/18/art_14_10627.html.

【收稿日期】2023-12-18

【修回日期】2024-01-10

（责任编辑：张倩）

当前,推进既有治理体系的数字化转型已成为实现我国基层治理体系和能力现代化的重要动力[1]。基层社会治理是指治理主体对基层社会领域公共问题的管控和处理[2]。基层治理与大数据相融合能够促进国家社会治理体系加快实现现代化,提升国家在社会治理方面的能力[3]。

为提高医保基层治理水平,南京市医疗保障局(以下简称南京市医保局)依托南京医保大数据平台,破除基层信息化手段不足、体系建设不到位,导致基层医保工作人员数据掌握不完整、分析不及时,基层治理和民生保障工作效率不高等问题,聚焦基层医保工作人员实际需求,进一步破解基层治理难题。

1 医保基层服务面临的挑战

随着经济社会的发展变化,群众需求更加多样,社会治理难度日益加大[4]。针对各街道社区便民服务中心"15分钟医保服务圈"建设、业务办理、服务对象等情况,深入南京市11个区和江北新区基层经办服务机构开展实地走访,调研中发现基层普遍存在政策落地"卡点"问题,如政策信息获取滞后,信息化手段缺乏,医保经办数据缺失等亟须解决的问题。

1.1 获取政策信息不及时

医保工作每年有大量的新政策、新文件出台,基层工作人员流动性大,新入职人员对政策学习掌握不全面,难以准确解答群众的问题。

1.2 部分医保经办代办服务信息化水平低

部分基层工作还停留在手工操作阶段,如基层工作人员目前仍然依靠上级部门下发的电子表格查询居民参保应缴未缴人员信息,获取信息不及时;主要以电话通知的工作方式开展居民征缴工作,工作效率低下;基层管理人员不能及时掌握经办业务开展的情况,街道社区缺少查询统计经办业务开展办理情况的渠道,无法及时掌握基层工作人员各项工作的办理情况等。

1.3 基础信息难掌握

基层工作人员缺乏获取工作相关信息的路径,缺少获取辖区内困难群众医疗费用、报销救助等信息

的渠道,导致不能高效、精准地开展救助帮扶工作;摸不清家底,既不清楚区域内医疗机构、药店、护理机构数量、服务项目,也没有建立与相关机构的联系渠道。见表1。

2 南京医保大数据平台及基层应用设计

南京市医保局贯彻国家和省部要求,按照省、市平台两级部署思路,于2021年12月29日正式上线国家医保信息平台。南京市严格落实国家统一标准和规范,并将长期护理保险、门诊住院基金监管、南京地区招采治理等地方特色化业务需求紧密嵌入平台,特别是依托国家医保信息平台的标准化数据,

表1 基层工作人员需求列表

序号	需求明细
1	提供"15分钟医保服务圈"地图、整体情况介绍、便民服务中心、医保服务窗口、签约银行、商保机构地址、联系电话、服务事项等内容;展示区域内医疗机构、定点药店地址、联系电话等信息
2	提供区域内户籍人口居民医保参保情况,分析各街道、社区居民医保参保、续保情况,断保人员信息查询及预警服务
3	提供区域内户籍人口享受失能保险总体情况,包括申请人数、评估人数、正在享受待遇人数、机构照护人数、居家照护人数、失能原因排名等信息,以及辖区内享受失能保险人员名单
4	提供区域内户籍人口"宁惠保"购买及理赔报销总体情况,包括购买总人数、理赔报销申请及完成人数、理赔总金额、疾病诊断排名等信息
5	提供街道、社区各个工作人员、各项业务的办理情况统计
6	提供区域内低保、五保、特困、残疾等困难人员基本信息、就医费用、自费费用、享受医疗救助、"宁惠保"及各种商业保险购买、理赔报销等信息
7	提供区域内居民医疗费用及报销明细查询
8	分析区域内户籍人口中医疗费用排名情况
9	提供学习查询医保政策的路径
10	提供药品、耗材、诊疗项目的医保支付政策查询
11	提供交流互动的途径,学习其他社区的先进经验
12	扩大开放人群,向行风监督员、参保群众开放
13	区分街道、社区,分层次提供数据展示查询功能

基于南京医用耗材阳光监管平台，于2021年7月19日先期建成上线医保大数据平台，一体贯通"三医"数据，开展挖掘、集成、分析等，支撑和服务全市医保基金运行、扩面征缴、异地就医、支付方式改革、基金智能监管、国家医保谈判药品落地等医保全领域业务。

2.1 业务构建

南京市在全国较早成立大数据局，统筹数据资源整合、共享和开发利用。南京市医保局成立以后，借助有利条件，秉承医保数据要"走出去、引进来"的理念，2019年8月30日建设南京医用耗材阳光监管平台时，汇聚贯通医保基金、医院管理（HIS）、医药价格、招标采购4个系统的数据，实现"三医数据"集聚。

南京医保大数据平台以"三医数据"的集成完善和质量提升为基础，嵌入城市运行"一网统管"系统的重要载体——"我的南京"App，借助其全市性的数据资源，进一步融入卫生健康、市场监管、人社、民政、公安、税务、纪委、医疗机构、医药企业等部门单位有关数据，同时将南京医保信息数据向外部推广应用。

南京医保大数据平台是医保新体制下，突破原有部门壁垒，汇聚医保、医院、医药大数据，建设信息技术平台，通过数据挖掘、数据集成、数据分析、数据呈现，支撑推动招采治理、支付改革、基金监管、多层保障等医保主体业务，创新医保信息化，精细化管理，规范行业、赋能产业，成为信息化引领"三医"协同发展和治理的新模式。

2.2 技术构建

南京医保大数据平台遵循"共建共享共治，管理服务并重"理念，以促进"三医"从业者"自我管理、自我监督、自我提升、自我净化"为目标，基于国家医保信息平台开展"两结合三赋能"应用创新的业务构建。在技术架构方面，平台实现了对传统信息化服务方式的全面革新，以手机端渠道为入口，将单一、有限的文字消息，转换为包含文字、图片、动画、语音、视频等融合的富媒体消息，"三医"从业者在手机端即可完成服务、搜索、发现、交互等一站式业务体验。

南京医保大数据平台技术中台采用SpringCloud微服务体系，运用整体组件化、容器化、自适应、云适配等安全技术，基于"等保三级"安全标准设计，提供了一系列标准规范、安全可靠的技术生产力工具，支持快速部署、快速发布，能极大地减少项目开发成本，提高开发效率，保障系统安全。

南京医保大数据平台技术中台服务治理实现对接入微服务平台所有服务全生命周期的统一管理。服务在微服务平台进行手动注册或自动注册，形成服务资产，通过服务管理平台统一开放给外部用户，供其申请后进行调用。同时，通过服务申请、身份令牌、签名加密等方式进行校验时间服务鉴权，以服务链路的形式记录调用全过程，实现每个调用请求的步骤清晰可见，并支持熔断限流，保障服务稳定运行。

南京医保大数据平台无须安装App和注册，手机号码即用户账号，基于微信、支付宝安全体系，保障用户的数据安全。依托5G技术上的无感、便捷、精准特性，通过大数据、人工智能技术对医疗、医药关注的重点业务场景精准画像，提升医保管理的精细化、智能化水平以及医保现代化管理能力。系统逻辑见图1。

南京医保大数据平台基于国家医保信息平台14个子系统，采用数据挖掘、云计算、人工智能等技术，全面构建数字化底座。平台技术底座采用第三方专业的非结构化数据（文件、图片、视频等）存储管理平台即分布式对象存储管理

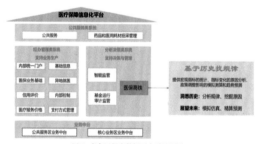

图1 南京医保大数据平台系统逻辑

南京"医保高铁"
数字化工具创新医保新生态

平台，实现非结构化数据的安全管理、高效读取，充分利用公有云的弹性存储和弹性带宽，保证文件、图片、视频等资源的高速加载，有效提升南京医保大数据平台访问效率和数据安全性。平台服务器拓扑见图2。

2.3 主要功能模块

南京医保大数据平台全面整合全市医保基础信息、医保基础目录信息、医药招采信息、医保待遇结算信息、医保基金征缴信息等内部数据，形成3 000余个指标项，设置医保、医院、医生、医药4大角色，覆盖10余类服务人群，设有医院调行台、医师旅行箱、医药加油站、医保驾驶室、高铁广播站、医保研究苑"6节车厢"，围绕本市要情、医院要情、医药要情、各区要情、多层次保障、招采治理、支付改革、基金监管、药械保供、内部管理10大主题，建设70多个功能模块。

2.4 功能应用

南京医保大数据平台依托"三医"大数据，聚焦宏观的全市、各区的基本情况，聚焦微观的药品、医用耗材、诊疗服务的价格和使用情况，聚焦"三医"主体中的医院、科室、生产企业、流通企业的运行动态，聚焦医疗行为中的医师、患者、病组等救治收费信息，自动生成各种维度的分析报告。在药品和医用耗材招采治理改革方面，设置集中采购、带量采购、集中结算3大重点任务，建设多个医药招采治理相关模块，包括流程监管、集中采购、集中结算、带量采购、节

约基金、降低价格、价格指数等；围绕医保基金战略购买，设置了多维度的综合比对评价体系，建设职工门诊统筹基金监测模块；围绕支付改革建立全国第一个全天候DRGs运行的专业平台，引导医院医生合理控费、优化治疗路径。平台数据架构见图3。

2.5 基层应用

纵横贯通的大数据服务平台是城市基层社会治理数字化改革的实践载体[5]，为切实提高基层治理水平，南京市医保局以数字赋能推动基层治理提质增效，启动南京医保

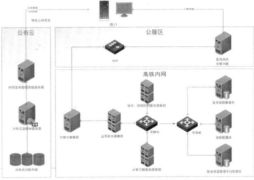

图2 南京医保大数据平台服务器拓扑

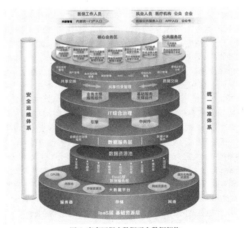

图3 南京医保大数据平台数据架构

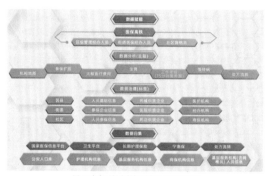

大数据平台进社区工作，推进南京医保、医疗、医药大数据应用，基于南京市医保局开发的医保大数据平台解决方案和总体架构，复用技术路线，聚焦医保大数据如何赋能基层管理和服务，开展包括专项数据采集、地理标签治理、基层主题分析和开发实施工作等在内的数据专题工作。

南京医保大数据平台在已有数据仓库的基础上，扩展采集公安人口库数据、基层服务机构、照护机构、商保机构信息，将相关数据打上地理位置标签，细化到街道社区，针对基层服务机构的医保、医疗数据需求，开展参保扩面、医疗救助、生育、慢特病、工作考核、处方流转等主题分析，建设专区功能模块，把基层医保工作者（含网格员）纳入医保大数据平台用户体系，开展实施培训。平台业务功能见图4。

3 建设成效

建设医保地图、街道要情、社区要情、15分钟服务圈、内部管理、政策查询等6大板块，覆盖全市1 375家街道社区，分别以街道、社区两个维度向全市3 363名基层医保工作者开放，为基层高质量工作和协同治理提供移动数据平台，提高基层工作效率，提升基层服务水平，减轻基层工作人员负担。通过治理数字化转型，整体驱动基层治理模式变革、治理方式重塑、治理体系重构、治理能力升级[8]。

3.1 提供区内医保医疗资源分布

通过"医保地图"的建设，动态展示全市各街道、社区定点医院、

图4 南京医保大数据平台基层应用功能

药店、照护机构、经办机构服务情况：提供相关医院的收入、次均费用、科室排名的基础指标，经办机构办理业务事项，为群众就医、购药、办理医保业务提供查询服务；提供定点医院、药店、照护机构、经办机构联系人、联系电话、地址，构建医保工作网络，建立方便快捷的交流沟通、工作调度渠道。

3.2 提高医保医疗信息透明度

根据基层组织架构，建设街道要情、社区要情，采集区域内两定机构、参保人员基础信息，实时呈现辖区内医保医疗实时概况、参保情况、生育情况、电子处方流转、长期护理保险情况、"宁惠保"购买情况等医保医疗实时数据，为基层工作人员完整掌握辖区医保医疗实时数据，推进全民参保、电子处方流转等工作开展，协助指导辖区居民看病就医，充分享受"宁惠保"、失能保险待遇，享受家门口的优质高效医保服务提供数字化平台。

3.3 提高救助工作精准化水平

通过信息同步共享，提升救助

效率[7]。建设医疗救助模块，将辖区内医疗救助人员信息及年度变化情况，医疗费用超过5 000元人员医疗费用、"宁惠保"报销、医疗救助情况，门诊特殊疾病人员信息，两病登记人员信息推送给街道、社区工作人员，协助工作人员快速、精准锁定帮扶对象，主动开展政策指导、医疗救助，减轻困难人群医疗费用负担。

3.4 准确掌握工作量

结合江苏省、南京市"15分钟医保服务"文件要求[8]，根据街道、社区要求，开发业务办理情况考评功能模块，实时展示各单位、经办人员各类业务的办理进展情况，以便合理安排资源，充分发挥大数据技术提升政府治理效率、有效监督公职人员[9]的作用。

3.5 推进基层自我管理

建立内部管理模块，供各街道、社区对辖区内两定机构、照护机构、经办机构地址、联系电话、业务事项等信息进行动态维护，确保服务圈机构、人员信息的准确。

3.6 普及医保政策

建立医保政策知识库，提供医保政策查询、学习路径，实时更新医保政策，实现医保政策一屏通览。助力基层工作人员学习掌握医保最新的政策知识，协助上级部门宣传医保政策，推动医保政策、医保改革在基层落地落实，让参保群众了解南京医保政策，充分享受医保改革红利。

4 小结与展望

数字化作为治理手段，助力基层治理从海量数据中快速获得有价值的决策信息，使信息更加开放、透明，促进政府治理客体由模糊化识别向精准化识别过渡，实现从"经验决策"向"数据决策"转变，是全面提高基层治理体系和治理能力现代化的必然要求[10-11]。通过充分挖掘街道社区的医保数字资源，动态精准展示辖区各类参保情况、定点医院药店和失能照护机构保障情况，破除导致基层工作人员数据掌握不完整、分析不及时的问题；充分发挥信息调度互动功能，完善"内部管理"板块作用，建立基层"医保工作圈"，动态评价基层人员工作情况，切实提升基层管理水平和工作效率。切实发挥数字化促进基层治理、提高民生保障精细化服务水平的支撑作用，为人民群众提供家门口的优质、高效医保服务。

基层治理的中心内容是为居民提供更多公共品。缓解贫困、医疗卫生保健也被认为具有公共品的性质，政府有责任提供这些产品或服务[12]。数字技术让信息的传递突破了时间和空间的限制，不仅可以汇聚各方声音，及时倾听和反馈公众的治理诉求，还可以促使治理主体及时、精准地回应公众的治理诉求，从而形成新的数字治理模式[13]。下一步，南京医保大数据平台还将不断增强医保大数据开发应用，增加数据展示的维度，充分激发医保大数据价值，加强医保数据对医保改革、管理和服务赋能，实现医保数据纵向有效贯通、横向有序共享，系统业务有机融合，促进医保事业和经济社会发展，提升群众获得感、幸福感、安全感，服务群众健康。一是提升基层数字化应用水平。加强对基层医保工作人员的培训，提高基层医保工作人员的操作水平，夯实南京医保大数据平台赋能基层管理的基础。二是拓展应用场景。以问题为导向，收集试点街道、社区意见建议，持续优化南京医保大数据平台各模块功能。三是进一步打破数据烟囱。加强和公安、民政、人社、大数据局等部门数据协同，赋能实际运用，发挥数据价值。✍

参考文献

[1] 王宇.聚力铸造基层治理的"数字底座"[J].人民论坛·学术前沿,2022(8):109-111.

[2] 王思斌.新中国70年国家治理格局下的社会治理和基层社会治理[J].青海社会科学,2019(6):1-8.

[3] 任志祥.利用大数据提升基层治理水平的路径[J].人民论坛,2020(26):72-73.

[4] 章立群,朱训志,翁清光.县域基层社会治理的技术:制度双向调适:基于福州市鼓楼区"一线处置"机制的实践探索[J].中国行政管理,2022(9):155-157.

[5] 雷赛金,郑宁.数字化视域下提升城市基层社会治理效能路径探析:以福州市鼓楼区"一线处置"机制为例[J].数字化用户,2023(44):112-113.

[6] 上海市人民政府.推进治理数字化转型实现高效能治理行动方案[EB/OL].(2022-01-13)[2023-11-15].https://www.shanghai.gov.cn/nw12344/20220113/b4752dcf13764c06914b0475f5f4818a.html.

[7] 赵云辉,张哲,冯泰文,等.大数据发展、制度环境与政府治理效率[J].高等学校文科学术文摘,2020(1):50-51.

[8] 江苏推进"15分钟医保服务圈"建设[J].中国药店,2022(6):12.

[9] 廖晓明,郑燕.论大数据视阈下公职人员腐败治理[J].江西社会科学,2019,39(1):233-239.

[10] 刘丹,刘征,黄毅,等.医疗救助作用认知的影响因素研究[J].重庆医学,2023,52(6):955-958.

[11] 梁素梅,李宁.基层社会数字治理标准化的初探与深化:以浙江省为例[J].中国标准化,2022(15):141-145.

[12] 谭秋成.基层治理数字化:存在的问题及转型方向[J].经济研究参考,2023(2):33-40.

[13] 沈费伟,叶温馨.政府赋能与数据约束:基层政府数字治理的实践逻辑与路径建构:基于"龙游通"数字治理的案例考察[J].河南社会科学,2021,29(4):86-93.

【收稿日期：2023-12-18】
【修回日期：2024-01-10】
（责任编辑：张倩）

专题策划——数字技术赋能医保管理服务创新
Special Planning

基于 DRGs 智能管理系统的医保精细化管理应用实践

裴晶　邰侠　汪茂艳

【摘要】目的：基于 DRGs 支付方式改革背景，探索建设 DRGs 智能管理系统，从多层次、多角度做好数据分析和利用，为实现 DRGs 精细化管理提供实践依据。方法：以 DRGs 支付方式改革数据为基础，以业务管理经验为积累，从医保管理、医院管理、受众需求层面，构建 DRGs 运行分析管理模块。结果：DRGs 智能管理系统上线以来，全市 DRGs 运行、管理、结算、监测得到了全方位立体式展示。医疗机构可清晰地了解到自身及同级同类医院的运行状况，从而发现自身运行问题，进行填遗补缺。南京市医疗机构服务效得到有效提升。结论：智能化手段赋能大数据管理能够助力 DRGs 精细化管理，控制医疗成本，提高医疗机构服务质量，有效提升南京市 DRGs 运行质效。

【关键词】DRGs 智能管理系统；支付方式改革；精细化管理

Doi:10.3969/j.issn.1673-7571.2024.02.003

【中图分类号】R197.3；R319

Application of medical insurance fine management based on DRGs intelligent management system

PEI Jing, TAI Xia, WANG Maoyan. Medical Insurance Settlement Department, Nanjing Medical Insurance Management Center, Nanjing 210019, Jiangsu Province, China

Corresponding author: WANG Maoyan, Email: 497043460@qq.com

【**Abstract**】**Objective** Based on DRGs payment reform, this study aims to explore the construction of a DRGs intelligent management system, which can effectively analyze and utilize data from multiple levels and perspectives, and provide practical basis for the realization of DRGs fine management. **Methods** Based on the DRGs payment reform data and business management experience, the DRGs operation analysis and management module was constructed from the aspects of medical insurance management, hospital management and clients demands. **Results** Since the launch of DRGs Intelligent Management System, the operation, management, settlement, and supervision of DRGs in Nanjing were displayed in an all-round and three-dimensional manner. Medical institutions can clearly understand their operational status and hospitals at the same level, so as to find their operational problems and fill in the gaps. The service quality and efficiency of the medical institutions in Nanjing have been effectively improved. **Conclusion** Intelligent means to enable big data management can help DRGs fine management, control medical costs, improve the service quality of medical institutions, and effectively improve the quality and efficiency of DRGs operation in Nanjing.

【**Keywords**】DRGs intelligent management system; Payment reform; Fine management

2021 年 11 月，国家医疗保障局发布《国家医疗保障局关于印发 DRG/DIP 支付方式改革三年行动计划的通知》（医保发〔2021〕48 号）[1]，文件明确规定要健全绩效管理与运行监测机制，通过构建多层次监测机制，加强数据分析，优化工作流程，提升信息化水平，建立管用高效的监测体系。南京市

作者单位：210019 南京，南京市医疗保险管理中心医保结算部
通信作者：汪茂艳，Email：497043460@qq.com

自 2021 年 5 月起正式启动 DRGs 改革筹备工作，目前 266 家医疗机构实现 DRGs 付费，基本实现了全覆盖。DRGs 支付方式经过近两年的实际运行，改革成效明显，总体平稳有序。参改医疗机构住院费用、患者次均费用、医保统筹（大病救助）基金支出实现"三下降"，改革红利初步显现。

随着 DRGs 支付方式改革的推进，依靠传统的管理体系，无法多角度、全方位把握改革动向。主要问题体现在：①医保政策传导不及时，导致医疗机构及医师后知后觉，无法及时根据新政策，调整内部管理思路；②医保、医疗、医药三部门存在"信息孤岛"，无法完成信息共享；③现行的 DRGs 智能审核、再住院监管等无法以工单形式派发完成信息反馈，工作效率不高。基于以上问题，各自为营的管理系统已经无法满足 DRGs 支付方式改革管理需要。南京市医疗保障局根据运行需要，设计了以 DRGs 成本数据为核心的 DRGs 智能管理系统，充分运用信息化手段，使医保、医院、医药三方都能观测数据，以此找准自身定位和问题所在，发挥主观能动性，助力提升 DRGs 支付方式改革精细化管理水平。

1 DRGs智能管理系统的构建与特点

1.1 系统设计框架

系统架构采用了 MVC 设计，视图层为"我的南京"App；基础层主要有服务器、存储设备、第三方软件等；数据层主要有政策调整情况、医保支付数据、医院就医数据、结算清单数据等；应用层主要有 DRGs 政策指南、医保 DRGs、DRGs 指数大厅、DRGs 病组、DRGs 结算分析、DRGs 再住院和 DRGs 风险提示等 [2]。见图1。

其中，应用层的 7 个专区为整个系统的核心部分，决定着整个系统的功能，具体内容构成如表1所示。

1.2 系统特点

1.2.1 涵盖高质量的 DRGs 全数据

参改医疗机构，自参保患者出院结账次日起 7 个工作日内，填报医保结算清单，完成住院病例的病案数据上传工作，并保证数据质量。每 1~2 分钟更新数据库，确保展示的基础数据真实、准确、有效，为分析结果提供强有力的数据支撑。截至 2023 年 12 月 6 日，2023 年度共填报并上传结算清单 1 063 139 例，病案匹配率为 99.98%，病案入组率为 99.98%。

1.2.2 对接所有 DRGs 相关部门

DRGs 智能管理系统上线两年以来，经过医保管理部门的大力推介，

医院、医药机构工作人员的实际应用和推广，目前已有用户 97 388 名，其中医保 4 161 人，医院 78 398 人，药店 3 446 人，企业 11 172 人，卫健 41 人，研究会 163 人。用户覆盖面广，信息传播速度快，已经成为 DRGs 支付方式改革重要信息传输渠道。

1.2.3 包含全流程的 DRGs 数据

为对 DRGs 支付方式改革运行全流程进行细化、细分，明确管理重点，持续完善和补充 DRGs 智能管理系统模块，使管理手段更加全面、丰富。DRGs 智能管理系统经过持续完善和补充，目前已开发 7 大模块，分别是 DRGs 政策指南、医保 DRGs、DRGs 指数大厅、DRGs 病组、DRGs 结算分析、DRGs 再住院和 DRGs 风险提示。各模块相互补充、相互印证，构成 DRGs 支付方式改革管理网络，实现全流程闭环管理模式。

2 实施现状

2.1 构建全市医保政策决策支持系统

智能管理系统中 DRGs 政策

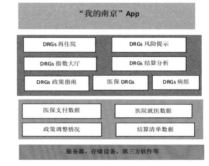

图 1 DRGs 智能管理系统设计框架

表1 DRGs 智能管理系统应用层专区内容

专区名称	功能及内容
DRGs 政策指南	共有 4 个功能。一是政策发布，公示我市出台的 DRGs 支付方式改革政策，便于各 DRGs 参改医疗机构及时掌握 DRGs 改革动向。二是分组对比查询，2022 年度南京市施行 967 分组器，2023 年度施行 913 分组器，在此模块，对于分组变化情况进行对比。三是病组基准点数激励约束机制。从控费效率、技术难度、医疗质量角度，对病组基准点数进行调整。四是月预结算分组情况。按月度对医疗机构上传的结算清单进行预分组，可以点击医疗机构名称查询入组详细情况
医保 DRGs	主要功能是展示我市 DRGs 改革的核心数据情况。一是 DRGs 实时概况，展示当日、当月、当年病案入组情况。二是医院病组费用排名情况，按照费用排名情况，对医疗机构赋金、银、铜牌，根据金牌数量对医疗机构进行同级别内排名。共有两个指标，分别是医院病组费用排行榜（考核指标为病组次均费用）、费用综合排行榜（考核指标为费用情况、医疗能力、服务效率、患者满意度、服务质量）。三是病案管理情况，分时间段、分医疗机构级别展示全市结算单数、病案匹配数、病案匹配率、合规病例数、入组病例数、病案入组率。四是分组情况管理，分级展示医疗机构病案入组情况，详细展示基础病例变化情况、基础病组病例变化情况、中医病组情况、病组均次排名、全市入组病例数排名及倍率入组病例数排行榜。均可查询医疗机构病组入组详细情况。五是点数管理情况，分时间段展示医院总点数、医生点数 TOP10、入组病例分类情况（含操作组、内科组、外科组，及倍率变化情况）。六是费用结算情况，展示年度基金预算总额及点值，医保范围外费用占比排行情况。七是运行效能指标情况，包含医院病例组合指数（CMI）、时间消耗指数排名、费用消耗指数排名
DRGs 指数大厅	全市概况含医院数、医生数、病组数、中医病组数、病例数及总费用。该模块主要展示点值变化情况。一是全市各级医疗机构当天及当年点值。二是全市各医疗机构近 30 天及月度点值变化情况。三是全市近 7 天 DRGs 参改医疗机构的次均费用及平均住院日变化情况。四是全市病组点值，含上月点值、当月点值及环比增减情况。五是全市医院点值、全市医生点值排行情况
DRGs 病组	全市病组概况含病组数、结余病组数、超支病组数。分时间段、分医疗机构级别，按照病例数的多少，对病组进行排名。点击病组详情，可查询该病组概况含四级手术占比、疑点条数、低倍率病例占比、高倍率病例占比、正常病例占比情况，以及该病组的药品、诊疗、耗材占比。按照病例数由多到少，对医疗机构进行排名，展示病例数、平均住院日、次均费用、自付比例、总点数、疑点数。展示该病组的药品使用 TOP10
DRGs 结算分析	展示年度基金预算总额及点值，预拨付总额及各级别医疗机构占比情况。展示累计基金发生额、累计基金结算额、医保结算率及点数，以及月预结算趋势。展示全市概况，按 DRGs 类型、病组类型、病例类型分类，展示字段包括病例数、均住院日、总费用、结算点数、结余留用情况、医保结算率、例均费用。展示分级别医疗机构将结算情况以及各医疗机构结算详细情况
DRGs 再住院	全市概况包含再住院率及同比环比情况、再住院人次及同比环比情况、住院人次人头比及同比情况。展示医疗机构 15 天内再住院率排行榜情况。展示医疗机构住院人次人头比排行情况。按区划展示辖区内医疗机构 15 天再住院率排行情况。医疗机构不同时间段再住院率排行情况（当天、3 天、7 天、15 天、30 天及当年）。护理机构 15 天再住院情况。就诊人员住院次数 TOP50，长期住院调节金额，三甲、三级医疗机构分别提取级别系数的 0.02、0.01，用于解决经医保办审核确需住院大于 15 天病例的费用超支部分
DRGs 风险提示	分别是疑似分解住院、自费费用超规定比例单据、检查费用超 70% 单据，从 3 个风险指标角度，对医疗机构、医生角度进行分析警示

指南专区内展示政策发布、分组对比查询、病组基准点数激励约束机制、月预算结算分组情况、长期住院调节机制等方面内容供各个部门进行决策。对于医保管理部门来说，通过政策指南专区，实时、动态展示政策调整情况，以及相应调整对病组结算影响情况。相关政策调整信息公开、公示、公平，对全市参改医疗机构实现同质化管理；对于医疗机构及医保医师来说，DRGs智能管理系统更像是口袋里的医保工具，能够及时、准确了解DRGs支付方式改革内涵，同时也能够掌握改革动向。医疗机构可以根据全市政策调整情况，动态优化内部管理模式，从一味谋求数字增长转变为追求精细化管理，通过优化服务质效提升自身竞争力，以实现同成本高产出的目标[3]。以"分组对比查询"功能为例，2022年度南京市按967分组器进行分组，结合2022年度病组实际运行情况，经过论证研讨，2023年度调整为913分组器。为展示两版分组器的区别，帮助医保管理人员以及医保医师及时掌握分组差异性，在DRGs政策指南专区还上线了分组对比查询功能。

2.2 建成"三医"高效联合运行的调度平台

在"医保DRGs"专区，对全市DRGs入组数据开展实时分析，包含评价指标、病案管理情况、分组管理情况、点数管理情况、费用结算情况、运行效能指标情况，6大指标体系19项管理分析，相互佐证、相互融合，共同搭建成为

"三医"高效联合运行的调度平台。以此为基础开展如下工作：一是做好全市病案管理分析。对于全市各级医疗机构上传的结算清单入组情况进行分析，含病案匹配情况、病案入组情况，从整体上把握南京市DRGs改革总体方向。对分组情况进行细化分析，包含DRG/ADRG情况、基础病组情况、中医病组情况、倍率入组情况。二是构建评价指标，对医疗机构的病组费用情况进行排名。采用病组费用排行榜、费用综合排行榜相结合的形式，综合考虑服务效率、医疗能力、服务质量、患者满意度等多种因素，对医疗机构的病组费用进行排名，并根据排名情况赋予金牌、银牌、铜牌[4]。三是紧扣关键指标分析，强化运行效能剖析。CMI值是综合反映医院收治患者的结构和技术能力的指标，时间消耗指数、费用消耗指数能够有效反映医疗机构资源消耗情况。通过对3大指标的分析，能够综合反映医疗机构的诊疗水平。

2.3 搭建全市DRGs指数面板

点值是DRGs结算的重要指标，在"DRGs指数大厅"模块，对于全市医疗机构以及医师的点值进行对比、分析、公示。一是病组点值分析。对于全市的病组点值变化情况进行对比分析，及时发现疑点数据，以此为依据开展专项分析，为DRGs支付方式改革运行分析提供切入角度。二是医院分析。对医疗机构月结算点值情况进行分析，便于医疗机构开展对比，有利于开展部门、科室管理[5]。三是医师个人分析。对于全市医师点值进行公

示，医疗机构管理人员可以查询全院医师的点值情况，个人仅可查询个人的点值情况。

3 应用成效

3.1 为DRGs政策效果评估提供依据

DRGs分组是DRGs实施的基础，病组的高效运行是DRGs支付方式改革成效的重要评估要素，尤其是基础病组、特色优势病组、中医病组的运行分析结果，不仅能为审核监管提供思路，更能为医行政部门政策制定、病组调整提供依据。通过对比分析相同病组在不同级别医疗机构、同级别不同医疗机构运行及结算情况，能够及时发现病组运行差异，挖掘病组潜在风险点，组织开展专项审核，并根据审核结果，调整相关政策，规避运行风险，长效守护医保基金安全。

以GK33（结肠镜治疗操作，伴有发症或合并症）病组为例，2023年10月不同医疗机构、全市病组数排名前5的医疗机构运行及结算情况分别见表2、表3。

3.2 为基金预算管理提供实时数据

南京市的DRGs付费是建立在总额预算管理下，按照月预结算、年终清算的结算方式，建立健全及时、高效的医疗机构费用结算拨付机制，保障医疗机构运行需要。结算分析主要分为两个维度：一是从全市层面做好3个角度的结算分析，分别是按DRGs类型（操作组、内科组、外科组）、按病组类型（基础病组、非基础病组）、按病例类型（低倍率类型、高倍率类型、正常病例），分析指标包含平均住院

表 2 2023 年 10 月 GK33 病组在各级医疗机构运行及结算情况分析

级别	病例数	平均住院日	次均费用 / 元	自付比例 / %	医保结算率 / %
三甲	445	4.36	8 508.03	8.84	113.00
三级	120	3.93	8 611.26	6.21	106.86
二甲	163	4.82	8 196.26	5.20	109.66
二级	25	3.04	6 932.28	5.04	131.29
一级及以下	15	4.67	6 321.96	5.11	143.17

表 3 2023 年 10 月 GK33 病组在全市病组数排名前 5 医疗机构运行及结算情况分析

医院名称	病例数	平均住院日	次均费用 / 元	自付比例 / %	医保结算率 / %
医院 1	81	3.31	7 301.14	12.22	143.26
医院 2	56	4.32	8 704.96	9.69	109.22
医院 3	46	4.57	8 371.47	6.31	115.34
医院 4	46	4.59	9 503.28	11.51	99.01
医院 5	46	5.70	9 061.26	4.65	102.54

日、总费用、结算点数、结余留用情况、医保结算率、例均费用；二是从医疗机构层面，做好各等级、各医疗机构的结算情况分析，分析指标同上。

以 2023 年度为例，年度基金预算总额为 125 亿元，1 月—10 月累计基金结算金额为 103.61 亿元，累计基金发生额占基金结算金额的 94.16%，医保结算率为 110.03%，当年累计基金发生额占年度基金预算总额的 75.33%，基金总体运行平稳高效。以三甲医疗机构为例，2023 年 1 月—10 月，累计发生病例数为 48.50 万人次，总费用为 77.70 亿元，结余留用为 3.30 亿元，医保结算率为 106.71%。

3.3 为医保监管提供平台

近几年，长期住院患者"出院再住院"的现象在全国各地均有发生，其中的原因复杂多样，涉及患者、医疗、医保三方。DRGs 专区上线的"DRGs 再住院"模块对全市各级医疗机构的再住院情况进行分析，对异常数据做好提醒警示、跟踪反馈，形成闭环管理模式[b]。医保管理部门能够更直观地了解全市再住院（含当天再住院、3 天再住院、7 天再住院、15 天再住院、30 天再住院、当年再住院）情况，以及医疗机构再住院之间的关联程度，及时发现疑点数据，并按照属地管理原则，做好情况跟踪、约谈等相关处置。对于异常数据，通过 DRGs 智能管理系统云平台推送至各区医保分局、医保经办机构以及相关医疗机构，并按照文件要求，做好对应处理，以实现"发现疑点 - 推送疑点 - 整改优化 - 情况通报"的全流程处理机制。

以 2023 年 9 月—10 月为例，共推送疑点数据 141 条，要求 95 家医疗机构提供书面材料，暂缓 40 家医疗机构月结算拨付。多措并举、多管齐下，南京市 15 天再住院率自 2022 年的 10.92% 降低

到 2023 年的 9.75%。以月度数据为基础进一步分析 2023 年南京市的再住院率变化情况，具体情况见表 4。考虑到数据分布及数据量，采用 Wilcoxon 符号秩和方法对南京市再住院率降低的情况进行统计学检验。

经 Wilcoxon 符号秩检验显著性水平（P 值）0.034 < 0.05，故拒绝原假设，认为南京市 2023 年再住院率降低具有统计学差异。智能化管理手段的引入，对于再住院率的控制效果十分显著。

3.4 对基金风险进行识别预警

管理系统中的"DRGs 风险提示"区目前共设置 3 项提示指标，分别是疑似分解住院、自费费用超规定比例单据、检查费用超 70% 单据，具体见表 5。

4 不足及建议

南京市的 DRGs 智能管理系统是大数据赋能 DRGs 支付方式高效管理的成功案例。在 DRGs 支付方式改革新形势下，需要大数据充分领跑，让智能手段有效助力。南京市 DRGs 智能管理系统的成功案例为未来 DRGs 智能管理系统的发展明确了方向，也为其他地区开展相关工作提供了相应的经验借鉴，但

表4 南京市 2022 年—2023 年各月度再住院率　　　　　　　　　　　单位：%

年份	1 月	2 月	3 月	4 月	5 月	6 月	7 月	8 月	9 月	10 月	11 月	12 月
2022 年	9.88	12.09	10.93	12.05	11.15	11.25	10.76	10.76	10.53	10.30	10.41	11.57
2023 年	11.45	11.75	10.89	10.41	11.36	11.36	10.13	9.73	8.45	8.15	7.90	6.24

表5 DRGs 风险预警行为及预警指标

行为	指标
疑似分解住院	实时产生的出院结算单据中同一参保人员在同一家医疗机构住院，（本月入院时间－前一次出院时间）≤ 15 天，且本月的住院单据为疑似分解住院单据，此类单据不包括门特病种出院患者及新生儿
自费费用超规定比例单据	实时产生的出院结算单据中（现金自理＋个人账户自理）÷住院总费用×100%。范围内自费费用超规定比例单据阈值：三甲医疗机构＞ 14% 的单据，三级以上医疗机构＞ 8% 的单据
检查费用超 70% 的单据	实时产生的出院结算单据中（检查＋化验＋放射）费用合计÷总费用×100%＞70%

系统在运行过程中仍有一些不足需要完善。

4.1 持续拓展范围，推动 DRGs 支付方式管理向事前、事中转移

目前南京市 DRGs 智能管理系统尚未实现监管的自动化。现有的 DRGs 支付方式管理模式大多是依靠事后的疑点数据分析来发现违规医疗行为，并以此认定医疗机构的不合理行为（如分解住院、入组"高套"等），倒逼医疗机构规范自身以提升医疗服务质量。这种方式需要花费大量的人力成本（如处方分析、行为认定等）。未来可以探索通过 DRGs 导航系统，建设一套与医疗机构 HIS 互联互通的管理体系，以就诊流程为主线，全流程集合事前提醒、事中警示的管理模式。

4.2 结合工作需要，持续扩大数据与对象的精细化管理覆盖面

目前系统数据库、组别及其对比呈现等仍需完善。可以基于组建医保医师专家库，定期组织专家研讨，从医保管理、医疗机构管理角度入手，对于现有的智能管理系统进行优化、细化，形成基于南京医保 DRGs 审核指标体系的分析报告。对于 DRGs 审核指标体系的分析结果，应当提供可视化展示，提供分析概览，以及分项指标详情展示。还可以从医院产能、效率、安全、病案质量等方面对各医疗机构及其科室进行对比排名，并得出最终的区域综合排名情况，进行全市医疗机构、专业科室间的区域横向比较。

4.3 从群众角度入手，打造普适、专业并存的指尖医保服务平台

目前系统专业化太强，用户门槛较高。应当强化病组分析，将分析结果"去专业化"，形成通俗易懂的分析报告，探索在 DRGs 专区打造就医导航模块，将病组分析报告向群众开放。在信息充分公开的情况下，群众可以自主选择技术更优秀、费用更低的医疗机构就诊，不仅让群众成为智能管理平台的使用者、受益者，还能在行业内形成良好的竞争氛围，提振行业信心。

参考文献

[1] 国家医疗保障局.国家医疗保障局关于印发DRG/DIP支付方式改革三年行动计划的通知[EB/OL].(2021-11-19)[2023-11-20].http://www.nhsa.gov.cn/art/2021/11/26/art_104_7413.html?eqid=8711daa900014728000000006642d79b0.

[2] 杨科春,秦锡虎,车澄霞,等.基于诊疗推荐知识库的医院端DRG智慧管理系统[J].中国数字医学,2023,18(2):12-15.

[3] 陈勇,贾晓倩,牛雨婷,等.DRG支付方式下分级诊疗现状与策略研究[J].中国医院,2023,27(10):44-48.

[4] 陈阳,陈俐,杨心坎.公立医院高质量发展下我国DRG绩效管理困境的文献分析[J].医学与社会,2023,36(10):90-96.

[5] 杨兆伟,王兴龙,程介.DRG助力医共体精细化管理[J].中国卫生,2019(11):30-33.

[6] 王芸,刘正荣,严华倩.建立审核规则库以提升病案首页质量的实践探索[J].中国数字医学,2021,16(10):41-44.

【收稿日期：2023-12-18】
【修回日期：2024-01-10】

（责任编辑：张倩）

专题策划——数字技术赋能医保管理服务创新
Special Planning S

南京医保全流程智慧监管体系的构建与应用

孔锦萍　高敏

【摘要】目的：为织密织紧基金监管防线，适应信息时代的精准化、智能化监管需求，南京市医疗保障局以医保大数据平台为依托，全面打造医保基金智慧监管新体系。方法：运用微服务技术、云计算技术、医学人工智能核心能力构建智能监管一体化平台，通过全面展示基金运行信息数据，建立全方位智能监管规则指标体系，建立大数据监管模型，对基金运行风险全流程闭环处置。结果：基金运行安全可控，支付方式改革平稳实施，骗保行为受到精准打击，实现"三医协同"多元治理。结论：南京医保运用信息化、数字化、智能化平台全面赋能基金监管，有力确保了基金的安全、高效、合理使用。

【关键词】医保智慧监管；全流程；指标体系；大数据模型

Doi:10.3969/j.issn.1673-7571.2024.02.004

【中图分类号】R197.3；R319

Construction and application of the whole-process intelligent supervision system of medical insurance in Nanjing

KONG Jinping, GAO Min. Nanjing Medical Insurance Management Center, Nanjing 210019, Jiangsu Province, China

【Abstract】Objective In order to secure a tight defense of medical insurance fund supervision and adapt to the needs for precision and intelligent supervision in the information era, Nanjing Healthcare Security Bureau comprehensive created a new intelligent supervision system of medical insurance fund by relying on the platform of medical insurance big data. Methods The Micro-service technology, cloud computing technology, and medical AI core capabilities were used to build an integrated intelligent supervision platform. By comprehensively displaying fund operation information and data, a comprehensive intelligent supervision rule index system was established, a big data supervision model was built, and the whole-process and closed-loop disposal of medical insurance fund operational risks. Results The fund operation was safe and controllable, payment reform was implemented smoothly, insurance fraud was accurately cracked down, and the diversified governance of "Medical care, Medical insurance and Medicine" was achieved. Conclusion The application of information, digital and intelligent platform of Nanjing Healthcare Security Administration comprehensively empowers the fund supervision, which effectively ensures the safe, efficient, and reasonable use of the medical insurance fund.

【Keywords】Medical insurance intelligent supervision; Whole process; Index system; Big data model

近年来，党中央、国务院陆续颁布了《关于深化医疗保障制度改革的意见》《关于推进医疗保障基金监管制度体系改革的指导意见》《关于加强医疗保障基金使用常态化监管的实施意见》《医疗保障基金使用监督管理条例》，要求"必须始终把维护基金安全作为首要任务"，"建立和完善医保智能监控系统，实现基金监管向大数据全方位、全流程、全环节智能监控转变"，"通过大数据分析锁定医保基金使用违法违规行为，提升精准化、智能化水平"[1-3]。南京市共有定点医疗机构 2 026 家，定点零售

作者单位：210019 南京，南京市医疗保险管理中心

药店 2 352 家，参保人员 865 万人。南京市医疗保障局（以下简称南京市医保局）组建以来，通过飞行检查、监督检查、专项稽核等多种形式开展常态化监管，但因基金监管点多、面广、线长，"跑冒滴漏"现象仍时有发生。为有效提高医保基金运行效率，提升医保基金抗风险能力，南京市医保局依托南京医保大数据平台，以大数据和人工智能赋能医保基金监管，构建了事前事中事后全流程、覆盖医保结算和机构病历全数据、有效运用大数据人工智能模型的医保基金智慧监管体系。

1 系统总体架构

南京市医保局利用全新的微服务技术、高可靠性的云计算技术、先进的医疗领域人工智能技术，全面构建基金监管一体化平台。依托南京医保大数据平台，将原有各监管子系统全面打通、整合，实现"数据一屏展示、指标一屏分析、指挥一屏联动、治理一屏闭环、场景一屏透视"。同时，开发上线手机端模块，实现固移端融合，打造随身行、随身用、随身管的智能监管云平台，让各级监管人员看得见、带得着、用得上。

1.1 平台框架

根据南京市医保业务量大、数据海量分布、网络环境开放的特性，医保基金监管一体化平台体系由多层结构组成，包括应用层、服务层、数据支撑层、数据汇聚层、数据采集层。数据支撑层、数据汇聚层、数据采集层依托南京医保大数据平

台。满足软件快速开发、重构及可管理性等方面的需求，通过贯彻顶层设计，使市级信息化建设与国家医疗保障局保持一致的规划思路与设计模式，提升南京市医保基金监管系统的架构水平。业务应用层通过微服务架构运行服务组件，包括智能审核、大数据反欺诈、医保场景监控等 16 个子模块，为各业务部门提供访问各应用系统的统一入口，实现信息的集中化访问，业务内部高内聚，业务之间低耦合。见图 1。

南京医保大数据平台通过云计算技术整合全市医保基础信息和医疗机构诊疗数据，将 HIS、EMR、LIS、RIS、PACS 等多源异构数据库的医疗业务大数据进行集成、清洗和整合，建设数据资产平台，形成符合需求且规范的数据资产管理体系，实现全市医保数据的统一采集、统一标准、统一管理、统一服务，为医保监管提供数据支撑。医保基金监管一体化平台充分考虑医保数据的实际情况，结合医保结算数据、医保结算清单数据、电子病历数据

的各自特点和使用方式进行数据层的设计，划分成关系型数据库、分布式内存数据库、列式存储数据库等，来满足不同业务场景的需要。具体形成 4 大基础数据库：医保数据，内容涵盖医保编码标准、就诊登记数据、处方明细数据、结算费用数据、医保结算清单数据等；医学知识库，内容涵盖病种和组套知识、疾病核心治疗体系、疾病知识图谱、DRGs 规则库等；电子病历数据库，内容涵盖病案首页数据、手术记录数据、临床诊断数据、出院小结、医嘱数据等；业务数据库，内容涵盖模型算法库、审核与监管分析数据等。

1.2 技术实现

1.2.1 微服务技术
微服务架构将单一应用程序划分成一组小的服务，每个服务都专注于完成特定的业务功能，服务之间互相协调、互相配合。通过微服务架构将医保监管系统拆分成各个微服务，如智能审核、大数据反欺诈、医保场景监控等。通过制定并遵循统一的数据通信标准和监管规范，每个微服务可以专

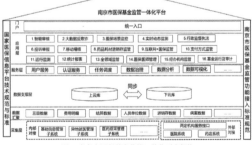

图 1 南京市医保基金监管一体化平台架构

注于特定的功能，提高系统的灵活性和扩展性，使系统更易于维护和更新，同时实现实时数据收集、分析和监控。例如，大数据反欺诈模块依托大数据技术推进数据互通、场景互联，探索以患者为中心归集诊疗数据，建立相关主题的场景监管模型。一是运用图算法精准打击"团进团出住院""卡聚集"违规行为。先将结构化数据以图的方式进行重构，接着利用图算法将整体切分到区块，再根据设定的聚集条件，使区块内更聚集、区块之间更分明，从而形成不同的团体，实现从人到群组挖掘，准确定位一人多卡和群体住院的违规情形。二是运用异常检测算法精准打击"门诊异常""购药异常""高频就诊"违规行为。设定预期的指标值范围，建立数据模型，由模型对数据集中不符合预期模式的结算单据进行识别，把异常行为挖掘出来。三是运用模型的深度学习和聚类能力精准打击"异常相似病例"违规行为。通过多层处理，逐渐将底层万千特征值转化为高层矢量化，同时通过自学习数据特征，将各类诊断形成多维度的治疗方案聚类，以识别不同群内部的相似性和群之间的差异性，迅速挖掘同类诊断中离散程度异常的特例。反欺诈大数据模型见图2。

1.2.2 云计算技术 云计算实现了应用和存储的动态分配、调度和高效利用。可充分发挥基础设施应用效能，有效避免业务空闲时间计算资源的浪费，单位硬件可为更多应用提供服务。云计算将为健康医

疗数据在大用户量、高访问率的场景下提供高可用性和高可靠性，同时具备高集约化程度和灵活的弹性伸缩特性，快速应对应用功能扩展以及用户规模增加，使得管理、维护、升级更加便捷。南京市医保监管系统汇聚数据总量达 26 TB，系统运行期间每日新增数据量约17 GB，结合南京市海量结构化和非结构化的医疗数据，云计算技术具有按需使用、随时扩展、易于管理、安全可靠、共享资源的优点，通过将所有的计算资源集中起来，并由软件实现自动管理。同时可以跨越异构、动态流转的资源池提供可自治的服务，实现资源的按需分配，提高信息化建设的效率和弹性，提高医保业务数据的集约化水平。

1.2.3 医学人工智能核心技术 医保人工智能核心技术基于海量医学书籍、专业文献、医保监管规范、脱敏病历数据等医疗医保领域数据，构建集成医学文本内涵理解、诊疗合理性推理等深度学习模型，提供面向医保业务的应用服务。例如：建立 DRGs 病组 AI 监管模型，通过引入先进技术，促进医疗保障管

理的专业化、精细化和智能化[1]。借助基于医学自然语言理解、医学知识图谱构建、医学推理等核心技术的 AI 医学能力平台，可实现以下功能：一是按国家医疗保障局电子病历接口要求，抽取病案首页、住院医嘱、日常病程记录、检查报告等全流程电子病历数据，通过医疗数据质量评估和数据治理，形成可用于 DRGs 监管的数据基础。二是通过多粒度、深层次的病历内涵解析技术，"教会"计算机从篇章级、片段级、概念级等多种不同粒度层面理解医学电子病历，将病历记录中的诊疗要素进行识别和提取，将提取的诊疗要素转换成向量化表示，形成病历信息库。三是以医保知识图谱为依托，"融合"医保监管规则和临床诊疗规范对每个 DRGs 病案进行诊疗路径的事件描述，再通过知识图谱进行诊疗要素的知识扩充，形成诊断知识图。四是借助图卷积神经网络模型的创新，将病历记录与该模型进行相似度比较，实现 DRGs 与诊疗过程一致性的推理和审核，通过模型发现违规病案。DRGs 病组监管模型流

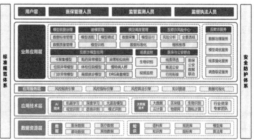

图 2 反欺诈大数据模型示意

程见图3。

2 系统实施路径

2.1 监测全流程数据，实现全环节预警

医保部门拥有一名参保人员从出生到死亡的全部参保和就医数据。医保大数据不但可精准掌握医保基金运行情况、研判基金运行趋势，还可实时发现基金运行的风险点，实现智能精准"大治理"，增强医保基金使用安全性、规范性和有效性[5]。

2.1.1 各部门信息贯通 为构建全流程医保智慧监管，平台打破了医保、医疗、医药信息系统数据壁垒，汇聚人社、税务、市场监管、卫生健康、纪委监委等部门的社保信息、税务信息、电子证照信息、个人诊疗数据、监察数据等外部数据，同时对内部医保基础信息、参保信息、基金征缴信息、基础目录、招采信息、待遇结算信息数据进行了全面整合，实现了对医务人员诊疗行为、

参保人员就医情况、医疗费用结算、药品进销存以及电子病历数据全面监控，可以从不同维度进行监测分析，为基金监管工作提供强大的数据支撑。

2.1.2 多维度分析预警 通过"风险预警"模块，将全市两定机构招采治理、门诊统筹、DRGs运行、数据治理方面的风险点分布全景呈现出来，按行政区划对风险点分布集中的区域进行实时展示，对风险程度高的医疗机构、医生、医药企业进行实时展示，通过风险展示、曝光晒通报使医保监管人员更直观了解到哪些医疗机构存在突出风险，基金风险重灾区的区域分布，从而强化医保监管人员的风险意识，主动探索降低风险的分级分类管理模式，促进未病先防、既病早治、老病不犯，推动各项工作良性运行。

2.1.3 全过程风险调度 开设"DRGs风险提示"专区，按日调度全市各医疗机构、医生存在的疑似分解住

院、自理费用超规定比例、检查费用超比例的风险单据，让医疗机构和医生及时发现问题，从而加强管理，降低违规行为的发生；在"医保医师记分""医保医师销分"模块，依据《南京市定点医疗机构医保医师记分管理办法》对医保医师实施记分、销分管理，促使医保医师管好"手中笔"，守护好医保基金的第一道关口；按日筛查就诊频次异常的参保人员数据，及时向参保人员发送异常就医短信提醒，有效阻止参保人超量取药和无既往病史大量开药的不规范就医行为；通过"案例曝光"等模块，发布违规案例、开展批评教育，用典型案例引导医生自觉规范诊疗行为，引导医疗机构有针对性地进行自我管理。

2.2 进行事前、事中、事后全流程监管

南京市医保局探索构建全流程基金监管，依托国家智能审核和监控子系统，在全量运行国家和省规

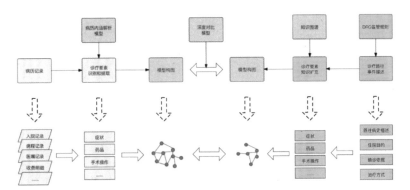

图3 DRGs病组监管模型流程

则的基础上，根据南京市实际强化本地化改造和运用[6]。明确核心监测要素、设定风险运行异常阈值，依托数据库的分析能力，按月、季、年，不定时、分区域对医保基金运行风险进行事前提醒、事中审核、事后监管，构筑医疗机构安全规范使用医保基金的"三道防线"[7]。

2.2.1 事前提醒 吸取了过去因医保部门硬件资源不足，几千家医疗机构、几万名医生同时调用规则库、知识库对正常刷卡结算造成冲击的教训，探索将智能监控规则库及知识库建成数据包，通过接口全部发送院端（按日进行数据更新），由医疗机构部署在本院 HIS 中，根据不同的就医场景实时调取两库数据以判断诊疗行为的合理性，医保部门再通过事后监管的方式对医疗机构事前规则的运行情况进行监测，对部署不到位或我行我素的违规行为进行查处。2023 年在 1 211 家医疗机构医生工作站部署了医保基金事前监管系统，设置了药品超量、药品重复等 9 条提醒规则，对医生在开立处方时的违规行为进行实时提醒，2023 年 8 月—10 月有效阻止违规行为 3.6 万次。见图 4。

2.2.2 事中审核 通过风险预警规则监测到有部分参保人存在短时间内在不同的医疗机构超量开具药品的违规行为，有的甚至一天跑 10 多家医疗机构、3 天开具的药品足够使用 3 年。为有效遏制上述违规行为，2023 年对参保人刷卡结算进行了事中控制，一旦发现参保人在不同医疗机构开具的同一药品超过了 90 天的量，立即进行拦截不予

刷卡，2023 年 5 月—10 月有效拦截跨机构超量开药行为 8.6 万次。同时，对确需超量开药的人员建立白名单，后期进行跟踪核查。此外，结合视频监管强化事中监管，通过规则模型有效甄别参保人空刷卡、盗刷卡、串换等骗保行为，2023 年以来查实 13 家药店存在串换等违规行为。存余药量监管见图 5。

2.2.3 事后监管 按病种和诊断分组、临床路径、电子病历等深度定义临床知识库和规则库，目前共建立医保后监管规则 611 条，覆盖了药品、诊疗项目、检查、治疗等全部医保结算数据，涉及 23 万个知识点。针对过度诊疗、过度检查、超量开药、重复开药、重复收费、串换等违反《医疗保障基金使用监督管理条例》的行为，首批已上线 202 条规则；针对口腔、理疗、康复、白血病免疫分型等重点项目制定规则 349 条；针对检查检验、血液净化、心血管内科等飞行检查项

目制定规则 60 条。根据监管需要，让不断更新的规则跟上监管重心的变化。见图 6。

2.3 通过全闭环处置形成全域可控医保基金监管格局

学界普遍认为，健全的法律制度和惩处机制是医保基金安全运行的重要保障[8-10]。南京市医保局通过监管规则全天候、全流程监测各项业务运行情况，达到风险运行预警阈值后自动生成预警，并同步调度到各责任主体及监管部门负责人，实现监管规则、预警调度、异常处置、反馈评价闭环管理，确保风险管理全域可控。

2.3.1 全闭环处置规范透明 一是研究制定监控规则，全天候监测医疗机构、医生、医药企业涉及医保基金支付全流程的异常数据。二是生成异常工单，精确到每家医疗机构、每名医生、每张处方和每笔结算单据，及时提醒医疗机构和医生自查反馈。三是将异常工单分派至相关

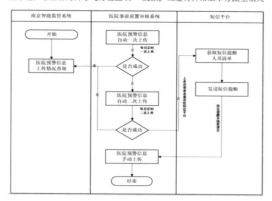

图 4 事前提醒流程

单位负责人，按时限要求完成办理，实时监控工单流转、办理和处置情况，全程时间窗口管理。截至2023 年 11 月底，本年度累计派发招采治理异常工单 4 160 条、门诊统筹异常工单 26 200 条、DRGs 运行异常工单 36 100 条、数据治理异常工单 6 532 条。四是依规对存在异常问题的责任主体进行通报、约谈，对风险突出的医疗机构进行重点稽核，依托医保大数据平台形成风险严控、过程严管、处置严肃的全流程闭环监管格局。

2.3.2 量化考核突出管理成效 建立风险预警量化考核工作机制，通过"五率"全流程考核闭环监管的工作成效。"转化率"为跑出的预警单变为异常工单的比率，考核监管人员是否将教育放在首位，通过通报、约谈等手段降低异常工单的形成；"办理率"为医疗机构办理工单占异常工单的比率，考核医疗机构对工单的及时响应程度；"审核率"为监管人员审核工单占医疗机构反馈工单的比率，考核监管人员的工作效率；"办结率"为工单的办结情况，考核异常工单的办理时效；"处置率"为通报、约谈、拒付、暂停医保服务、取消医保服务的医疗机构和医生数占办结工单的比率，通过医疗机构和医生的处置数量考核风险的管控和处置情况。风险预警"五率"考核处置流程见图 7。

3 系统应用监管成效
3.1 打造医保智能监控"防护网"
南京医保大数据平台实现结算费用智能审核全覆盖。2019 年以来，通过监控规则追回医保违规基金 16 719.69 万元，规则违规扣减率为 82.35%。

3.2 系好新政策平稳落地"安全带"
2023 年 1 月起，南京市整合职工医保原门诊统筹和门诊慢性病政策，建立新门诊统筹政策，取消起付线，个人待遇提高至范围内费用 1.5 万元。为避免门诊就医骗取基金的情形发生，实现了门诊共济事中监管和事前监管，规范参保人和医疗机构的诊疗行为。虽然 2023 年就诊人次同比增长 21.87%，范围内费用同比增长 11.25%，但是截至 11 月底，统筹基金支出 58.38 亿元，占预算支出进度的 83.40%，在待遇大幅提高的情况下，仍然确保了门诊共济改革的平稳运行。

3.3 精准打击欺诈骗保行为
2022 年，通过大数据反欺诈模型，精准定位 8 家医疗机构的问题线索 318 条，通过组织开展现场延伸核查，查实虚构诊疗项目等违规费用 1 309 万元；通过 AI 病组模型，完成 40 万份全量电子病历数据稽核，检出高套点数、低套点数、虚假收费、转嫁费用、分解住院、第三方责任等疑似违规病案 26 365 份，数量占比 6.57%，违规病案检出阳性率为 90.00% 以上，全面提升了基金监管效能。

3.4 强化医疗机构自我管理
通过建立"光荣榜"和"警示榜"，及时表扬正面典型、提醒管理风险，督促医疗机构强化自我管

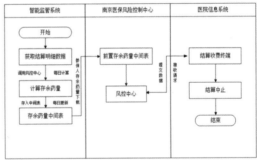

图 5 存余药量监管流程

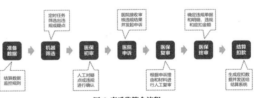

图 6 事后监管全流程

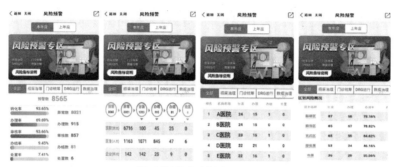

图7 风险预警"五率"考核处置流程

理。对次均费用超同级同类10%的医疗机构、单张处方范围内费用超2 000元、次均费用超同级同类50%的医保医师打上警示提醒标识，进行考核模拟扣分；让次均费用低于同级同类10%的医疗机构、次均费用低于同级同类50%的医保医师登上光荣榜，进行考核模拟加分，以激励与约束并重的方式激发医疗机构自觉管控的内生动力。

4 小结

南京医保全流程智慧监管体系的建立，使基金监管工作从被动走向主动，从单向转为互动，带动整个监管工作实现3个转变：一是从医保部门的行政监管转变为运用医保大数据平台助力医疗、医药自我管理、自我监督的医保工作新生态、新体系；二是从医保部门的服务平台转变为促进"三医"内部监管的工具，每天使用数据、查看预警、办理工单，成了许多医院内部监管的新手段；三是从医保部门单向监管转变为多元治理主体、"三医"

从业者信息共享、责任同担、合力推进的医保交互式治理、生态化治理新模式。

参考文献

[1] 中共中央,国务院.关于深化医疗保障制度改革的意见[EB/OL].(2020-02-25)[2023-11-22].https://www.gov.cn/zhengce/2020-03/05/content_5487407.htm.

[2] 国务院办公厅.国务院办公厅关于推进医疗保障基金监管制度体系改革的指导意见[EB/OL].(2020-07-09)[2023-11-22].https://www.gov.cn/zhengce/content/2020-07/09/content_5525351.htm.

[3] 国务院办公厅.国务院办公厅关于加强医疗保障基金使用常态化监管的实施意见[EB/OL].(2023-05-30)[2023-11-22].https://www.gov.cn/zhengce/zhengceku/202305/content_6883812.htm.

[4] 李欣芳,屈海龙,李晌,等.新时代智慧医保发展与展望[J].中国医疗保险,2022(5):60-63.

[5] 王文君.凝心聚力 攻坚克难 扎实推进新时代医疗保障信息化建设[J].中国医疗保险,2021(6):24-28.

[6] 龚忆莼.规范知识库、规则库管理,推动医保基金智能监控向高层次发展[EB/OL].(2022-04-07)[2023-11-22].https://view.inews.qq.com/a/20220407A0BDWR00.

[7] 国家医疗保障局.国家医疗保障局关于进一步深入推进医疗保障基金智能审核和监控工作的通知[EB/OL].(2023-09-13)[2023-11-20].http://www.nhsa.gov.cn/art/2023/9/13/art_104_11259.html.

[8] 马晓静,鲁丽静.医疗机构医保相关违规行为监管的国际经验与启示[J].中国医院管理,2013(7):39-42.

[9] 马晓静,胡翔.我国定点医疗机构医疗保险相关违规行为及其监管研究[J].中国医院管理,2011(3):38-41.

[10] 林源.美国医疗保险反欺诈法律制度及其借鉴[J].法商研究,2013(3):125-135.

【收稿日期：2023-12-19】
【修回日期：2024-01-10】
（责任编辑：张倩）

《中国数字医学》2024 第 19 卷 第 2 期 **25**

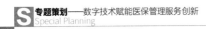

专题策划——数字技术赋能医保管理服务创新
S Special Planning

医保大数据平台在医院精细化管理中的应用

丁海霞

【摘要】目的：以医保信息化大数据为切入点，将数据效能转化为治理效能，赋能医院精细化管理。方法：通过对医保大数据的深度挖掘与分析，促进院内多维度的医保费用和行为评价，助力医院医保运营的精细化管理和决策。结果：医保大数据平台应用后，医院医保 DRGs 结算核心指标得到有效改善，病组费用结构得到优化，智能审核扣减明显降低，医院药占比、耗占比、自理比整体呈下降趋势，医保医师扣分涉及人数下降明显。结论：医保大数据平台精准、多维度的数据对比分析，及时发现医院可能存在的管理风险，助力医院医保精细化运营管理，促进医院高质量发展。

【关键词】大数据平台；医院医保；数据分析；精细化管理

Doi:10.3969/j.issn.1673-7571.2024.02.005

【中图分类号】R197.3；R319

Application of healthcare security big data platform in hospital fine management

DING Haixia. Jiangsu Province Hospital (The First Affiliated Hospital of Nanjing Medical University, Jiangsu Women and Child Health Hospital), Nanjing 210029, Jiangsu Province, China

【Abstract】 **Objective** By taking IT application and big data in medical insurance as the starting point, transform data efficiency into governance efficiency, and empower hospital fine management. **Methods** Through in-depth mining and analysis of medical insurance big data, the multi-dimensional evaluation of medical insurance expenses and behaviors in hospital was promoted to help the fine management and decision-making of medical insurance operation in the hospital. **Results** After the application of the healthcare security big data platform, the core indicators of hospital medical insurance DRGs settlement was effectively improved, the cost structure of patient groups was optimized, the deduction of intelligent audits was significantly reduced, the drug proportion, consumption proportion and self-care ratio of hospitals showed an overall downward trend. At the same time, the number of medical insurance doctors involved in the deduction decreased significantly. **Conclusion** The accurate and multi-dimensional comparative data analysis of the healthcare security big data platform can timely detect possible management risks of hospitals in time, facilitate fine operation and management of medical insurance and the high-quality development of hospitals.

【Keywords】 Big data platform; Hospital medical insurance; Data analysis; Fine management

医保基金使用主体多、链条长、风险点多、专业程度高、监管难度大，医保信息化建设既是必不可少的基础性工作，更是推进医保治理体系，提升医保治理能力的重要手段[1]。2022 年 2 月，国家医疗保障局印发《国家医疗保障局关于进一步深化推进医保信息化标准化工作的通知》[2]，提出要充分发挥平台支撑和引领作用，统筹医保信息化和标准化发展，全面深化医保信息平台应用，促进数据共享互认，不断提升医保服务支撑能力。

南京医保大数据平台集成了医保、医院、医药三方大数据，开拓了新形势下的医疗质量和医疗服务的管理模式，为规范医保服务、优化管理制度提供了新的抓手，日渐成为医院、医保、医药各单位管理的有力工具，在日常管理实践中起到了辅助决策、数据导向、同质化

作者单位：210029 南京，江苏省人民医院（南京医科大学第一附属医院，江苏省妇幼保健院）

比较、行为监管等重要作用，赋能医保事业高质量发展[3]。

1 顶层设计

1.1 建立组织管理体系

健全院内疾病诊断相关分组（diagnosis related groups, DRGs）管理及行为监管制度体系，成立医保DRGs支付方式改革领导小组和工作小组，明确院领导、职能部门、临床科室的分工职责。确立"科学筹划、常态落实、贴近实际、注重实效"的工作思路，组织内部深刻理解"医保大数据"核心内涵，准确把握政策导向，建立常态化宣传推广工作机制，充分发挥大数据驱动作用。

建立"行政MDT"专项管理工作模式，以周例会形式常态化开展支付方式改革实施工作，制定"工作执行计划时间表"压实各部门工作推进责任。南京医保大数据平台设置"政策指南""指数大厅"和"风险警示"等模块，是医院DRGs支付方式改革实施效果的数字化"风向标"，模板中公示的内容被视为医保工作推进的"任务清单"，使其成为医院职能科室加强医保管理的指导法和临床科室的作业法。

1.2 平台建设体系

依托医保大数据构建院内多维度的医保评价体系及智能信息化平台，利用平台数据进行数据挖掘和横向对比，促进医保费用精准化、医保行为规范化，将大数据管理思路有机融入日常管理，推动医院医保精细化管理，不断提升医院医保管理内涵和质量。大数据信息平台建设体系见图1。

2 应用大数据平台助力医院医保费用精细化管理

2.1 监测DRGs核心指标

南京医保大数据平台从医保、医院、医师3个管理视角，按照三甲、三级、二甲、二级4个医院级别，从上月、当月以及年度累计3个时间维度及DRGs入组病例数、DRGs组数、病组均费水平等112个核心管理指标出发，设置"DRGs指数大厅""DRGs病组""医院DRGs"3个核心模块，按照管理层次、病组和时间跨度等不同维度，动态监测住院病案分组、付费、效能、排名等DRGs改革相关指标参数。

医院借助数据平台移动终端，加强医院管理者及临床医生全面参与的联动管理，满足全时段查询DRGs概况、医院病组费用排行榜、病案管理情况、分组管理情况、点数管理、病例组合指数（case-mix index, CMI）排名、入组病例分类情况、费用结算情况、范围外费用占比，以及运行效能指标情况等。既可以进行医院之间的比较，实现全市范围内的核心指标同质化对比，清楚自身在全市的排位；又可以进行科室之间的比较，明晰

学科的发展空间，助力学科发展。见图2。

2.2 警惕DRGs风险提示

"支付改革"中的"DRGs"模块除了对DRGs支付数据的分析，还设有"DRGs再住院"专项，展示院际间医疗机构15天内再住院率的相关数据，提升DRGs重点监管行为的质量管理。"DRGs风险提示"专项，展示疑似分解住院、自费费用超规定比例、检查费用超70%单据等医保关注重点，规避行为管理风险。

通过建立以大数据平台疑点工单为主导的数据质量持续改进工作模式，关注重点高频违规行为。针对DRGs重点监管行为分解住院、低标准入院、疑似高套的数据开展专项检查，在院内DRGs运营系统异常监控模块中嵌入提醒，协助医生判断，辅助院内医保质控管理。

2.3 关注DRGs预警

"DRGs预警""DRGs风险提示"模块是促进医保政策有效落实，保证医保基金合理使用的重要途径，是提高医疗机构竞争力的关键抓手。借助风险预警模块的医保基金使用监督功能，可促进医保费用管理与基金使用监督的协同管理，对于违规数据、不完整数据、准确

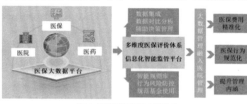

图1 大数据信息平台建设体系

数据分别亮"红灯""黄灯""绿灯"。

2.4 充分发挥同质标杆作用

DRGs作为一种管理工具，能应用在医保支付领域，并成为全球主流的支付方式[4]，"DRGs指数大厅-病组排行榜"为同质化比较提供了绝佳的竞技擂台，实现了不同维度下的量化比较，可真正激发医生自主管理、监督的内在动力，从而规范医疗行为，提升医疗质量。

2.5 强化院内绩效考核

"DRGs指数大厅""医保DRGs""医院DRGs"模块中费用结算数据、分组情况、病案管理情况、范围外费用数据、运行效能指标等，确立"病种路径化、考核标准化、病案规范化、检查常态化"的工作思路，将DRGs与公立医院绩效考核核心指标联动管理，做到奖惩分明，发挥绩效考核"指挥棒"作用[3]。

3 助力院内医保服务行为全流程管理

3.1 深入分析数据，加强药品耗材治理

"招采治理"数据融入了药品及耗材多维度数据的统计、对比、分析的强大功能。从医院、科室、个人3个层面，年、月、日3个维度，实现各角色药品、耗材"采购→结算→使用"的全流程纵向横向比较、排名与展示。

通过对比数据，实现对DRGs超支重点科室的药品、耗材精准定位，对使用情况深入分析。关注重点监管辅助用药的合理使用，对异动辅助用药纳入院内重点监管药熔断管理，同时鼓励使用医保范围内可替代的药品耗材，对发现的药品和耗材的不合理使用问题进行联合整治。

3.2 多维度比较，降低范围外费用占比

利用医保数据大平台中"住院分析"数据，通过对不同身份（本地或异地的职工、居民医保）范围外费用占比、同比、费用类别维度进行分析，实现同级别医院范围外费用的横向比较，对标找差。

"范围外费用占比"是南京市医保年度考核的重要指标，也是医保医师记分关联指标，对医院整体到医师个人都非常重要。加强临床对医保范围外费用的内涵理解及合理管控，不断提示医生重视合理用药、合理诊疗、合理检查以及合理收费，定期开展自理比专项检查，将自理比数据嵌入信息系统，实现住院病历的实时提醒、月度查询。通过平台数据推送分析各科室的"范围外费用占比"管控趋势。

3.3 聚焦门诊统筹异常工单，优化监管流程

"门诊监测"数据是对医保基金门诊使用情况全方位、系统性的数据分析。"基金监管"中的"警示榜"数据是对"医疗机构次均费用超过同级别10%以上""单张处方范围内费用超过2 000元""医保医师次均费用超过同级别同类50%以上"3个维度，有门诊统筹风险的异常情况进行提示。

医院有专人对门诊异常工单进行处理并定期进行数据分析，信息化系统对单张金额较大的处方进行精准管控，不断优化医保门诊统筹监管流程与信息化规则。

3.4 实时推送违规情况，规范医保医师管理

"基金监管"中的"医保医师""销分管理"模块是将对医疗机构的管理延伸到医生个人的精准管理，定点推送个人医保医师积分实时情况，积分与南京市医保智能审核系统规则关联。该模块的上线使用，实现了从医院医保管理部门被动接受违规情况，再反馈至医生，到医生主动学习违规内容的转变，将医保的被动监管转变成自觉遵守。

4 管理成效

4.1 动态监测DRGs核心数据，提升医院运行效率

与2022年全年相比，2023年1月—6月CMI值提升0.02，上升1.17%，低倍率病例占比显著减少，

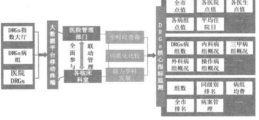

图2 DRGs核心指标运营监测分析

正常病例占比稳步提升，危重病例占比增多，见表1。2022年我院CMI值位于全市排名前列，实现已处于高位的CMI值的持续提升，与医院功能定位更加吻合。

根据病组权重对CMI值的贡献程度，对重点病组进行梳理，经过院内大数据应用管理，初步取得"权重""结算"的协同管理成效：多个病组结算水平进一步持续提升，多个病组运行得到有效改善，极大降低医院DRGs结算亏损风险。见表2。

4.2 有效提升医保院内监管效能

医保大数据平台不单纯是数据的展示，更是管理的好帮手，利用数据，可发现问题，找准关键，精准提升管理质量和效能。对标找差，提升服务效能，降低违规风险，让医疗行为更规范，医保基金使用更

高效。

借助医保大数据平台管理，医院2023年药占比、耗占比整体呈下降趋势，成本管控成效明显。2023年自理比指标下降30.00%，有效规范了非治疗性重点监管辅助用药的合理使用。通过对门诊异常工单的监测管理，对杜绝门诊处方，推进检查检验同级互认制度落地，规范"四合理"，优化公立医院绩效考核运营指标"门诊次均费用、次均药费"都起到了积极作用。借助信息平台对医保医师的个体化精细管理，院内处方点评、绩效考核等措施不断推进，院内智能审核系统对扣减规则进行全面的信息化管控后，医保医师"药品限住院"规则联动、扣分、扣减、清零，降幅为100.00%；医保医师扣分涉及人数降幅为83.00%，有效杜绝积

分关联规则的扣减。2023年医院监控违规条数显著下降，无医保医师记分人员。

5 总结

在支付方式改革进程快步前进的背景下，医疗各行业对大数据的挖掘、分析和研究能力不断提升，对数据的全面性、覆盖性和准确性需求也随之高涨[5]，医保大数据平台在满足医院数字化管理需求的同时提升了医院医保管理质量和效率。

医院内部深刻理解医保信息化建设核心内涵，准确把握政策导向，建立常态化宣传推广工作机制，充分发挥医保大数据平台驱动作用[6]。确立"科学筹划、常态落实、贴近实际、注重实效"的工作思路，

（下转第55页）

表1 医院医保DRGs核心指标管理成效比较

DRGs核心指标	2022年	2023年1月—6月	变化趋势（＋上升／－下降）
CMI	1.70	1.72	+1.17%
时间消耗指数	0.82	0.81	－1.22%
低倍率病例／%	8.12	6.26	－22.92
高倍率病例／%	2.25	2.69	+19.25
正常病例／%	89.63	91.05	+1.59
危重病例占比／%	15.01	16.88	+1.87

表2 部分重点DRGs病组次均费用管理成效比较

医保反馈DRGs编码	医保反馈DRGs名称	2022年次均费用／元	2023年次均费用／元	变化幅度／%（＋上升／－下降）
AH11	有创呼吸机支持≥96小时或ECMO或全人工心脏移植术，伴严重并发症或合并症	198 200.62	167 894.55	－15.29
FK19	伴急性心肌梗死／心衰／休克的心脏除颤器及心室同步	133 892.84	107 645.34	－19.60
IB19	复杂脊柱疾患或3节段及以上脊柱融合手术或翻修手术	129 001.24	103 999.34	－19.38
EB11	肺大手术，伴严重并发症或合并症	70 264.31	54 074.70	－23.04
KC19	垂体手术	49 306.20	43 442.27	－11.89

9 《中国医院院长》（2024 年第 2 期）刁仁昌：信息技术是改革的抓手 _ 刁仁昌

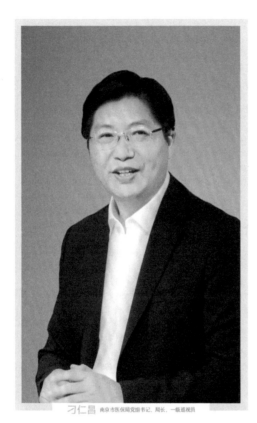

刁仁昌 南京市医保局党组书记、局长、一级巡视员

刁仁昌：信息技术是改革的抓手

南京市医保局以信息化和大数据为抓手，持续强化医保管理，支持医保改革探索。

文｜曹凯

作为近千万人口的区域中心城市，南京市拥有医疗机构超过2000家。其中，一批辐射周边省市的大型三级医院，在全国医院中也稳居领跑位置，支撑着南京成为当之无愧的区域医疗中心。

南京市本地的职工医保、居民医保、生育保险、长期护理保险等基金，年度筹资总额超过400亿元。同时，南京市还有大量外来患者，来自外地的住院患者跟本地住院患者人数基本相当。

南京市医保管理的责任可谓重大。2019年1月南京市医保局成立以来，持续推进一系列改革探索。尤其是南京市医保局建成全国首个医保、医疗、医药联动监管手机云平台"医保高铁"，以数字技术、信息技术应用为抓手，强化医保改革、管理和服务，受到业内关注。

《中国医院院长》杂志在2023年底专访南京市医保局党组书记、局长、一级巡视员刁仁昌，了解过去五年南京医保改革整体探索和重点突破，特别是"医保高铁"平台建设和应用的情况。

找准改革抓手

问：2019年机构改革，对于新医保部门赋予重任。作为区域中心城市，南京市在过去五年围绕医保管理进行了哪些整体改革探索？

刁仁昌：党的十九大之后，按照机构改革有关部署，南京市医保局在2019年1月份挂牌成立。

南京市医保局成立之后，迅速完成局机关和分局建设，将部门机制搭建起来。按照医保改革的总体部署，新部门要完成基本医保制度整合，实现"六统一"。经过努力，南京市在全省率先实现市级统筹，尤其是统一基金预算、统一服务标准等工作，取得较大成效。

随后，按照国家医保局部署，南京市推进医药招采改革、医保支付方式改革等工作。在定点医疗机构和定点药店协议管理的基础上，对于生产企业、配送企业，南京市也探索开展了协议管理。

此外，国家医保局推进完善异地就医工作，"长三角一体化"也提出统一公共服务的要求。尤其是南京，作为区域中心城市，优质医疗资源比较丰富，来自外地的住院患者跟本地住院患者比例接近1∶1。这几年，南京市在异地就医方面动了不少脑筋，持续完善异地住院、异地门诊的直接结算政策，为外地患者费用结算提供便利。2023年，我们已经

26

实现外地患者在南京的药店购药也能直接刷卡结算。

南京市医保基金的总盘子比较大，职工医保、居民医保、生育保险、长期护理保险等加在一起，全年基金收入超过400亿元。南京市医疗机构超过2000家，还有2500多家定点药店。而且，随着长期护理保险推出，还有一批定点照护机构。

南京市参保人群规模、基金规模都比较大，定点机构数量多，医保管理任务非常艰巨。一个新成立的部门，大量工作人员来自不同部门，磨合需要一个过程。部门职责和改革任务虽然已经明确，但是人手相对有限，业务能力还有待持续增强，落实改革重任的手段方式在哪里？如何更好地展示出新部门的业务能力？

经过四五年的探索，南京市医保局的一条重要路径就是依靠信息化技术的应用，以信息化和大数据为抓手，强化医保管理。比如，南京"医保高铁"平台的建设，从集中采购和集中结算开始，逐渐成为南京市医保改革的一个亮点，受到业内关注。

②：南京市集中采购和集中结算工作的推进，如何跟信息化智能化平台建设联系在一起？

刁仁昌：医保管理中，信息化技术应用比较早，也有大量数据积累，比如金保工程等。事实上，具体到南京市市级统筹区，本地医保、医疗数据积累也越来越多。南京市卫生健康委过去有一个单独的招采部门，以医用耗材集采为主。在2019年的机构改革中，这个部门整合到市医保局，改组成市医药集中采购保障中心。

当时，南京市委、市政府成立领导小组，鼓励医院探索集中采购、集中结算，将医院的药品、医用耗材、检验检测试剂的采购和结算，都放到医保部门的招采信息平台上来进行。医药集中采购保障中心的招采信息平台，逐渐整合了南京市医疗机构医用耗材和药品的采购和结算数据。市委、市政府的初衷主要是解决医院回款周期过长的问题，中心跟医院、企业约定规则，保证及时回款，形成良性循环。

2019年，江苏省纪委对于南京市医保局提出更高的要求，要求南京建设强化医院行风治理的监管平台。江苏省医保局也提出开展高值医用耗材治理，通过信息化平台建设运用，实现阳光采购和阳光监管。

南京市医保局贯彻落实省市部署要求，建成南京医用耗材阳光监管平台，当时被媒体称为"国内建立的第一个医用耗材阳光监管平台"。

持续改革探索

②：药品、医用耗材集采改革是国家医保局成立以来推行的改革政策，南京市进行了哪些探索？

刁仁昌：过去，一部分城市有自己的药品、医用耗材招采部门和招采平台，比如广州、深圳、南京等，覆盖的医院和采购金额也比较大。南京市的招采部门和平台，主要是侧重医用耗材集中采购。

南京市医保局成立之后，除了执行国家带量采购结果，还在中央深改委第八次会议后的第二天，也就是2019年5月30日，通过自己的招采平台，按照带量采购模式对吻合器等高值医用耗材品种进行采购。媒体当时评论说，"打响了高值医用耗材治理的第一枪"。

在此之后，南京市还跟淮安、泰州等地市组建招采联盟，探索协同治理。当然，类似这些探索的管理成本比较高，流程也比较复杂。

南京市医保局还积极探索多种方式推进医用耗材治理。比如，尝试跟部分品牌企业进行整体议价，引导企业在南京市场主动降价。目前，南京市已经跟国内外8家品牌企业（主要是医用耗材生产企业）实现整体产品议价谈判，这是南京市医保局的一项特色工作。

除此之外，南京市医保局还通过联动降价、梯度降价、分类采购等价格管理策略，引导企业在南京市场降低药品、医用耗材价格，以价换量。

同时，作为医药产业大省，江苏有一批优秀企业，有一批创新型产品。针对这部分产品，南京市医保局也会进行动态监测，鼓励医疗机构采购使用，支持本地企业创新发展。

②：医保支付方式改革，是国家医保局过去五年推进的重要工作。南京市的医保支付方式改革，进行了哪些探索？

刁仁昌：按照国家医保局部署，南京市医保支付方式改革逐步推进，从2022年1月正式按照DRG付费，已经运行将近两年时间。当时，南京市在DRG分组器选择时，用了最新的CHS-DRG分组方案1.1版本，也是国内第一个选用最新版本的城市。而且，在此基础上，南京市进行了一些本地化改造，最终确定的病组数为967个。

南京市也在国内第一个将DRG与中医特色病种结合，用现代手段对传统医学进行管理。我们特别遴选出肛裂、肛瘘、痔病和瘰疬四个南京特色中医优势病种，涉及51个病组，也按照DRG支付，希望通过管理方式变革，激励传统医学创新发展。2022年1月—2023年9月运行数据显示，四个中医病种在南京市医疗机构的结余达到2455万元。

DRG不应该被视为束缚医院的条条框框,而是要帮助医院解决发展问题。因此,南京市在推行DRG改革时,先后召开几十场座谈会,跟各级医院管理者对话,反复征求意见。一部分医院管理者反馈希望医保支付能够照顾到学科发展。当前,医院不单单是医疗服务机构,也是研究机构、学术机构,需要通过临床研究带动医疗技术更上层楼,确实要充分考虑医院高质量发展。尤其是一部分大中型医院,承担着区域危急重症诊疗任务,在区域发挥着兜底作用,自然也希望医保支付能激励支持新技术临床应用。

因此,南京市医保支付方式改革设定了一系列学科发展调节系数。比如,考虑到医院等级和服务能力差异,针对三级甲等医院、三级医院、二级医院和一级医院给予不同系数,激励大型医院承担危急重症诊疗责任。另外,对于医院的重点学科,也设定相应调节系数,给到相应科室和相应病组。

而且,南京市医保支付方式改革还引入其他一些系数,比如高新技术系数和价值医疗系数。这些调节系数的引入,是为了鼓励医院发挥自身竞争优势,让其获得相应的激励。

一个统筹区的医保基金预算在短期内基本上是明确的,不同的支付方式类似于不同的医保基金分配方案。这些不同支付方式、不同分配方案,最终目的都是为了激励医院高效运行。在方案制定和执行过程中,南京市医保局认真对待医院提出来的问题,充分协商,切实考虑医院的意见。实施近两年下来,南京地区绝大部分医院管理者是满意的,这得益于充分的沟通交流。

平台持续进化

？：在医用耗材阳光监管平台的基础上,南京的"医保高铁"平台建设是如何一步步进化的?

刁仁昌：正如前面提到的,南京医用耗材阳光监管平台可以说是南京"医保高铁"平台的雏形,通过逐步将本地医院医用耗材、药品采购结算数据归集起来,成为"医保高铁"较早落地的功能模块。

在此基础上,一个个服务模块持续接入,南京"医保高铁"平台逐步成型。

比如,随着医保支付方式改革深入,尤其是DRG付费落地,DRG专区接入"医保高铁"。在

DRG专区,900多个病组在每一家医院的绩效表现都能显示出来,甚至同一病组在不同医院的实际费用都能够直接比较,可以精准定位到每一位患者和医生。医保部门希望借此引导医院控制成本与有序竞争,将医疗费用无序增长控制下来。

另外,为了落实医保基金监管要求,医保基金智能监管和医疗行为监管模块也逐步被接入"医保高铁"。一些日常监管中发现的典型违规案例,南京市医保局经过分析,以负面清单方式告知医院。而且,这些负面清单中的案例,也会逐步上升为监管规则,嵌入到"医保高铁"平台,用于事前预防和事后处置。

在新冠疫情期间,医疗机构的药品和物资一度供应紧张,如何保障分配是个挑战。南京市医保局从2020年初就开始通过数字技术进行采购调度,最终也嵌入到"医保高铁"平台中。

南京"医保高铁"平台不仅面向公立医疗机构开放,而且逐步纳入民营医疗机构、药店和医药企业,目前已经基本实现南京地区医疗机构、药店和医药企业全覆盖。

同时,"医保高铁"平台已经搭载到"我的南京"APP上,跟南京市政府智慧城市建设的大平台实现数据交换对接。

？：关于"医保高铁"平台建设,您觉得南京有哪些经验可供借鉴?

刁仁昌："医保高铁"平台建设的挑战来自不同方面,不单单要克服技术、管理阻力,将医保、医院、卫健等跨部门数据集中起来;更关键的是要将数据创造性地进行整合,加以系统化和逻辑化,并最终服务医保业务需求。

同时,"医保高铁"平台也带来了医保管理的革命。在"医保高铁"平台上,数据对于监管者和被监管者都是透明的,任务明确、目标清晰,责任最后也是透明的。医保管理部门和医院都要接受这样的管理革命。

在数据透明和数据可比的基础之上,医保部门要根据行业发展需求,持续完善医保支付规则,保证其科学性和可操作性。

同时,医保部门要维护好本地医疗服务市场的环境,引导医院优化成本,合理竞争,实现优质优价。

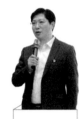

28

数字技术开辟药品保障供应新路径

南京"医保高铁"平台,有效解决了特别时期供需双方信息不对称问题。

文｜刁仁昌 卢旻 何薇 陈晨 廖藏宜

2019年,在江苏省纪委和南京市委、市政府、市纪委的指导支持下,新组建的南京市医保局在全国率先建设南京医用耗材(药品)阳光监管平台,打通了医药招标采购系统、医药价格信息系统、医院信息系统、医保信息系统。在这一平台的基础上,又经过一年多的探索,南京"医保高铁"手机云平台逐步建成,引起业界关注。

新冠疫情这一重大公共卫生事件发生之际,药品、医用耗材、物资保供成为医保、医疗、应急等不同部门关注的重要问题。从2020年初以来,南京市医保局依托上述数字技术平台,持续探索推进药品、医用耗材、物资保供工作。

尤其是在2022年12月到2023年上半年,面对疫情防控措施调整后防治药品短缺的状况,南京市医保局临危受命,紧急协调,激活上线"医保高铁—采购调配大厅",运用数字技术开辟防治药品保供新路径,有效满足了疫情防控转段时期南京市的用药需求。

南京市医保局在此期间的保供探索,对于重大公共卫生事件应对体系建设具有借鉴意义。

保供的实践基础

各级有要求。2020年2月,习近平总书记在中央全面深化改革委员会第十二次会议上强调,要鼓励运用大数据、人工智能、云计算等数字技术,在疫情监测分析、病毒溯源、防控救治、资源调配等方面更好发挥支撑作用。中华人民共和国工业和信息化部《2022年大数据产业发展试点示范项目申报和实施指南》明确,鼓励大数据在医疗诊断、医药研发、医保服务等方面先行先试,助推医疗、医药、医保联动改革。同时,南京市正在加速推进城市运行"一网统管"工作,不断适应新形势下生产方式、消费方式、工作方式、生活方式的变化,

注重各类技术、平台、场景运用的实际效果,高效解决社会治理面临的各种现实问题。

现实有需要。作为千万级人口的特大城市,2023年初,南京在全国较早迎来新冠病毒感染高峰,医疗机构在省、市招标采购平台采购防治药品2.1亿元,环比增长5.4倍,给药品供应带来严峻考验。一是采购供应渠道承压不畅。2022年12月18日—2023年1月6日,南京地区医疗机构申请采购感冒、抗病毒、退热、止咳四类药197万盒(瓶、袋),整体配送率仅36.4%,其中感冒类药品配送率仅17.4%。二是群众囤药加大保供压力。2022年12月14日,全市零售药店购药人数达到最高点,约22万人次,为日常水平的3.6倍,此后持续高位运行,买药难成为群众反映的焦点问题。三是涉农地区药品储备薄弱。南京各涉农地区的医疗机构,发热、止咳、镇痛、急抢救类药品储备偏少,大多仅能维持10天左右的用量。

工作有基础。早在2019年8月底,南京医用耗材(药品)阳光监管平台建成,实现医用耗材(药品)"招标、采购、配送、使用、结算、支付"全流程监管,并获得国家专利。随后,在2020年2—3月的特殊时刻,南京市医保局实体化全天候开展医用紧缺防疫物资直接采购,依托阳光监管平台开发"防疫物资采购调配大厅",对接863家医疗机构,调配防疫物资超过200万件,国家医保局先后5次给予肯定。

2021年7月,南京市医保局打造阳光监管平台手机版——"医保高铁"云平台,打破政府部门、医疗机构信息壁垒,通过"三医"大数据挖掘、集成、分析、呈现,支撑推动招采治理、支付改革、价格服务、基金监管等医保全领域业务,创新医保信息化、精细化、个体化管理。这一探索,获得5项国家专利和2022健康行业政策创新奇璞提名奖。2023年7月21日,中央电视台《新闻直播间》报道南京

"医保高铁"打造数字化、智能化、常态化医保监管平台。国家医保局明确南京市依托"医保高铁"成为医保数据"两结合三赋能"首批试点地区,江苏省医保局将南京"医保高铁"作为首个全省医保信息化推广应用项目。

机制有创新。2022年12月,为统筹协调各方全力保障紧缺药品,南京市委、市政府紧急成立市药品集中采购保供专班,由市医保局、市工信局、市卫健委、市市场监管局、省药监局南京检查分局、南京医药股份有限公司等部门单位抽调人员组成,集中办公、联合作战,办公地点设在市医保局。

在专班中,南京市医保局负责牵头药品和医疗器械集中采购保供工作,开通绿色挂网通道,适时将相关药品、医用耗材纳入医保支付范围,拓宽紧缺药品和医疗器械采购渠道,开通"医保高铁—采购调配大厅",向医疗机构、零售药店调配各类物资。其他部门和单位各司其职,共同做好保供工作。在市委、市政府统一指挥下,专班快速高效运转,保障全市基层医疗机构、涉农地区和零售药店的用药需求。

促进供需储协同

2022年12月以后,面对疫情防控新形势带来的药品保供新挑战,南京市医保局进一步将已有的"防疫物资采购调配大厅"(以下简称"大厅")整合进入"医保高铁"。

"大厅"创建于新冠疫情暴发初期,2020年2月,按照南京市疫情防控指挥部要求,市医保局紧急开展医用紧缺防疫物资采购调配。如何把采购到的紧缺医用物资迅速合理地分配到最需要的医疗机构手中,成为工作中的一大考验。南京市医保局想到了数字技术这一最有效的手段,积极探索在医用耗材(药品)阳光监管平台上构建"大厅",并形成完备的工作流程:市医保局每日研究确定次日线上供应的品种和数量;次日10—14时,医疗机构通过"大厅"采购下单;市医保局当日研究确定分配方案,发

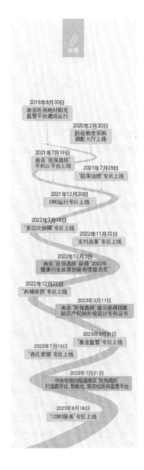

- 2019年8月30日 南京医用耗材阳光监管平台建成运行
- 2020年2月20日 防疫物资采购调配大厅上线
- 2021年7月19日 南京"医保高铁"手机云平台上线
- 2021年7月29日 "招采治理"专区上线
- 2021年12月20日 DRG运行专区上线
- 2022年7月18日 "多层次保障"专区上线
- 2022年11月22日 "支付改革"专区上线
- 2022年12月3日 南京"医保高铁"获得"2022年健康行业政策创新模范提名奖"
- 2022年12月22日 "药械保供"专区上线
- 2023年3月17日 南京"医保高铁"首次获得国家知识产权局外观设计专利证书
- 2023年3月31日 "基金监管"专区上线
- 2023年7月19日 "各区委情"专区上线
- 2023年7月21日 中央电视台报道南京"医保高铁"打造数字化、智能化、常态化医保监管平台
- 2023年8月18日 "12393服务"专区上线

文公布并当日配送,保障医疗机构及时收到所需的紧缺物资。

南京"医保高铁"在阳光监管平台的基础上更进一步,通过开发医保大数据应用的多个领域和场景,赋能医保改革、管理和服务,成为"四医"(医保、医疗、医药、医生)协同发展和治理看得见、带得着、用得上的信息化工具。"医保高铁"现有"乘客"超9.7万人,覆盖南京地区2164家医疗机构、1986家医药企业、2292家零售药店,目前,日登录超6万人次,累计访问超1200万人次。

"大厅"迁移进入"医保高铁",大幅提升了药品保供工作的广度、深度和温度,其面向全市所有医疗机构、供应(储备)企业和零售药店开放,各需求单位人员随时随地进入"大厅"下单采购。南京市药品集中采购保供专班通过供、需、储三端发力,推动药品采购调配由"实体化"向"数字化"转变,在应急药品保供中发挥了重要作用,累计向全市4000多家医药机构供给防疫紧缺药品和医疗器械约300种、3500万粒(瓶、片、支、袋)(图1)。

供应端多措并举。千方百计拓展供应渠道,调动一切资源,强化药品供应。一是挖掘潜力,督促集采中选企业保供。发挥好药品采购主渠道作用,进一步加强与国家、省药品集采中选企业联系,向重点保供药品的集采中选企业发函,及时跟踪推进,确保企业按照集采约定质保量供应药品。二是巧借外力,协调重点生产企业供应。依托大数据技术,核实本市重点保供药品生产企业的产量和产品走向,强化对南京地区保供。及时分析掌握药品缺口,向国家、省相关部门和外地企业协调紧缺物资。按日形成《重点药品保供业绩表》并予以公示。三是统筹合力,掌握重点配送企业信息。与南京医药股份有限公司、江苏省医药有限公司等9家南京地区重点医药配送企业实时对接,汇总配送企业实际到货信息,按日形成《重点配送企业业绩表》。

需求端精准施策。通过"大厅"准确把握药品

需求,既统筹兼顾,又有的放矢。一是科学确定上架药品。以南京医药股份有限公司、江苏省医药有限公司等7家配送企业供应的药品,以及南京舒普思达医疗设备有限公司等本地企业供应的呼吸机数量为基础,统筹考虑长期供应需要,合理设定每日上架"大厅"的标的。二是全面搜集各方需求。各医疗机构和零售药店以每日需求、当日新供应情况及前一日库存情况为基准,结合自身实际,在"大厅"线上申报采购需求量。三是系统谋划分配规则。"大厅"中药品和呼吸机供应量完全满足申报需求量时,原则上按照申报需求量进行全额调配;申报需求量大于供应量时,则按照"保基层、保涉农、兼顾面上"的原则予以调配。

储备端保障有力。南京市医保局建立医疗机构药品储备机制、配送(储备)企业和连锁药店保供机制,做好疫情防控药品的足量采购储备,对储备落实情况进行督查考核,全力以赴落实储备任务。在前期已向部分医疗机构拨付16.7亿元周转金的基础上,南京市医保局再次提前拨付20亿元,同时为重点配送企业垫付资金3亿元,缓解医疗机构和配送企业资金压力,保障其有足额资金采购储备。同时,南京市医保局还适时增加"大厅"供应物资的品类和数量,及时提醒医疗机构、零售药店关注,根据疫情发展和自身需要,足量采购储备相关药品和物资。

赋能保供的启示

把握数字发展导向。"医保高铁—采购调配大厅"是南京市医保局推进数字技术治理的一项创新实践。通过将配送(储备)企业和医疗机构、零售药店的信息整合分析,有效解决需供双方信息不对称问题,也使政府部门充分掌握市场情况,切实发挥统筹调控作用,实现了药品供应体系的流程再造和模式优化。

突出供需有效匹配。供需有效匹配是市场健康循环的重要前提。为精准掌握需求信息,除让医疗机构和零售药店自行填报外,"医保高铁"还开发"新冠药品紧缺监测"模块,监测50家重点医疗机构近百种新冠病毒防治药品采购和消耗情况,掌握每个品种在南京市场的总体紧缺程度。结合客观监测结果和需方填报信息,有针对性地开展药品采购和调配,在"大厅"上架供应相对紧张的物资,从而实现效益最大化。

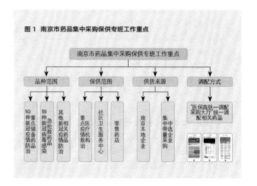

图1 南京市药品集中采购保供专班工作重点

注重共性个性结合。在供给端,每个药品的供应情况千差万别。针对阿兹夫定片等14个重点药品和医疗器械,制定"一品一策"保供清单,明确供应计划、调配渠道、保供重点等,保障关键物资供应。在需求端,针对各家医疗机构和零售药店的需求,在保障共性需求为主的基础上,统筹兼顾相关个性需求。

发挥考核指挥棒作用。在本次药品保供工作中,激励方面,在前期各项政策的基础上,专门出台支持医疗机构做好新冠病毒感染救治的十项政策,切实给医疗机构减负、增效;考核方面,针对医疗机构出台做好药品储备的通知,针对重点配送(储备)企业出台药品保供配送量化考评的措施。激励考核双管齐下,进一步调动医疗机构、配送(储备)企业的积极性,压实保供工作责任。

经过这段应急时期"数字化"防疫药品保供的创新探索,南京市药品保障供应水平得到了有力提升。疫情逐渐过去,药品保供也由应急处置过渡到常态化保障。在常态化阶段,要坚持当前和长远相结合,在继续做好防疫药品保供工作的基础上,着眼未来医疗物资供应需求,总结"医保高铁"等数字化平台统筹调度的有益经验,进一步完善提升药品(医用耗材)采购平台功能,加强多部门间的协同配合,努力探索形成完备贯通的药品保供新体系。Ⅰ

作者信息 刁仁昌为南京市医保局党组书记、局长、一级巡视员/卢曼为南京市医疗保障局办公室主任/何蕴为南京市药品集中采购保障中心主任/陈晨为南京市医疗保障局二级主任科员/廖藏宜为中国政法大学副教授

编辑 | 曹凯

《中国医院管理》第44卷 第2期（总第511期）2024年2月

基于德尔菲-熵权法的
智慧医保发展水平评估体系构建研究*

叶雨昕[①] 唐文熙[①] 李帅龙[①] 邢倩[①] 李明阳[①] 刁仁昌[②] 马爱霞[①]

摘 要 **目的** 构建智慧医保发展水平评估指标体系，为医保管理部门进行智慧医保发展水平与医保信息化评估工作提供参考。**方法** 基于事件系统理论与文本分析法遴选智慧医保关键事件，结合专家访谈开展德尔菲专家咨询确定评估指标体系，并利用熵权法计算各指标权重，最后评估当前智慧医保发展水平与理想发展水平。**结果** 选取咨询专家共16人，经两轮德尔菲专家咨询后最终纳入一级指标2个、二级指标18个。其中当前我国智慧医保发展水平为智慧发展级（2.524分），理想发展水平为智慧提升级（4.073分）。两轮德尔菲专家咨询的积极系数均为100%，权威系数为0.842，且专家协调程度逐轮提升。**结论** 构建的智慧医保发展水平评估指标体系具有较高的科学性、稳定性与可推广性，能够为各统筹区智慧医保发展提供有效的评估工具。

关键词 德尔菲法 熵权法 智慧医保 医保信息化 指标体系
中图分类号 R197.1 **文献标志码** A **文章编号** 1001-5329(2024)02-0001-05

Construction and Application of an Intelligent Health Insurance Development Level Evaluation System Based on the Delphi-Entropy Method/Ye Yuxin, Tang Wenxi, Li Shuailong, et al.//Chinese Hospital Management, 2024, 44(2): 1-5

Abstract **Objective** It aims to construct an evaluation index system for the development level of intelligent health insurance, which can serve as a reference for health insurance management departments in assessing the development level of intelligent health insurance and the implementation of health insurance informatization. **Methods** Key events in intelligent health insurance were identified based on event system theory and text analysis. The evaluation index system was determined through a combination of expert interviews and Delphi expert consultations. The entropy method was used to calculate the weights of each index, followed by the assessment of the current and ideal development levels. **Results** A total of 16 experts were consulted. After two rounds of Delphi expert consultation, two first-level indicators and 18 second-level indicators were finally included in the system. The current development level of intelligent health insurance in China is at the intelligent development stage (2.524 points), while the ideal development level is at the intelligent improvement stage (4.073 points). The positivity coefficient of both rounds of Delphi expert consultation was 100%, with an authority coefficient of 0.842, and the degree of expert coordination improved with each round. **Conclusion** The constructed evaluation index system exhibits high scientificity, stability, and generalizability. It can provide an effective evaluation tool for the development of intelligent health insurance in various pooled areas.

Key words Delphi method, entropy method, intelligent health insurance, health insurance informatization, index system

First-author's address School of International Pharmaceutical Business, China Pharmaceutical University, Nanjing, Jiangsu, 211198, China
Corresponding author Ma Aixia E-mail: aixiama73@126.com

2021年9月，国务院办公厅印发的《"十四五"全民医疗保障规划》首次将"建设智慧医保"列为我国全民医疗保障计划的发展目标之一，对医疗保障的信息化建设提出了新的要求。2022年5月，全国统一医保信息平台全面建成，标志着我国智慧医保发展进入提升阶段[1]。未来围绕基础平台的智慧医保应用探索建设将迎来新的爆发期。然而，当前智慧医保的研究尚不充分，现有研究多关注智慧医保应用案例介绍与地区经验分享[2-4]，对于智慧医保发展水平仅有智慧医保建设中数据管理能力评估的工具[5]和智慧医保建设评价指标体系建设需求[1]等文献，实践中评估智慧医保发展水平时仍存在落实困境。同时由于智慧医保应用新场景层出迭见，医保治理中的"智慧"场景不

*基金项目：南京市医保研究会重点项目(NJYB2022ZD003)；南京市医保研究会基础项目(NJYB2022JC010)
①中国药科大学国际医药商学院 江苏 南京 211198
②南京市医疗保障局 江苏 南京 210000
通信作者：马爱霞；E-mail: aixiama73@126.com

清晰、应用不完善等现状成为了滋生"数字形式主义"与"重复建设"的温床。能否合理识别智慧医保发展路径与应用场景、客观评估智慧医保发展水平已然成为急需解决的问题。

在进行智慧医保发展水平讨论之前，需界定智慧医保内涵。尽管已经存在对于智慧医保内涵的讨论，但并未厘清"智慧医保"与"医保信息化"内涵的从属关系。因此，本文给予智慧医保以下定义：智慧医保是医保信息化发展的目标和最终形态，以满足公众医保需求和解决基金监管、医药价格与招标采购等复杂问题为导向，利用现代信息技术建设高度智能的医疗保障服务、决策与监管应用体系，从而主动精准、优质高效地为人民群众提供全方位全周期服务的全新医疗保障形态。本文结合德尔菲法、熵权法与成熟度模型构建一套智慧医保发展水平评估指标体系，并对当下与理想情景下智慧医保发展水平进行应用评价，为智慧医保发展决策提供参考依据。

1 对象与方法

1.1 研究对象

采用目的抽样法选取政府医保信息职能部门专家、医院医保经办部门专家、高校学者与医保信息化合作企业知情人，共16人。专家纳入条件为：（1）中级及以上专业技术职称或担任同等职务；（2）本科及以上学历；（3）从事医保经办、医保信息化管理或研究工作5年以上；（4）熟悉相关业务且对该研究有积极性，能坚持完成两轮专家咨询。

1.2 研究方法

1.2.1 指标体系初步设计 由于智慧医保实践属于当下及未来已经或可能发生的前瞻性事件，故本文以事件系统理论中的事件强度（如新颖性等特征）、事件时间（如事件时机等因素）、事件空间（如事件扩散范围等因素）作为筛选依据[9]。一方面以"智慧医保""Smart health insurance""Intelligent health insurance"等关键词在国内外文献数据库、互联网相关网页检索文献与案例，筛选阅读并形成案例库。另一方面，在国务院、国家医保局等政府机构公布的涉及"智慧医保""信息化""人工智能"等关键词的政策文本中进行检索，借助头脑风暴法形成潜在智慧医保场景，并纳入案例库，并联合公共机构电子政务成熟度模型[10]与国家医保局机构职能，初步构建智慧医保发展水平的评估指标体系。该体系由智慧医药价格招标与采购、医保基金智慧监管、智慧医疗服务管理与待遇保障3个一级指标组成，并初步纳入25个智慧医保案例件作为关键事件和二级指标，形成调查问卷。

1.2.2 德尔菲法专家咨询 本文通过问卷星和电子邮件的形式向专家进行了两轮德尔菲专家咨询，邀请专家对指标的重要性、熟悉程度、判断依据进行打分，并提供修改或是否删除的意见。专家协商小组根据第一轮结果进行分析与剔除，制成第二轮咨询表，再次发放给16位专家。并在第二轮要求专家就指标当前发展水平与理想发展水平进行打分。

1.2.3 指标的重要性分值 在评定指标重要程度、熟悉程度与衡量发展水平方面，采用Linkert 5级评分法，1～5分表示认可程度与重要程度、熟悉程度与发展水平越来越高。判断依据分为"理论分析""实践经验""同行了解""个人直觉"4个维度，按大、中、小3个等级进行赋分[11]。

1.3 统计分析方法与筛选依据

采用SPSS 23.0软件进行统计分析，计算各指标的均数、标准差、变异系数、积极系数、权威系数、肯德尔和谐系数，并进行描述性分析。咨询结果的分析采用回收率和提建议的比例来显示专家的积极程度，用判断依据、熟悉程度来表示专家权威系数，用条目得分平均值、标准差和变异系数来表示专家意见集中程度，用变异系数与肯德尔和谐系数表示专家意见协调程度。采用熵权法确定指标的权重。其中指标筛选考虑专家评分的集中程度、离散程度、协调程度等综合考虑，具体如下：重要性均值>4分且变异系数<0.25时，予以保留指标；重要性均值>4分但变异系数≥0.25时，按专家修改意见与专家协商小组意见综合判断。

2 结果

2.1 专家一般资料

接受咨询的16位专家的年龄为（45.19±5.18）岁；从事医保经办、医保信息化工作与研究的年限为（12.81±5.96）年，范围5~27年。其中8位为政府医保信息职能部门专家，3位为医院医保经办部门专家，3位为高校学者，2位为医保信息合作企业知情人。

2.2 专家积极系数

第一轮专家咨询发放电子问卷16份，回收有效问卷16份，回收有效率为100%，有6名（37.50%）专家提出14条文字建议。第二轮发放电子问卷16份，回收有效问卷16份，回收有效率均为100%，有2名（12.50%）专家提出3条文字建议。这表明专家对本文的关注度和积极性都高。

2.3 专家权威程度

专家的权威程度与专家的权威系数成正比，当权威系数≥0.70时表示函询结果可靠。第一轮专家咨询的权威系数为0.819，判断依据系数为0.888，熟悉程度系数为0.750。第二轮专家函询的权威系数为

南京"医保高铁"
数字化工具创新医保新生态

0.842。判断依据系数为0.894，熟悉程度系数为0.789。结果显示专家权威程度可靠。

2.4 专家意见集中程度与协调程度

用第二轮指标得分平均值、标准差和变异系数表示专家意见的集中程度，见表1。研究两轮专家意见的肯德尔和谐系数分别为0.414与0.243($P<0.01$)，表示专家对各指标的协调程度好，结果可靠。

2.5 指标的删减、修改与解释

应用指标的筛选标准由专家协商小组结合咨询结果进行评议。根据第一轮结果，在医保基金智慧监管维度删除"智能识别和处理涉医舆情"形成可迭代的标准化监管体系"指标，在医保服务与待遇保障管理维度中合并"实现DRG入组异常智能审核""实现病案智能编码入组"指标，合并为"DRG/DIP的数字化改革与优化"。第二轮专家意见无删除指标，但对指标内涵进行了修正与阐释。

经专家咨询意见与协商小组的综合讨论，对指标内涵进行了最终核定。(1)建立"三医"与健康全分类数据库：充分采集三医数据并建成涵盖病案、信用、个人报销数据健康等多分析数据库[8]。(2)"三医"数据共享与利用：破除部门壁垒实现数据共享，引入公安、民政等多源数据，并进行数据挖掘、分析与辅助决策[9]。(3)智能监测医保基金运行：建立医保基金实时监控机制，应用数据挖掘、案例分析等模型，实现风险事件抓取、预警、远端监管。(4)智能识别欺诈骗保行为：应用云监控、生物信息识别等技术，实时拦截骗保行为，实现事中监管、纠正与逻辑校验[10]。(5)智能监管植入性耗材使用：应用图像识别和深度学习，建立"医学影像+深度学习"数据模型，识别耗材违规报销。(6)智能识别不合理医疗行为：利用数据与模型等对病种进行医嘱级精细监控，发现不合理行为[11]。(7)跨部门、多主体云协同监管：建立医保治理协同云平台，全流程联合监管执法，通过数据分析优化规则执行[12]。(8)智能采集与生成药耗用量：实现医院报量向自动抓取的转变，提高统计预测能力，提升医议价能力[13]。(9)智能制定药品耗材价格：引入基于AI的谈判博弈模型等工具，增强医保议价能力，缩短谈判周期，智能辅助药耗价格谈判[14]。(10)构建药耗B2B流通追踪网络：出台规范B2B药耗流通文件，应用RFID等物联网技术，实现可靠准时、可追踪的监管[15]。(11)药耗流通全程实时监管追溯：应用大数据等技术，拓展药耗监管至B2C、O2O端，实现全周期药品监管与供应保障。(12)建成智慧招标采购平台：建成智慧招采平台，智能编制、评定标书，实时识别漏洞与风险，提高公平透明程度[16]。(13)免备案医保异地结算：完善国家、省级平台，结合医保电子凭证，实现异地就医全领域免备案，提升患者体验。(14)医保信用支付与无感支付：借助区块链技术等，引入守信联动机制，实现"先诊后付"服务，提升患者就医体验。(15)医保经办与业务智慧集成：利用新技术与平台，串联医保局、医药机构、参保人，实现业务下沉与线上服务优化。(16)DRG/DIP数字化改革与优化：基于AI等技术提升病案与规则库质量，对全病历的DRG分组关键信息进行深层监管。(17)"两定"机构智慧准入与管理：综合"两定"机构信息与技术工具，建成涵盖科学规划、智慧考核等功能的智慧管理平台。(18)多层次医疗保障体系衔接：实现基本医保、商保数据互通，建立一站式医保结算体系，优化服务质量。

2.6 熵权法计算客观权重

2.6.1 熵权法的基本原理
熵本是热力学概念，被引入信息论用以度量系统的无序程度。系统熵值越小，其蕴含的信息量越大，该指标的变异程度越大，则在指标体系中的权重越大；反之结果亦成立[17]。

2.6.2 熵权法权重计算
基于第二轮专家对于指标的打分意见，进行熵权法计算，计算步骤如下。

(1)前提假设。设数据涵盖 m 个指标，共收集 n 位专家样本数据，用 X_{ij} 表示第 i 个样本中第 j 个指标的数值，其中，$1 \leqslant j \leqslant m$ 且 $1 \leqslant i \leqslant n$。

(2)数据标准化。运用功效系数法，计算每个指标的个体指数。由于智慧医保发展关键事件均为正向事件，因此功效系数 d_{ij} 的计算公式为：

$$d_{ij} = \frac{x_i - x_{min}}{x_{max} - x_{min}} \qquad 式(1)$$

式(1)中：$0 \leqslant d_i \leqslant 1$，$x_{min}$ 为评分的最小值，x_{max} 为评分的最大值，d_{ij} 为第 j 个指标下第 i 个专家的标化指标值。

(3)计算 P_{ij}(第 j 个指标下第 i 个专家指标值的比重)。公式为：

$$Pij = \frac{d_{ij}}{\sum_1^n d_{ij}} \qquad 式(2)$$

(4)计算第 j 个指标的熵值 e_j。公式为：

$$e_j = -\frac{1}{\ln(n)} \sum_{i=1}^n P_{ij} \ln P_{ij} \qquad 式(3)$$

(5)计算各指标的权重 W_i。公式为：

$$w_i = \frac{(1 - e_j)}{\sum_{i=1}^n (1 - e_j)} \qquad 式(4)$$

由于本文所提出的指标体系具有层次结构，在计算各一级指标的综合评分时，需要先确定各二级指标的权重。具体而言，可以通过计算各项二级指标的功效系数并利用加权算术平均法得出各一级指标的分值，然后运用熵权法确定各一级指标的权重。最后，对各一级指标所对应的分值进行加权平均即可获得智慧医保发展水平的综合评价指数。

假设通过计算得出的第一个一级指标下二级指标的权重分别为 w_{11}、w_{12}、…、w_{18}，发展水平评分分别为 k_{11}、k_{12}、…、k_{18}。此时，第一个一级指标的发展水平计算方法为：

$$l_1 = w_{11} \times k_{11} + w_{12} \times k_{12} + \cdots + w_{18} \times k_{18} \quad 式（5）$$

依据词计算方法同时计算出其他两个一级指标的发展水平分别为 l_2、l_3，可通过熵权法计算它们的权重 W_1、W_2、W_3，智慧医保发展水平评价指数的计算方法为：

$$L = W_1 \times l_1 + W_2 \times l_2 + W_3 \times l_3 \quad 式（6）$$

通过熵权法计算的权重见表1。

展水平与理想发展水平的集中程度。

2.8 智慧医保发展水平

我国智慧医保当下发展水平为2.524分，处在智慧发展阶段，距离智慧成熟水平仍有差距。就整体发展成熟度而言，医保服务与待遇保障管理发展成熟度最高，价格与招标采购管理发展成熟度最低，见表2。

就二级指标而言，当前智慧医保关键事件中，发展水平较高事件主要集中于"医保服务与待遇保障管理"领域内。发展水平最低的关键事件为"智能识别不合理医疗行为"等。理想情况下，医保发展中智慧程度最高的是"医保基金的智慧监管"，其中发展水平最高的关键事件为"跨部门、多主体云协同监管"等，发展水平最低的关键事件为"建立三医与健康全

表1 智慧医保发展水平评估指标体系的指标、内涵、权重及发展水平

一级指标	一级权重	二级指标	重要性赋值 ($\bar{x}\pm s$)/分	变异系数	熵值	二级权重	当下发展水平/分	理想发展水平/分	成熟度/%
A 医保基金智慧监管	0.339	A1 建立"三医"与健康全分类数据库	4.125±0.484	0.117	0.959	0.050	2.538	3.923	64.71
		A2 "三医"数据共享与利用	4.563±0.496	0.109	0.792	0.252	2.462	4.154	59.26
		A3 智能监测医保基金运行	4.625±0.484	0.105	0.830	0.206	2.769	4.077	67.92
		A4 智能识别欺诈骗保行为	4.688±0.464	0.099	0.865	0.164	2.692	4.077	66.04
		A5 智能监管植入性耗材使用	4.063±0.556	0.137	0.934	0.081	2.154	4.077	52.83
		A6 智能识别不合理医疗行为	4.688±0.464	0.099	0.865	0.164	2.077	4.308	48.21
		A7 跨部门、多主体云协同监管	4.125±0.599	0.145	0.931	0.083	2.231	4.231	52.73
B 价格与招标采购管理	0.242	B1 智能采集与生成药耗用量	4.625±0.599	0.13	0.964	0.062	2.154	4.000	53.85
		B2 智能制定药品B2B价格	4.563±0.609	0.134	0.961	0.067	2.000	4.154	48.15
		B3 构建药耗B2B流通追踪网络	4.625±0.484	0.105	0.830	0.288	2.385	4.000	59.62
		B4 药耗流通全程实时监管追溯	4.563±0.496	0.109	0.792	0.353	2.154	4.154	51.85
		B5 建成智慧医保招标采购平台	4.688±0.464	0.099	0.865	0.230	2.385	4.077	58.49
C 医保服务与待遇保障管理	0.418	C1 免备案医保异地结算	4.375±0.599	0.137	0.956	0.044	2.846	4.000	71.15
		C2 医保信用支付与无感支付	4.625±0.484	0.105	0.830	0.167	2.462	4.000	61.54
		C3 医保经办与业务智慧集成	4.563±0.609	0.134	0.961	0.038	2.846	3.923	72.55
		C4 DRG/DIP数字化改革与优化	4.313±0.464	0.107	0.580	0.413	2.462	4.077	60.38
		C5 两定机构智慧准入与管理	4.688±0.464	0.099	0.865	0.133	2.538	3.923	64.71
		C6 多层次医疗保障体系衔接	4.563±0.496	0.109	0.792	0.204	2.846	4.077	69.81

2.7 评分标准确定

采用专家会商法与成熟度模型确定智慧医保发展水平的评估标准[7-18]。L最大值为5分，分值越高，智慧医保发展水平越高。(1) 1分≤L<2分：智慧起步，提出智慧医保发展设想，制定智慧医保规划，但无落地；(2) 2分≤L<3分：智慧发展，开展智慧医保探索实践，并取得一定成效；(3) 3分≤L<4分：智慧成熟，在多业务领域进行智慧医保实践，构建智慧医保综合体；(4) 4分≤L≤5分：智慧提升，智慧医保高度发达，实现自主决策等，并不断优化技术应用。经切尾均值的处理后，得到每个二级指标当下发

表2 一级指标当下发展水平、理想发展水平与成熟度

类别	当下发展水平/分	理想发展水平/分	成熟度/%
整体	2.524	4.073	61.97
一级指标			
医保基金智慧监管	2.522	4.127	61.11
价格与招标采购管理	2.266	4.083	55.50
医保服务与待遇保障管理	2.681	4.034	66.46

分类数据库"。此外，当前智慧医保发展成熟度最高的关键事件集中于"医保服务与待遇保障管理"中，成熟度最高的事件为"医保经办与业务智慧集成"，成熟度最低的事件为"智能识别不合理医疗行为"。

3 讨论

3.1 指标体系具有较高的可靠性与可推广性

本文选择的专家人数符合德尔菲法要求，受邀专家经验丰富。两轮专家咨询问卷回收率均为100%，并有多位专家对指标体系构建与修正提出修改意见与建议，表明专家积极性高。专家权威系数均>0.80，表明问卷结果可靠性高。专家意见协调系数有统计学意义且协调程度较高。因此，在指标遴选中，结合专家修改意见与协商小组意见，进一步保证了指标体系的可靠性。此外二级指标源于国内外智慧医保实践案例等，来源可靠且具有实践基础，可推广性强，可为各地医保部门提供评估与规划借鉴依据。

3.2 指标体系为医保职能部门提供决策依据

考虑到医疗保障部门内设机构职能分工存在差异性，本指标体系立足于医保信息化与智慧医保应用场景丰富的"基金监管"等3个主要职能设定一级指标，可在评估统筹区整体智慧医保发展水平的同时展现相关机构的业务发展水平，识别发展优势与薄弱环节，为统筹区评估部门业务成果、优化后续智慧医保发展规划提供参考依据。就整体评估结果而言，可以继续巩固智慧医保在医保服务与待遇保障中的优势成果，细化在医保基金监管中的应用颗粒度，着力构建其在价格与招采中的应用场域，综合提升智慧医保发展水平。

3.3 指标体系为突破发展困境提供思路

近年来我国医保信息化水平显著提升，但自进入智慧医保发展新阶段以来，实践中的区域发展不均衡更为突出，重复建设等导致的资金与人才等资源浪费现象不容忽视。评估指标体系的构建可为各统筹区提供整体性参考，辅助医保管理部门因地制宜、因时制宜地制定与调整智慧医保建设规划，综合提升技术赋能效果。

4 不足与展望

4.1 评价体系存在进一步优化的空间

本文的核心是遴选指标与对智慧医保发展水平进行初步评估。虽然通过智慧医保事件提取、专家访谈等形式初步确定了评估指标，并通过德尔菲问卷调研修改完善。但是考虑到智慧医保发展是渐进式发展的，需在依托多部门联动，结合医保治理现况、新技术的引入进行更迭优化，因此指标体系仍有优化的空间。在后续研究中，可纳入适时的典型智慧医保事件拓展二级指标范围，也可以对二级指标进行进一步分层与细化，构建更为科学的指标体系。

4.2 评价体系有待进一步的实证检验

虽然本文对当下智慧医保发展水平与中短期内的

理想发展水平进行了评估，但是本套评价指标体系是否适用于各医保统筹区的智慧医保发展水平评估，仍有待实证研究予以验证。受限于篇幅，本文未能针对统筹区实例开展智慧医保评估。因此，建议重点挑选典型医保统筹区开展评估工作，在实际应用中不断完善指标体系与评估方法，最终形成一套理论扎实、易于实践、可操作性强的评估指标体系。

参 考 文 献

[1] 程晓斌. 智慧医保内涵解读和评价体系建设的思考[J]. 中国医疗保险, 2021(12): 22-26.

[2] 叶玲. 福州市打造群众满意的智慧医保创新应用场景[J]. 中国医疗保险, 2022(2): 16-19.

[3] 蔡呈曦. 杭州市数字赋能医保智慧监管体系建设的路径与成效分析[J]. 中国医疗保险, 2021(8): 26-29.

[4] 方瑞梅, 洪薇, 郭达群, 等. 厦门全流程智慧医保信息管理平台建设路径[J]. 中国医疗保险, 2015(7): 33-35.

[5] 梁金刚, 杨意. 智慧医保建设中数据管理能力评价与优化研究[J]. 中国卫生信息管理杂志, 2023, 20(1): 36-40.

[6] 刘东, 刘军. 事件系统理论原理及其在管理科学与实践中的应用分析[J]. 管理学季刊, 2017(2): 64-80.

[7] VALDÉS G, SOLAR M, ASTUDILLO H, et al. Conception, development and implementation of an e-Government maturity model in public agencies[J]. Government Information Quarterly, 2011, 28(2): 176-187.

[8] 宣建伟, 程江, 薛雄峰, 等. 真实世界医疗大数据库的建立及其在医院管理、临床诊疗、合理用药、医保精细化管理中的应用[J]. 中国药物经济学, 2019, 14(5): 10-17.

[9] 王芳, 陈锋. 国家治理进程中的政府大数据开放利用研究[J]. 中国行政管理, 2015(11): 6-12.

[10] 李欣芳, 张立强, 张裔屁. 智慧医保应用与发展的国际借鉴[J]. 中国医疗保险, 2022(7): 112-114.

[11] 傅亦安, 贾流怡. 利用数据挖掘算法建立医保医师画像模型的探究[J]. 中国医疗保险, 2022(5): 64-70.

[12] 赵莉娜, 刘宝琴, 张宗久, 等. 医保视域下不合理医疗服务行为界定、产生原因与对策[J]. 中国医院, 2022, 26(7): 26-28.

[13] 尤晓敏, 吕旭峰, 杨悦. 我国公立医院药品带量采购制度实施状况研究[J]. 中国药店, 2017, 28(31): 4345-4349.

[14] 王梦媛. 新时期医保制度改革下的药品市场价格形成机制研究[J]. 中国医疗保险, 2020(6): 44-48.

[15] 曹允春, 李彤, 林浩楠. 基于区块链技术的药品追溯体系建设研究[J]. 科技管理研究, 2020, 40(16): 215-224.

[16] 张秦洲, 祁顺英, 邓预均. 人工智能对招标采购的影响与对策[J]. 招标采购管理, 2021(11): 18-19.

[17] 姜秀娟, 高静娟. 熵权法在城市投资环境综合评价中的应用[J]. 市场论坛, 2006(9): 22-23.

[18] 万子瑾, 李刚, 李浩, 等. 三级综合医院入院适宜性评价指标体系研究[J]. 中国医院管理, 2021, 41(11): 35-39. ■

[收稿日期　2023-10-11] (编辑　边黎明)

专题研究 Zhuanti Yanjiu

《中国医院管理》第44卷 第2期（总第511期）2024年2月

医保DRG精细化监管与精准治理体系构建*
——以南京"医保高铁"为例

李帅龙[①] 叶雨昕[①] 邢倩[①] 刁仁昌[②] 唐文熙[①]

摘 要 以按疾病诊断相关分组（DRG）支付方式改革为背景，探讨医保部门如何利用信息技术实现对医疗机构的精细化监测和管理，以提高医疗服务质量和效率，控制医疗费用的不合理增长。提出了以"精细化理论"为基础的医保DRG"精密监测—精细化监管—精准治理"三阶段；以南京"医保高铁"为例，构建DRG精细化监管与治理模型框架，分析其监测要素和治理要素，最后提出了落地建议，包括医保牵头横向协同、建立内外结合的服务与费用评估机制等。
关键词 医疗保障 疾病诊断相关分组 精细化理论 监管与治理体系 信息化
中国分类号 R197.1 文献标志码 A 文章编号 1001-5329（2024）02-0006-05

Construction of Medical Insurance DRG Refined Supervision and Precise Governance System：Take "Medical Insurance High-speed Railway". Nanjing as An Example/Li Shuailong, Ye Yuxin, Xing Qian, et al.//Chinese Hospital Management, 2024, 44(2): 6-10
Abstract Taking the reform of DRG payment methods as the background, it discusses how the medical insurance department uses information technology to achieve refined monitoring and management of medical institutions, so as to improve the quality and efficiency of medical services and control the unreasonable growth of medical expenses. The three stages of "precision monitoring-refined supervision-precision governance" of medical insurance DRG based on "refined theory" are proposed; taking Nanjing's "medical insurance high-speed railway" as an example, a DRG refined supervision and governance model framework is constructed, and its analysis is carried out monitoring elements and governance elements, and finally put forward implementation suggestions, including horizontal collaboration led by medical insurance, establishing a service and cost evaluation mechanism that combines internal and external services.
Key words healthcare insurance, DRG refined theory, supervision and governance system, informatization
First-author's address School of International Pharmaceutical Business, China Pharmaceutical University, Nanjing, Jiangsu, 211198, China
Corresponding author Tang Wenxi E-mail: tokammy@cpu.edu.cn

疾病诊断相关分组（DRG）是用于衡量医疗服务质量效率以及进行医保支付的一个重要工具。DRG实质上是一种病例组合分类方案，即根据年龄、疾病诊断、合并症、并发症、治疗方式、病症严重程度及转归、资源消耗等因素，将患者分入若干诊断组进行管理的体系[1-2]。DRG支付方式改革旨在控制医疗费用的不合理增长，提高医疗服务质量和效率，促进医院和医保机构之间的合作和竞争[3]。随着DRG支付方式改革的深入推进，国家对DRG实施持续监测和优化提出了更高的要求。2021年9月，国务院办公厅印发的《"十四五"全民医疗保障规划》首次提出，要积极探索将DRG付费纳入智能监控体系。2021年11月，

国家医保局印发的《DRG/DIP支付方式改革三年行动计划》明确要求，围绕DRG/DIP付费全流程管理链条，建立管用高效的监测体系。2022年3月，国家医保局印发的《医疗保障基金智能审核和监控知识库、规则库管理办法（试行）》，提出了"加强医疗保障基金智能审核和监控知识库、规则库管理，提升监管效能"的新要求。为了更加有效地实施DRG支付方式改革，需要建立一套科学、完善、动态的DRG监测和优化体系，对DRG支付方式改革的效果、问题、风险等进行全面、及时、准确的评估和分析，为决策提供依据和建议，为改革提供指导和服务[4]。

DRG支付方式改革是一项复杂的系统工程，需要建立有效的监测和评估体系，逐步实现对DRG支付方式改革运行情况的精细化监测和管理[5]。但因DRG的分组技术特点和付费政策配置等问题存在[6]，长期的"控费"效果并不一定会达到预期目标[7-8]，医院不合理的应对策略反而会产生与传统医保基金监管不同的

*基金项目：南京市医保研究会重点项目（NJYB2022ZD003）；南京市医保研究会基础项目（NJYB2022JC010）
①中国药科大学国际医药商学院　江苏　南京　211198
②南京市医疗保障局　江苏　南京　210000
通信作者：唐文熙　E-mail:tokammy@cpu.edu.cn

安全风险问题。目前的监管理念和监管方式仍延续按项目付费的监管思路与手段,存在监管依据不足、监管力量薄弱、监管力度不够、监管方式不健全等问题[9-10]。国内关于医保部门对DRG运行监管的研究虽然取得了一定进展,但是仍然存在一些问题和挑战,如分组标准和付费标准缺乏动态调整机制、质量监测和评价体系缺乏统一标准和数据共享平台、监管措施缺乏法律依据和执行力度等[11]。

南京市作为DRG付费改革试点的先行者,利用"医保高铁"平台打造DRG专区实现医保管理和医疗质量的双提升。南京"医保高铁"入围2022年中国健康行业政策创新奇璞提名奖[12]。为了支撑和监测DRG付费改革,南京市依托"医保高铁"平台打造了DRG专区,2021年12月全国第一个全天候DRG运行的专业平台启用,为医保管理者、医院管理者和医生提供了全面、动态、实时的DRG数据展现和分析功能。通过打破部门、医院信息壁垒,汇聚超过12亿条医保、医院、医药大数据,支撑推动带量采购、招采治理、支付改革、基金监管,成为信息化引领"三医联动"的新模式,逐步实现基于精密监测,发展精细化监管,迈向未来精准治理的医保工作新高度。

1 精细化理论及其应用

1.1 精细化理论

精细化管理的起源可以追溯到19世纪末期的科学管理理论[13],精细化管理的演化通过引进泰勒的科学管理理论,经历了20世纪末期在西方国家的推广和应用,创造了许多精细化管理方法和技术,如质量控制圈、全面质量管理、精益生产等[14]。西方国家在面对全球化竞争和市场变化的挑战时,结合精细化管理经验与信息技术和系统工程等现代科学手段,发展了新公共管理运动和新公共服务理论。

精细化管理是一种科学合理的管理理念,强调通过对管理对象、过程、结果的精致分析和控制,提高管理效率和效果,降低管理成本和风险。精细化管理倡导借鉴私人部门的成功经验,引入竞争机制、市场导向、顾客满意等理念,强调以结果为导向,实现公共目标的最优化。例如,在教育领域,英国实行了教育准市场制度,将教育供给与需求分离,引入竞争和选择机制,建立了以学校为中心的教育质量保障体系,通过对学校进行定期检查和发布报告,促进了教育质量的提高[15]。在环境领域,澳大利亚实施了水资源管理改革,通过建立水权交易制度,实现了水资源的有效配置和节约利用[16]。

1.2 医保DRG"精密监测—精细化监管—精准治理"三阶段

医保DRG监管工作是一项系统性、动态性的工作,需要逐步建立有效且智能的监管体系,研究提出将"精密监测—精细化监管—精准治理"作为3个发展阶段(图1)。精密监测,即利用信息技术手段,对DRG支付方式改革的效果、问题、风险等进行全面、及时、准确的评估和分析;精细化监管,即根据监测结果,制定合理的政策措施,加强对医疗机构和医生的指导和约束;精准治理,即根据监管效果,动态调整政策设计、绩效考核、风险共担等方面,实现医保基金的合理使用和医疗质量的持续提升。

2 DRG精细化监管体系构建

2.1 "医保高铁"实现DRG精密监测

南京市"医保高铁"平台是南京市医疗保障局为推动医保改革和管理创新而建设的信息化平台,集成了医保、医院、医生、医药等大数据,通过数据挖掘、分析、展示,支持带量采购、支付改革、基金监管等业务。南京市医保高铁平台DRG专区模块为全市DRG付费方式改革提供了精密监测的工具,为医保管理者、医院管理者和医生提供了全面、动态、实时的DRG数据展现和分析功能。DRG专区从医保、医院、医师3个视角,按照4个医院级别和3个时间维度呈现南京市DRG的运行效能和质量,共展示了120余个核心管理指标。这些指标可以对不同医院、科室、病组的比较和竞争进行数据化的支撑和引导,为医保部门和医院管理者提供科学依据和决策支持。

南京市通过"医保高铁"打造的DRG专区,构建了智能化参照评价坐标体系。它能够让不同医院的病

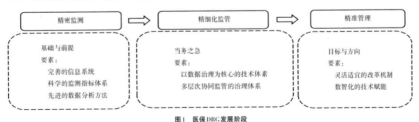

图1 医保DRG发展阶段

组进行比较，促进横向竞争，提高资源利用效率。同时，它还能记录同一医院内同一科室或病组的变化情况，促进纵向竞争，提高医疗质量和效率。通过这个坐标体系，各方都能够更好地了解自己的水平，并借鉴其他方的经验和做法，进一步提升自身水平。DRG专区为医保管理者提供了一种全新的治理方式，有效避免了信息不对称等问题，它也为医疗机构提供了合理治疗方案和成本控制的指导，并促进了良性竞争和改革动力。

2.2 基于"医保高铁"构建DRG精细化监管体系

随着DRG支付方式的推广，医保部门实现对医疗机构的诊疗行为、费用结构、质量效果等进行全面、细致、及时的精密监测，以发现和纠正不合理的医疗行为和费用。在精密监测的基础上，医保部门需要对医疗机构进行差异化的管理和激励约束机制，医保部门可对监测结果进行深入分析和运用，及时发现和解决存在的问题和风险，制定有针对性的政策措施和改进方案，形成政府主导、社会参与、多方共治的精细化监管体系，促进DRG支付方式改革的持续优化。

DRG精细化监管体系主要涵盖治理体系与技术体系，其中治理体系是与治理机制相关的部分内容，涵盖多层次协同监管机制的构建与治理实现的3个主要路径。技术体系以DRG落实的事前—事中—事后3个构成要件，参照数据生命周期治理的分析方法综合建构而成。治理体系与技术体系通过人员培养、组织优化、信息流通等要素的相互融通，形成一个耦合紧密的监管综合体。此框架作为一个中短期框架，实现的目标是"精细化"监测与管理。随着技术的迭代与部门、体制的进一步优化，可逐渐由"精细化"优化与提升至"精准"的目标，细化治理与监管的颗粒度，进而提升DRG监管的效能与效果。

2.2.1 监测要素

DRG支付是基于病例的一种医疗付费方式，依据数据治理的流程与DRG的实施过程，将其划分为事前、事中和事后3个阶段。

（1）事前数据采集。在事前数据采集阶段保证数据质量，需监测上传数据的完整性、准确性和适宜性。具体方法是：先检查病案首页数据是否完整，及时纠正不完整的信息；再利用诊断数据库和人工智能技术，核对诊断数据是否正确和合理；最后识别医保结算清单，确保结算清单无误且齐全。通过这些步骤，建立数据采集监测体系。同时，需匹配患者诊断和DRG分组指标，确定诊断编码、治疗方案、住院天数等，并审核付费计划。

（2）事中分析审核。为提高DRG入组监测效能，需针对入组情况进行事中监测，及时发现和纠正不合

理的入组病例。具体方法是：先监测各DRG入组情况，预警不合理的入组病案；再审核入组数量和未入组原因，制定医生分组"水平线"，规范和限制医生的诊疗行为；另外分析医疗服务情况、医疗行为变化、服务能力、质量安全、服务效率等技术业务流程，降低推诿患者、分解住院等不良行为。同时，需监测医院按付费计划为患者提供治疗和护理情况，并记录患者病情、药物使用和检查结果等信息，为结算时提供必要证据。

（3）事后总结评价。DRG事后监测的重点是控制医疗费用，分析实际费用与付费标准的差异，评估基金支付和经办管理效率，监测患者收益和自付水平。具体实现路径包括：识别医疗费用控制情况，结合数据库和案例库分析差异要素，提供数据支持优化医保基金支付和经办效率，总结与审查医院对患者的治疗和护理过程，提交付费申请。

2.2.2 治理要素

作为DRG精细化监管体系的组织设计与理论设计部分，DRG监测治理体系的构建承担着为DRG精细化监管提供可操作、有效的规范与标准，用以协调、引导和规范各层级内医院、医保、财政等主体在DRG支付流程中的各种行为，使之更加规范化、高效化、公正化。治理体系的构建可以为DRG支付改革与监测体系的构建确立明确的行为方向，明确权利和义务的归属，进而在制度设计上提升监测行为效率、公平性和稳定性，进而促进监测的迭代优化、不断更新。此治理体系首先在治理层次上对治理逻辑进行了梳理，力图构建网状DRG监测治理模式框架。在网状治理的基础上，依照治理的流程，分别就监管、评估和激励3个部分进行细化，从而构建全面、细致的精细化治理监测体系。

（1）多层次协同监测机制。通过对国内DRG监测运行政策与制度的梳理与对国外案例的剖析，研究发现多层次的协同监测机制是DRG监测运行顺利落实与精细化治理的前提，基于政策梳理与案例分析，结合协同治理理论对DRG监测的治理体系进行了建构，设计成涵盖纵向贯通—横向拓维—内外协同的多层次协同监测机制。其中纵向贯通是指需建立起由国家—省域—市域—医院的四级DRG监测体系，实现政策、监测纵向联动，破除政策壁垒，消解政策分歧。横向拓维是指通过协同治理机制，将原本分散的医疗机构、医保部门、财政部门等，通过形成协商机制与行政机制优化的方法，实现治理路径与平台上的协同。内外协作是引入政府、医疗机构等部门以外的监测力量，实现监测体系的纠错与优化，如引入医学专业学会、执业医师协会、科研机构医保研究专家等参与到

南京"医保高铁"
数字化工具创新医保新生态

监测行为中，必要时可建立医疗质量保证和透明度机构、医疗保健质量改进研究机构等，优化DRG监测质量保证体系。

（2）治理实现路径。根据治理的实现流程，着眼于监管、评估与激励3个关键步骤，明晰DRG监管的治理实现路径，为监管主体提供具体的决策参考。

① 监测机制。当前监测主体可采取人工抽查和智能审核相结合的方式，对病案首页数据质量、不合理费用等进行审查，加强过程监管。利用信息化系统，加强对转诊患者、费用增长速度较快疾病诊疗行为的重点监控，对医院拒收、推诿患者、用分解住院等方式增加患者或医保基金负担的行为进行调查，防止升级诊断、减少服务、分解和转嫁住院费用等行为的发生，确保基金效率得到发挥。在全国统一医保信息平台建成之际，随着医保信息化的推进，可逐渐将人工抽查等飞检形式的过程与结果监管优化为基于大数据的广泛监测模式，采用人工智能智慧识别的方法，实现监管数据质量、临床数据、费用控制、医疗质量、医疗效率与医疗成效等方面的全流程监管。

② 评估机制。必要的DRG实施效果评估机制是DRG监测的实现路径之一，通常实施效果评估包括两个方面：内部效果和外部效果。内部效果主要是指医院内部采用DRG进行绩效管理、激励、考核等方面的效果。评价指标通常包括临床路径实施率、患者平均住院日、医疗费用水平、医疗服务质量等。外部效果主要是指DRG对医保支付方式改革的推进效果，如通过DRG的实施是否能够降低医疗费用、提高医疗服务质量、优化医疗资源配置等。其评价指标包括医保支付标准的调整情况、医保基金支出水平、不同地区的医保支付差异等。当前各地较为常用的方案是进行借助DRG进行医院绩效管理的内部结果评估，后期可逐渐将评估形式从内部效果评估拓展至外部效果评估，并建立内外效果的映射链接，进而优化评估结果的应用场景。

③ 激励机制。当前DRG支付方式的应用仍缺乏配套的激励机制，未能进一步调动医疗机构等主体进行支付方式改革的积极性，限制了DRG支付方式的实施成效。为进一步调动医疗机构这一重要参与主体的积极性，从医院内部激励和联动激励两个角度入手，建议各地逐渐探索可行、可用的激励方式。就医院内部激励而言，可探索DRG落实成果与医院科室、医生个体绩效发放的耦合机制，将DRG落实情况与参与单位的荣誉评定、奖金发放等进行嵌合，进而调动响应主体的参与积极性。同时可探索建立部门间的联动激励措施，实现激励内容的扩容增量。如基于DRG落

实情况调整医院医保服务质量保证金的缴纳系数，减轻医院运行压力，探索医保基金结算周期与DRG落实情况联动模式，予以落实情况较优的医疗机构财经补贴奖励和科研经费支持等。

2.3 精准治理展望

DRG监测需要从精细化监管逐渐优化至精准治理，从控制医疗费用向更广泛、更深层次的医保精准治理转型。医保精准治理亦有待由果到因地逐步推进，除了关注医疗费用，将重点由监测医疗行为转变至医疗服务质量提升和医疗理念变革上。随着医疗保障制度改革的持续深入，下阶段实现医保精准治理已经成为又一重要目标。

医保DRG精细化监管体系可以引导提升医疗服务质量与效率，也能够进一步激发医生的职业荣誉感和责任感、能动性和创造性。该体系依托于医保平台优势，助力医保部门实现对医疗服务价格、规范以及医疗服务流程等方面的精细化监管，进而为全面提升医保监管的效果和服务水平奠定了坚实基础。可以预见，随着DRG精细化监管体系的进一步优化与丰富，将会推动医保治理在"精准治理"的道路上迈出更加有力且坚实的步伐。

3 DRG精细化监管与精准治理体系落地建议

3.1 医保牵头，横向协同

为了有效推进医保DRG精细化监管体系构建落地，首要要明确牵头部门和协同部门。医保作为牵头部门，负责制定DRG精细监测体系的方案和实施计划，组织开展相关培训和指导，监督考核各项工作的进展和效果；医保经办机构应该会同卫生健康部门、财政部门、统计部门等协同推进DRG精细监测体系构建落地，形成合力。同时，在完善DRG支付方式改革的基础上，积极探索与其他支付方式的有效衔接和协调，形成多元化、分层次、有机结合的支付体系。结合医疗联合体建设、分级诊疗建设、家庭医生签约服务等政策措施，推动医疗资源优化配置，提升医疗服务效率。

3.2 建立内外结合的服务与费用评估机制

建立科学有效的服务与费用评估机制，对于DRG精细监测体系的推动和发展非常重要。在该机制中，引入内外部标准进行对比分析，可以更加客观和全面地衡量医疗机构的DRG付费水平，有助于改进和优化DRG付费制度。

内部标准是指针对不同医疗机构本身的特点所制定的评估标准。这些标准可以考虑医疗机构的等级、规模、专科设置等因素，并结合历史数据和比较分析得出。例如，同级别的医疗机构间上一个月产生的平

均住院日、平均费用等指标可以作为评估DRG付费水平的内部标准。外部标准则是指国内其他地区或国际上已经实施DRG付费并取得较好效果的地区或国家的评估标准。这些标准可以包括类似医疗机构之间的DRG付费水平比较、社会满意度调查等，对于DRG精细监测体系的建设和发展具有借鉴意义。

3.3 加强人员培训和技术支持

为了保证医保DRG精细化监管与精准治理体系的顺利运行和有效实施，一方面，需要提高医保部门、医疗机构和医生等相关人员对DRG精细化监管与精准治理的理解和认同，提升他们的执行力和创新力。比如定期举办沟通交流会，分享经验和案例，解决问题和困难；建立相关的专家库和咨询服务，提供专业的指导和建议。另一方面，利用信息化和智能化的手段，提升数据质量和分析能力，优化工作流程和管理模式。比如完善DRG数据采集、传输、存储、处理和展示等环节，保证数据的完整性、准确性和时效性；利用大数据、云计算、人工智能等技术，开发和应用医保DRG数据挖掘、分析、预测和决策等功能，提高数据的价值和效用；建立相应的网络平台和移动应用，实现数据的共享和协作，提高工作的便捷性和效率。

3.4 推进医保DRG精细化监管与精准治理体系创新和发展

为了适应医保改革和医疗发展的新形势和新要求，需要推进医保DRG精细化监管与精准治理体系的创新和发展。在医保DRG精细化监管与精准治理体系的理念、方法、技术、模式等方面进行探索和尝试，不断提高医保DRG精细化监管与精准治理体系的科学性和先进性，满足各方的新需求和新期待。在覆盖范围、应用场景、功能拓展等方面进行扩展和深化，不断提高医保DRG精细化监管与精准治理体系的普及度和实用性，增强其综合效益和社会价值。探索医保DRG精细化监管与精准治理体系的多元化和个性化应用，满足不同地区、不同层级、不同类型医疗机构的特殊需求；拓展医保DRG精细化监管与精准治理体系的辅助功能和附加功能，与医疗质量评价、医疗服务指南、临床路径等的有效结合，提升医保DRG精细化监管与精准治理体系的综合效能。

4 结语

DRG支付方式改革作为一项有利于促进医疗保障制度改革和医疗服务质量提升的创新措施，在国内外都有一些成功的案例和经验，也面临着一些挑战和问题，需要不断地完善和优化。南京"医保高铁"利用信息技术和大数据分析，为DRG支付方式改革提供了精密化监管和精准治理的工具和平台。本文以南京

"医保高铁"研究的DRG精细化监管体系和精准治理体系作为前瞻性和实用性框架，从治理体系和技术体系两个方面，综合考虑了DRG支付方式改革的目标、过程、结果和影响以及一系列监测要素、治理要素和落地建议，为DRG支付方式改革的持续优化和发展提供了科学的指导和建议。该框架有助于实现医保基金的合理使用和医疗质量的持续提升，也有助于激发医疗机构和医生的积极性和创造性，促进医疗服务的规范化、高效化、公正化。

参 考 文 献

[1] 李乐乐，李怡璇. 我国医保支付方式改革的治理路径分析——基于DRG与DIP的机制比较[J]. 卫生经济研究，2022, 39(9)：43-48.

[2] 吴烨，周典，田帝，等. DRG与DIP医保支付方式的融合发展模式探究[J]. 中国医院管理，2022, 42(10)：9-12.

[3] 李乐乐，俞乔.政府规制、标尺竞争与医保支付方式改革[J]. 中国行政管理，2022(10)：90-98.

[4] 李浩，戴遥，陶红庆. 我国DRG政策的文本量化分析——基于政策目标、政策工具和政策力度的三维框架[J]. 中国卫生政策研究，2021, 14(12)：16-25.

[5] 吕大伟，王瑞欣，应晓华，等. 上海市按疾病诊断相关分组付费改革的整体构想与制度安排[J]. 中国卫生资源，2022, 25(1)：19-23.

[6] 傅卫，江芹，于丽华，等. DRG与DIP比较及对医疗机构的影响分析[J]. 中国卫生经济，2020, 39(12)：13-16.

[7] 陈继方，白丽萍，谭卉妍，等. 广东省按病种分值付费实践及对医院医保管理的启示[J]. 中国医院管理，2022, 42(3)：63-66.

[8] 杨业春，李美坤，林圻，等. "控病种分值付费"控费效果研究[J]. 卫生经济研究，2021, 38(6)：36-39.

[9] 雷咸胜. 我国医保基金监管现存问题与对策[J]. 中国卫生经济，2019, 38(8)：31-33.

[10] 王佳慧，孟楠，陈佩雯，等. 我国医保基金监管创新实践现状研究[J]. 中国医院管理，2021, 41(12)：30-35.

[11] 李品晶，康治福，张艳，等. 基于C-DRG收付费模式下医疗质量及服务效果评价分析[J]. 中国卫生标准管理，2022, 13(22)：56-60.

[12] 南京医保托起百姓稳稳的幸福[N]. 南京日报，2022-10-14(A23).

[13] 弗雷德里克·泰勒. 科学管理原理[M]. 北京：机械工业出版社，2013.

[14] 何继新，郁琳，何海清. 基层公共服务精细化治理：行动指向、适宜条件与结构框架[J]. 上海行政学院学报，2019, 20(4)：45-57.

[15] 常文磊，王平. 新公共管理理论对英国高等教育改革与创新的影响[J]. 继续教育，2010(1)：120-123.

[16] 王世群. 澳大利亚水资源市场化改革及其启示[J]. 世界农业，2017(9)：109-114, 244.

[收稿日期　2023-10-11]　[编辑　边黎明]

370 南京"医保高铁"
数字化工具创新医保新生态

专题研究 Zhuanti Yanjiu

《中国医院管理》第44卷 第2期(总第511期)2024年2月

基于信息化平台的地方卫生系统抗逆力研究*
——以南京"防疫物资采购调配大厅"为例

叶雨昕① 唐文熙① 李帅龙① 邢 倩① 刁仁昌② 马爱霞①

摘 要 以地方卫生系统韧性建设为研究主题，通过引入与修正卫生系统抗逆力分析框架，结合南京线上防疫物资采购调配大厅的案例实践，将地方卫生系统抗逆力信息化建设归为静态基础与动态禀赋两个层面，对其信息化赋能抗逆力提升逻辑与路径进行深入分析，探寻信息化优势禀赋与优化空间。研究结果表明，通过静态禀赋与静态基础的协同赋能，有效增强了地方卫生系统的风险防御能力和韧性，为卫生系统的抗逆力提升提供了新的视角和路径参考。

关键词 抗逆力 信息化 卫生系统

中图分类号 R197.1　　文献标志码 A　　文章编号 1001-5329(2024)02-0011-04

Research on the Resilience of Local Health Systems Based on Information Platforms: a Case Study of the Epidemic Prevention Material Procurement and Allocation Hall in Nanjing/Ye Yuxin, Tang Wenxi, Li Shuailong, et al.//Chinese Hospital Management, 2024, 44(2): 11-14

Abstract It dified framework of health system resilience analysis. The research integrates practical elements from the case of the online pandemic material procurement and allocation hall in Nanjing, categorizing the resilience-building of local health systems via informatization into two distinct dimensions: static foundation and dynamic endowment. It conducts an in-depth examination of the logical pathways that leverage informatization to bolster resilience, and further investigates the inherent advantages and potential areas for optimization within informatization. The findings suggest that the synergistic empowerment of both static foundation and dynamic endowment effectively amplifies the risk defense capability and resilience of local health systems.

Key words resilience, informatization, health systems

First-author's address School of International Pharmaceutical Business, China Pharmaceutical University, Nanjing, Jiangsu, 211198, China

Corresponding author Ma Aixia E-mail: aixiama73@126.com

近年来，突发公共卫生事件与自然灾害事件频发，对卫生系统构成巨大的威胁[1]，因此提升卫生系统应对上述事件的韧性尤为重要[2]。作为一个涵盖疾病预防、诊断、治疗以及康复等各个环节的复杂网络，卫生系统不仅涉及医疗机构和公共卫生机构，也囊括了医疗保险、药品供应等各类服务主体和设施[3-4]，能否充分利用信息化建设成果，发挥各主体、全流程的协同能力，调度系统内外部资源将直接关乎卫生系统韧性[5]。

地方卫生系统作为卫生系统的构成主体与行动主体[6]，其韧性提升的重要性尤为突显。由于各地方卫生系统卫生资源禀赋不同，更需结合地方具体环境与需求来调整策略和资源配置。卫生系统信息化建设作为系统韧性提升的有效途径，不仅能够确保在危机时期通过信息共享与利用提供持续的卫生服务，而且能够助力系统在危机后迅速恢复正常运行，切实保障地区内民众的健康福祉。

本文尝试从抗逆力理论范式研究着手，以信息化赋能地方卫生系统韧性建设为研究主体，通过构建分析框架，结合"南京市防疫物资采购调配大厅"信息化探索这一实践案例，为地方卫生系统信息化建设提供路径参考。

1 理论框架：抗逆力理论为提升地方卫生系统韧性建设提供分析工具

1.1 抗逆力理论内涵

抗逆力（resilence）又可被译为复原力、弹性等，20世纪70年代被引入生态学领域研究。随着研究的深入和拓展，抗逆力理论逐渐被延伸至社会科学以及医学等领域[7]。本文将沿用联合国国际减灾战略署（United Nations International Strategy for Disaster Reduction, UNISDR）提出的抗逆力定义，即一个处于危害环境中的系统、社区和社会，通过及时且有效的手段，包括基本结构和功能的保护与恢复，表现出对

*基金项目：南京市医保研究会重点项目（NJYB2022ZD003）；南京市医保研究会基础项目（NJYB2022JC010）

①中国药科大学国际医药商学院　江苏 南京 211198
②南京市医疗保障局　江苏 南京 210000

通信作者：马爱霞；E-mail：aixiama73@126.com

危害的抵抗、吸收、适应和恢复能力[7]。

1.2 抗逆力理论维度的要素与地方卫生系统韧性提升框架

随着抗逆力理论的日臻完善，构成抗逆力分析框架的维度可划分为涵盖内外部资源的静态维度和促成系统发挥社会、组织和技术等能动性的动态维度[8]，从而实现适应风险和控制风险的过程[9]。静态维度主要包括系统的基础设施建设与资源条件等物质要素提供的抗御风险能力，动态维度则倾向于个体和组织发挥主观能动性，形成合力进而提高系统抵御风险的能力[10-13]。抗逆力理论视野下地方卫生系统韧性结构包含静态基础和动态禀赋两个维度。

(1)静态基础维度包括物理要素和经济要素[14]，是地方卫生系统抗御风险的基本保障。具体而言，物理要素是指卫生系统组成的物质性基础，如可支配的卫生资源储备（医疗设备与药品库存等）、基础设施配备（交通、信息化水平、数据资源储备等）、医疗机构建设等因素；经济要素是指经济发展水平，如医保基金结余、地方财政收支、卫生支出占比等因素。

(2)动态禀赋维度包括社会要素、制度要素和个人要素[8]，是地方卫生系统抗逆力提升的统筹关键。社会因素是指卫生系统内各主体的参与程度、公私部门社会组织的发展与参与程度等，制度因素主要是指医疗卫生系统内外的法律制度、管理制度、信息传播渠道等因素，个人因素主要是指居民社会活动参与意愿和宣传教育等因素。

静态基础与动态禀赋相互提升且相互制约，静态基础需依托动态禀赋的匹配才能实现资源的合理配置，反之将限制卫生资源配置效率和应急响应能力。参照抗逆力理论框架，需要力于实现两维度的动静协同，进而实现综合赋能。其间完备的信息化基础设施建设、充分采集的数据资源、畅通的信息共享渠道、协同的多方共建信息制度和有效的民众信息反馈路径，可有效对地方卫生系统韧性提升赋能。

2 突发事件应对：南京市"防疫物资采购调配大厅"实践探索与存在的问题

2020年新冠疫情发生伊始，南京市医保局依托南京医用耗材阳光监管平台，联合工信部门、卫生健康部门和药品物流企业等，结合大数据技术紧急上线"线上防疫物资采购调配大厅"（以下简称调配大厅），迅速采集医用物资并妥善调度，为辖区超过220家医疗机构提供防疫物资的合理采购与分配。随后上线手机端应用，向南京重点医疗机构、社区卫生服务中心和连锁药店提供临床急需用药的24小时调配供应渠道，为应对新冠疫情提供了应急处理响应模式和常态化解决方案。本文从抗逆力理论分析框架中的物理、经济、社会、制度和个人5个维度分析南京市调配大厅实践探索及面临的问题。

2.1 物理要素

就卫生系统建设、信息化建设与技术手段等物理要素而言，南京市拥有各级各类医院277家，卫生技术人员数量超过10万人，医疗资源储备位居江苏省前列。同时自2015年开始，南京市启动智慧医疗项目建设，着力于完善辖域内信息化基础设施与信息化平台建构，先后建有"我的南京"App、南京医用耗材阳光监管平台等信息化平台。基于此，南京依托大数据等数据治理技术高效采集与分析包含医用物资需求量、库存量和采购价格等数据，构建医用物资数据库，实现了对全市医用物资的供应状况、医院采购情况及其时效进行全面监测和评估，科学判断医用物资的供需缺口，提高物资调配的针对性，为防疫物资的采购调配决策提供及时准确的信息支持。但在面临疫情突发蔓延造成的医疗需求"井喷式"增长的情况，应急物资仍暴露出了储备不足、分配不合理等问题，给南京市卫生系统的应急物资储备体系的建设与完善发出了警示。

2.2 经济要素

医疗卫生公共预算支出和医保基金等经济要素为地方卫生系统抗逆力的提升提供了物资储备。就医疗卫生公共预算支出而言，从2016年起，南京医疗卫生公共预算支出持续扩大，截至2020年达120.85亿元，5年复合增长率超过9%，是调配大厅的迅速上线和卫生系统快速响应的经济基础。就医保基金而言，南京市医保统筹区的医保基金结余充足，截至2020年底基金结余超370亿元，疫情发生之际迅速从中划拨周转金，专项用于防疫物资的采购，提高了资金使用的针对性和效率，保障了医院供应。同时为巩固医保基金结余，一方面南京市医保局成立医药集中采购保障中心，持续深化医用耗材（药品）治理改革，进一步巩固基金结余成果；另一方面，南京市开展基金监管源头治理，推进支付方式改革，在堵塞医保管理漏洞的同时优化基金支付效能，为南京市卫生系统积极响应疫情治理提供了医保基金支持。从经济维度来看，南京卫生系统的抗逆力建设具有较强的经济基础，对防治过程中的快速响应、精准治理提供了更强有力支持。

2.3 社会要素

就多方协同的社会要素而言，调配大厅依托信息化平台实现了卫生系统内部和社会主体的协同耦合，提高了地方卫生系统的抗逆力水平。一方面，调配大厅将市红十字会、市慈善总会等非营利组织纳入重点物资单位清单,整合清单物资供需信息,动态、实时分析采供形势变化,实现了全社会资源的充分调配与利用,为物资的全面联动调度提供了可能。另一方面,南京市医保局迅速与2家央企商议合作事宜,细化国内、国际采购职责,共同严格把关采购下单、质量标准、资金结算和物资配送等关键流程,在避免出现资金和质量问题的同时,解决了货物运输问题,确保了物资配送的高效执行。但由于调配大厅上线紧急,其吸纳的医疗机构参与深度与广度尚不充分,且缺乏参与各方的使用反馈与优化建议的相关渠道,平台的开放性和透明性仍有优化空间,有待进一步发掘社会力量。

2.4 制度要素

具备快速响应能力的管理方案、畅通的信息沟通机制是调配大厅提升地方卫生系统韧性的制度保证。就管理方案而言,南京建立起了线上线下协同的应急指挥专班,依照采购调配流程下设一办九组,全天候开展医用防疫物资的采购调配工作。同时通过制定科学防疫物资采购调配管理办法和标准化工作流程,从源头细化物资的采购渠道、供应商资质要求、质量检测方法等具体操作规程,保证采购工作的科学合理。就信息沟通制度而言,依托线上平台,调配大厅在每日发布"紧缺物资采购指南"的同时,实时监测医用物资市场波动,分析防疫耗材需求缺口,及时回顾采购响应率。基于线上平台信息的采集、整合与分析,如"阳光采购绿色通道""线上线下统计体系"等配套制度得以迅速出台,有效缩小到货缺口,促进了采购价格合理回落。然而法律法规体系的完善具有滞后性,卫生系统应急治理相关法规尚不健全,有待进一步完善,以期实现制度建设的进一步耦合与协同。

2.5 个人要素

南京市卫生系统与媒体部门通力合作,利用新媒体平台进行传播防疫知识,加强民众的公共卫生的安全教育。同时,共享互助线上文档的传播,提供了物资互助和情感支持等各类信息,为卫生系统疫情防控提供了信息来源参考。然而民众的安全素养尚需提升,理性思考不够,盲从现象依然突出。由于新冠疫情突如其来,加上病毒的隐蔽性,使市民产生了极度的恐慌,在疫情初期出现非理性行为。如2020年初部分市民盲目地不惜用数十倍于原价的价格购买N95口罩,一度加剧了供应体系的紧张;部分民众盲目排队抢购双黄连口服液,增加了潜在感染风险。

总体而言,就地方卫生系统抗逆力建设的5个要素来看,调配大厅在新冠疫情发生伊始即取得了较为

显著的成果,避免了因物资调配不力、资源分配不公造成的次生灾害;同时积累了丰富的利用信息化平台疏解困境、拓展平台应用场景和边界的经验。但距离理想情况仍存在一定差距,在一定程度上制约了卫生系统韧性提升的效果。

3 优化路径:地方卫生系统韧性提升的理路

鉴于调配大厅在新冠疫情发生伊始发挥的系统性成效,可发现信息化平台对于地方卫生系统抗逆力提升具有明显应用价值。但随着常态化应急治理的需求变化,该平台及其信息化应用仍存在诸多提升空间,可依照抗逆力模型提出的5个维度进行持续性优化,进而提升地方卫生系统的抗逆韧性。

3.1 物理要素:多方联动平台支撑

针对现有应急物资储备体系中的问题,建议完善非政府单一主体的多元应急储备新模式,吸纳更多社会力量共同参与地方卫生系统抗逆力提升工作。在储备管理上,可借鉴供应商管理库存模式与供应商深度合作[15],授权供应商根据医疗机构提供的物资消耗动态数据,自主管理和优化储备物资,实现精细化的风险评估和动态调整,保证储备物资与实际医疗需求的匹配性,有效提高地方卫生系统的抗逆力水平。同时,考虑建立与地方社会组织的长期合作机制,依托其储运优势,共同承担应急储备职责,实现社会资源的有效整合,进一步增强地方卫生系统的抗风险能力[16]。在信息化建设上,继续推进覆盖全民的移动健康管理平台和卫生信息平台建设,充分应用物联网、大数据、人工智能等前沿信息技术,建立智能化、精细化应急物资调配与供给体系,实现医用物资供需状态的实时监测和评估,并进行精准预警、动态调配和快速响应,提升地方卫生系统的应急协同效率和抗逆性。

3.2 经济要素:财政保险多管齐下

在经济层面,为提升地方卫生系统抗逆力,通过政府进一步加大财政在提升地方卫生系统抗逆力建设方面的投入力度,合理配置更多资金用于完善应急物资储备、建立应急救治体系、加强信息平台建设等关键领域。同时,应充分发挥政府和社会资本合作模式在分散经济风险、提升服务效率中的作用,引导吸引更多社会资本投入地方卫生系统抗逆力建设事业中,实现社会资源的有效调配。在医保经费使用上,继续深化药品集采和医保支付方式改革,强化基金监管,提升资金使用效率,加快推进分级诊疗制度和家庭医生签约服务制度落地,进一步增强医保基金的可持续运营能力,为地方卫生系统应对重大突发公共卫生事件奠定坚实的经济基础。

3.3 社会层面：社会共建共治共享

在社会层面，通过构建信息化社会共建共治共享平台，进一步拓宽社会力量参与地方卫生系统抗逆力建设的范围，大力鼓励和支持企业承担社会责任，发挥行业协会、慈善组织和志愿者群体的积极作用，积累丰富的社会应急救援资本共同提高地方卫生系统的综合抗风险能力水平。在应急协同机制上，建立应急指挥体系，建立跨部门、跨区域的应急联合调度与协同机制，明确划分各方权责，提高信息共享效率。加强与公众的双向沟通交流，开展多形式的风险传播教育，增强全民防范意识，并建立常态化的应急演练机制，培养公众自救互救能力。此外，应充分利用新媒体手段拓宽健康风险传播的覆盖面，建立丰富的健康教育微课和图文库，方便公众获取各类防疫健康知识，进一步提升社会力量参与地方卫生系统抗逆力建设的积极性。

3.4 制度层面：法治体系保障政策执行

建立科学合理的应急决策支持系统，汇聚多源异构信息，组建高水平专家库，实现对突发事件的精准研判与科学决策支撑。加强与公众的信息交流反馈机制建设，坚持信息公开透明原则，及时回应社会关切，建立责任追究和问责制度，大幅提高政策执行力度和地方卫生系统的抗逆力水平。同时，通过进一步健全地方卫生系统抗逆力的法律法规体系，围绕传染病防治、医疗应急、社会支持等方面制定配套的规章和条例，巩固法治化治理的基础。如制定突发公共卫生事件基金条例，增设财政支持内容，强化经费保障；完善传染病防治法律法规，细化疫情信息报告制度，明确权责。

3.5 个人层面：信息赋能素养提升

持续利用新媒体与网络科普平台，开展系列宣传活动，普及传染病防治、应急避险知识，提高全民防疫健康素养和应急能力。大力推动建设覆盖全民的电子健康档案系统，实现异地就医信息实时推送，使医护人员能快速掌握患者病情和用药史，进行精准救治。加强对等弱势群体的关爱帮助，提供优质服务，提高其抵御疾病和应对突发公共卫生事件的能力。引导公众树立理性积极的应对意识，避免恐慌与跟风行为，增强个人防护能力，也将有力提升地方卫生系统的整体抗逆力。

4 结语

本研究结合抗逆力研究范式从静态基础与动态禀赋耦合赋能的角度分析物理、经济、社会、制度与个人5个维度的要素，完善地方卫生系统抗逆力提升的潜在途径，重点提升政府应急治理过程中的平战结合

与转换能力，从而发挥好政府在构建现代化治理体系以及提升现代化治理能力中所扮演的统筹者、协调员的角色，秉承实事求是和对人民负责的态度，持续增强全社会抗御风险的能力与韧性，最终实现社会效益的稳步增长。

参 考 文 献

[1] WILDER-SMITH A, OSMAN S. Public health emergencies of international concern: a historic overview[J]. Journal of travel medicine, 2020, 27(8): 1-13.

[2] 宁宁, 吴群红, 孙宏, 等. 卫生系统韧性研究概况及其展望[J]. 中国预防医学杂志, 2018, 19(11): 869-870.

[3] 姚强. 国家卫生系统绩效评价模型理论与方法研究[D]. 武汉: 华中科技大学, 2015.

[4] 杨芬, 段纪俊. 世界卫生系统绩效现状及其改进建议[J]. 国外医学·社会医学分册, 2002(3): 108-113.

[5] 王可欣, 吴群红, 康正, 等. 医保信息监管工具问题瓶颈、影响因素及策略研究[J]. 中国医院管理, 2021, 41(11): 17-20.

[6] 孟庆跃, 杨洪伟, 陈文, 等. 转型中的中国卫生体系[M]. 日内瓦: 世界卫生组织, 2015.

[7] FALLAH-ALIABADI S, OSTADTAGHIZADEH A, ARDALAN A, et al. Towards developing a model for the evaluation of hospital disaster resilience: a systematic review[J]. BMC Health Services Research, 2020, 20(1): 1-11.

[8] 董幼鸿, 宫紫星. 抗逆力理论视角下大城市传染病防控能力建设的路径探析——以上海新冠肺炎疫情应对为例[J]. 公共管理与政策评论, 2020, 9(6): 73-84.

[9] 樊博, 聂爽. 应急管理中的"脆弱性"与"抗逆力": 从隐喻到功能实现[J]. 公共管理学报, 2017, 14(4): 129-140, 159.

[10] APALAGYI A, MARAIS B J, ABIMBOLA S, et al. Health system preparedness for emerging infectious diseases: A synthesis of the literature[J]. Glob Public Health, 2019, 14(12): 1847-1868.

[11] RIDDE V, GAUTIER L, DAGENAIS C, et al. Learning from public health and hospital resilience to the SARS-CoV-2 pandemic: protocol for a multiple case study (Brazil, Canada, China, France, Japan, and Mali) [J]. Health Research Policy and Systems, 2021, 19(1): 1-10.

[12] HALDANE V, DE FOO C, ABDALLA S M, et al. Health systems resilience in managing the COVID-19 pandemic: lessons from 28 countries[J]. Nature Medicine, 2021, 27(6): 964-980.

[13] GUPTA I. Relying on serendipity is not enough[J]. Indian Economic Review, 2020, 55(S1): 125-147.

[14] 胡曼, 郝艳华, 宁宁, 等. 应急管理新动向: 社区抗逆力的测评工具比较分析[J]. 中国公共卫生管理, 2016, 32(1): 27-29.

[15] 赵林度, 李时伟. VMI实现模式研究[J]. 中国管理科学, 2000, 8(S1): 124-130.

[16] 申俊龙, 王鸿江, 魏鲁霞. 我国应对突发公共卫生事件的城市社区韧性治理模式建构研究[J]. 中国医院管理, 2021, 41(12): 91-95. ■

[收稿日期 2023-10-11] [编辑 边黎明]

南京"医保高铁"

数字化工具创新医保新生态

专辑研究 Specialty Vision

《中国医院管理》第44卷 第2期(总第511期)2024年2月

基于SFIC模型的
"三医"协同发展与治理信息机制研究*

叶雨昕① 唐文熙① 李帅龙① 邢倩① 刁仁昌② 马爱霞①

摘 要 信息协同是"十四五"阶段深化医药卫生体制改革,推进医疗、医保、医药"三医"协同发展与治理的重要实现路径。基于SFIC模型并在原有基础上对其适度修正,以"起始条件—外部环境—催化领导—制度设计—协同过程—成果反馈"6个要素为分析框架,对当前"三医"信息协同与治理的协同困境进行剖析,并据此提出信息协同治理的优化路径:夯实"三医"信息协同基础,提升元治理催化领导能力,优化信息生命周期治理制度设计,重塑信息协同程序与聚焦评估反馈机制。

关键词 三医协同发展与治理 SFIC模型 信息协同 协同机制

中图分类号 R197.1 **文献标志码** A **文章编号** 1001-5329(2024)02-0015-05

A Study on Collaborative Development and Governance Information Mechanism of the Tripartite System Based on the SFIC Model/Ye Yuxin, Tang Wenxi, Li Shuailong, et al.//Chinese Hospital Management, 2024, 44(2): 15-19

Abstract Information collaboration is an important realisation path to deepen the reform of the medical and health system and to promote the collaborative development and governance of the "Three Medicine" during the "14th Five-Year Plan" period. It employs the SFIC model and makes appropriate modifications to it. The analytical framework comprises six elements: "initial conditions-external environment-catalytic leadership-institutional design-collaborative process-results feedback". This framework is used to dissect the current collaborative dilemma in the "Three Medicine" information collaboration and governance. Based on this analysis, an optimized path for information collaborative governance is proposed: consolidating the foundation of "Three Medicine" information collaboration, enhancing the catalytic leadership capability of meta-governance, optimizing the institutional design of information life-cycle governance, reshaping the information collaboration process, and focusing on the evaluation feedback mechanism.

Key words collaborative governance of tripartite system, SFIC Model, information collaboration, collaborative mechanism

First-author's address School of International Pharmaceutical Business, China Pharmaceutical University, Nanjing, Jiangsu, 211198, China

Corresponding author Ma Aixia E-mail: aixiama73@126.com

深化医药卫生体制改革承担了维护人民群众健康福祉的重要使命。作为"三医联动"改革的后续部署,医疗、医药、医保协同发展与治理在2023年《政府工作报告》中被正式提出,并赋予了协同新要求。前期改革在提升医疗服务质量、遏制药品耗材虚高价格等方面已经取得了显著的成效[1],但由于改革涉及主体繁多、流程交叠,"数据烟囱"、信息孤岛等信息治理难题导致的改革"协而不同"现象,限制了治理效能的提升[2]。目前学界专门围绕协同治理推进医改

增能的研究尚少,同时鲜有将信息协同治理理念引入到"三医"改革问题中来[3-4]。就医疗卫生领域中的信息治理模型而言,金燕等[5]从全周期视角出发,提出了健康信息多元主体协同治理框架并对福建等省份的健康信息治理实践进行了映射分析;李文丽等[6]从社区信息治理逻辑入手,构建了针对突发公共卫生事件的"场景—运行—成效"分析框架。本文拟从信息协同治理视角出发,探索构建医疗、医保、医药"三医"协同发展与治理的治理框架,剖析实践困境并提出政策建议,为深化医药卫生体制改革提供参考。

1 "三医"信息协同治理框架的构建及其适用性

协同治理是指不同部门门参与共同行动,以解决社会问题。在此过程中,参与方建立一种比较正式和密切的关系,并承担最终结果和自己行为的责任[7]。在

*基金项目:南京市医保研究会重点项目(NJYB2022ZD003);南京市医保研究会基础项目(NJYB2022JC010)

①中国药科大学国际医药商学院 江苏 南京 211198

②南京市医疗保障局 江苏 南京 210000

通信作者:马爱霞;E-mail: aixiama73@126.com

协同治理的理论框架中,有侧重于协同治理协同机制变化的CGR(Collaborative Governance Regimes)协同治理框架[8-9]和侧重于协同行为和过程影响及迭代变化的SFIC协同治理框架[10]。由于"三医"主体协同过程中协同行为与驱动动力常存在机制上的交叠,因此本研究选择具有环形结构、应用广泛和实践性强的SFIC模型为基础模型,剖析"三医"信息协同治理中的信息治理流程与关键实践进行模型修正,以提升其价值与过程的耦合效果。

1.1 SFIC模型及其"三医"信息协同修正

SFIC模型源于对137个国家或政策领域的协同治理案例的归纳分析[11],包括起始条件S(Starting Conditions)、催化领导F(Facilitative Leadership)、制度设计I(Institutional Design)、协同过程C(Collaborative Process)等4个过程变量。起始条件是指各主体的权力、信息等禀赋和前期协作经验等,催化领导体现于权力过渡和授权,制度设计强调政策制定的科学、开放及流程明确,协同过程侧重于面对面沟通等5个环节的序贯推进。尽管SFIC模型可直观呈现信息协同过程,但由于要素和协同流程存在出入,故讨论

"三医"信息协同与治理这一具体问题时,仍需对模型进行修正与调整(图1)。

修正体现于:其一,修正模型突出了现代信息技术在权责归属和政府规制等关键环节的嵌入性作用,从而推动"三医"协同与治理的效能提升。其二,模型将外部环境因素纳入考量,特别是信息化基建、社会信息素养等对治理路径与目标的塑造作用。其三,模型引入了协同成果的监督、评估和激励机制,强调了此类机制在发现隐含问题、优化协同过程、控制资源投入以及积累协同经验等方面的重要性。上述修正有助于构建一个更为具象、深度剖析的"三医"协同与治理模型,弥补SFIC模型的阙如。

1.2 "三医"信息协同中的SFIC协同逻辑

催化领导、制度设计、协同过程是信息协同的核心要素。起始条件和外部环境是信息协同过程开展的外在条件。围绕"三医"协同发展与治理的深化,各主体在催化领导的推动下寻求沟通渠道、开展协商对话、构建与完善协同机制。在调节利益矛盾、梳理和确定共同利益目标的沟通与协同过程的推进中,"三医"信息协同机制逐渐形成,协同成果运用的结果反

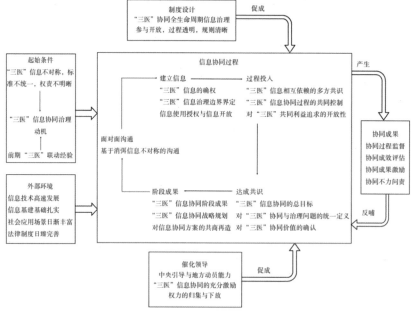

图1 "三医"信息协同SFIC模型的修正框架

馈也促成了协同过程的持续优化,最终促使"三医"协同发展与治理目标的实现与外部环境的优化。

1.3 SFIC模型在"三医"信息协同中的适用性分析

"三医"协同发展与治理属于多元行动主体超越组织边界的合作行为[12],其适用性体现在以下两个方面:

第一,SFIC模型是当前处理"三医"改革中多主体、跨部门复杂治理情境的有效工具,剖析其信息协同机制有助于提升协同能力。单兵突进式的改革模式难以突破科层制利益藩篱。主体间的信息沟通割裂滋生了数据保护主义与监管缺位,限制了改革成效[13]。结合信息协同机制构建协同治理平台、优化信息协同标准与治理流程,可为医疗卫生资源的合理配置、高效供给与可持续发展发挥协同效力。

第二,协同治理符合国家宏观医疗卫生政策导向和实践需求。《"十四五"全民医疗保障规划》等文件与支付方式改革、医联体等具体实践多次提及"协同高效"的基本原则以及"医疗卫生服务协同整合"等内容,强调了增强医保、医疗、医药联动改革的整体性、系统性以及协同性,同时改革政策文件均将"信息化平台建设""信息化整合应用"等内容作为工作重点。

2 基于SFIC修正模型的"三医"信息协同治理困境分析

按照SFIC模型的逻辑理路,目前我国"三医"协同发展与治理的推进仍面临着如下问题,有待剖析并发掘信息协同优化路径。

2.1 起始条件阙如:资源分散,权责失衡

"三医"信息协同与治理涉及多个主体,包括医疗、医保、医药等直接相关部门与财政、人力资源社会保障等其他部门。"三医"信息的协同与治理的起始条件包括3个变量:各方信息资源与权责上的不对等性、协同行为动机、前期的合作。就信息资源与权责问题上,医疗部门掌握了就诊、病案等基础医疗数据,医保部门掌握采集、结算与支付等医保基金使用信息,医药部门作为信息源掌握药品、耗材用量与成本等关键信息。但由于信息标准不一、信息安全与数据独占等原因产生了"信息保护主义"现象[14-15]。同时由于各相关方治理目标上的差异,加剧了"三医"信息协同治理上的异步困境。然而,近年来"三医联动"改革的推进为多方合作提供了范式,为弥补"三医"信息协同起始条件上的困境提供了重要经验。

2.2 外部环境复杂:法规滞后,技术先行

外部环境是信息协同发生场域。尽管得益于"三医联动"改革和国家数据局的组建,"三医"信息协同外部环境日渐优化,然而当前相关改革指导意见仍呈现零星出台的碎片化现象[16],多为指导意见与发展规划等,法规的缺失限制了协同行为的规范落实[17]。就技术应用层面而言,近年来随着人工智能、大数据等关键信息技术的蓬勃发展,信息协同迎来了技术实现的可能。但"三医"信息标准不一、技术应用深度不足、复合人才匮乏等外部环境问题致使技术赋能成效有限。就经济与社会角度而言,我国是数字基建与数字经济极具活力的实体之一,国民信息化素养坚实,成为实现"三医"信息协同与治理的富饶土壤。能否客观识别当前外部环境发展阶段和实现外部环境上的扬长补短,关乎"三医"信息协同与治理的实际成效。

2.3 催化领导不强:能力分散,主体单一

催化领导能力是确立信息协同行为准则、建立多主体间信任关系的关键。"三医"信息协同在党中央和国务院的领导下取得了显著成效,但由于主体繁多,仍缺乏有力的信息协同治理统筹机构充分发挥信息元治理的引导能力,对地方的动员能力尚有短板。同时由于信息元治理的缺失也造成了权力归集困境与权力下放效果不佳等问题[11]。究其原因,治理参与的引导动员不足、权力让渡场景仍需拓展、激励措施有待完善造成了上述问题。在"三医"信息协同与治理的过程中,催化领导能力可以促成各相关方建立彼此间的信任,平衡协同治理各方关系,联系各协同方利益,通过发挥参与方的能动性与创造性促进"三医"信息协同与治理的多元化与协同效力的提升。

2.4 制度设计滞后:纵向阻塞,横向分隔

制度设计强调信息协同准则和传导机制的设计,其缺陷会造成政策冲突、措施不匹配等问题。当前困境存在于纵向和横向2个维度:就纵向而言,中央—地方—基层"三医"信息沟通机制尚不完善[18],中央立足于"三医"信息协同与治理的顶层设计进行发展规划,有待优化政策传导路径;地方是衔接上下层级的枢纽,信息协同机制漏洞将有可能错误解读中央决策意图,阻塞基层问题反馈,滋生瞒报漏报、层层加码等问题;基层医疗治理情境错综复杂,但信息协同机制下沉不足导致治理资源匮乏,急需配套机制化解当前困境。就横向而言,"三医"信息协同涉及多部门、多领域[12,19],如结余留用等机制的欠缺导致了改革异步困境,可能引发医疗服务获取难、医疗资源错配和浪费等问题,减损协同改革成果。

2.5 协同过程阻塞:机制欠缺,难成合力

协同过程是"三医"信息协同的核心,要求协同联动。当前"三医"信息协同与治理过程中的各主体治理效能尚未获得充分释放,仍存在诸多问题。

第一,信任建设乏力。涉及医保、医疗服务、药品供应等多方利益的信息授权及开放受限等问题压缩了医疗质量与民众健康感[14],也阻滞了协同治理进程。由此造成的信任缺乏,导致了公共资源浪费及治理合力缺失。

第二,协同共识认同感低。由于协同认识欠缺导致了目标异化,出现了利益竞争(如电子病历信息共享难题)与利益封锁现象(如企业为维护价格进行串标)[22-23],阻碍了信息协同的落实。

第三,信息平台作用不足。数据—行为—系统3个层次的标准化建设不足制约了协同过程的闭环优化。数据层次受限于数据标准差异导致的处方流转不畅,行为层次上存在着医院与医保"不敢"和"不愿"内部共享就诊信息等问题,系统层次上仍存在软件接口不一导致的院内院间信息共享困局[21],同时HIS对接平台也存在着新旧医保数据的兼容性问题与基于医保平台的流程再造问题[22]。

2.6 结果反馈不力:评估不善,反馈欠缺

在信息协同过程进行过程监测、成效评估、成果激励与问责处置是增强治理能力的手段[23],需关注协同过程推进与建设的评估标准与反馈机制[24]。当前协同实践中,过程监测与成效评估的标准与机制尚不完善。尽管资源投入与绩效考核等评估标准对于"三医"信息协同的影响与日俱增,但鲜有兼具可操作性与合理性的评估制度与量化的评估标准。同时反馈机制尚未完善,导致在缺乏反馈与经验总结的同时,缺乏激励手段与问责举措,使得纠偏能力与举措存在疏漏,难以在对阶段性成果作出回溯的同时,限制了协同合力的形成。

3 "三医"协同发展与治理的信息协同实现路径

伴随技术手段的引入与相关政策法规的日益完善,信息与协同已然成为医改的主基调。鉴于"三医"信息协同SFIC模型的逻辑,需探析协同实现路径,为改革提供参考依据。

3.1 夯实信息协同基础,发挥资源禀赋

完善的起始条件与外部环境的充分利用是"三医"信息协同效能提升的基础。可从解决"三医"信息不对称切入,首先建立统一的"三医"信息标准与规范,降低信息与数据的碎片化程度,降低信息共享与利用的摩擦成本。基于此,直指"不愿共享、不敢共享"的"信息保护主义"问题,界定各方的权责关系与功能定位,以法律法规的形式明确涉医数据的所有权,完善信息利用政策文件。此外,继续推广前期"三医联动"改革经验,深挖三明医改经验、安徽县级公立医院改革经验等[19-20],充分发挥医保在医疗、医药资源合理配置中的杠杆作用,完善协同的起始条件。此外,着眼于外部环境中的技术、社会资源禀赋,参考其他部门的经验,并将其迁移至医疗卫生领域,激发社会组织与智库团体的参与程度,实现信息协同改革的降本、提质与增效。

3.2 提升催化领导能力,探索协同元治理

自党的十八大以来,"放管服"改革取得了显著成效,促进了行政监管机制创新和服务型政府建设。然而,医药卫生体制改革已经进入深水区,应审慎思考,寻求政府、市场、社会更优组合的治理机制。特别是在部署与实施层面,趋向于行政化的"三医"信息元治理是必要且有效的[27]。具体而言,应从组织体制优化入手,继续落实由国务院医改领导小组牵头的信息联动部署,从整合3个行业信息标准入手,促成"同文共轨"的"三医"信息规划体系与实践路径,为"三医"信息协同与治理提供制度依据。同时从整合卫生健康、医保、市场监管等部门信息联动着眼,拓维至财政、公安等相关部门,部署多部门自上而下的联动改革元治理方案。必要时也可通过试点整合"三医"职能部门,合并多部门职能职责,进而实现一体标准化信息协同建设的联动方案。

3.3 优化制度设计,开展"三医"信息全生命周期治理

制度设计规定了"三医"信息协同的合法性程序。为弥补纵向阻塞、横向分隔的制度设计缺陷,可以依托"三医"信息的全生命周期治理,从提升"三医"信息协同治理的开放性、明晰参与规则与提高过程透明度等角度入手,优化制度设计。具体而言,可依照"三医"信息的采集、整合、分析、共享与推送5个信息生命周期的治理流程,将分散与碎片化的信息资源整合成可供决策的信息证据集合。在此基础上利用区块链技术、大数据技术,在确保信息安全的基础上实现"三医"信息资源的相对开放与跨部门的数据获取利用机制,建构数据获取与利用备案规则,完善"三医"信息协同与治理制度设计体系。最后通过建立健全信息公示制度,如针对社会组织、企业、行业协会等开展磋商,提升政策的民主性与透明度,赋予利益相关方信息知情权与公共信息可获取权,提升制度设计的透明性。

3.4 重塑信息协同程序,引导共建共治共享

信息协同过程优化是协同效力提升的关键[11]。增进各方信任、树立协同认同感和搭建信息共享与共建平台,符合提升"三医"信息协同效果的路径要求。为增进各方信任,可建立多元主体诉求沟通渠道,就信息协同的协作模式制订、组织运行等开展多元磋

商，消弭分歧。为树立协同认同，可构建有效的利益协调机制，平衡各方利益关系，如建立涵盖各利益主体的综合考核方案与绩效评估机制，依托信息技术手段、财政手段与优化干部考核方式等促成各方协同发力。针对信息协同平台的完善，可整合现有全国统一医保信息平台、卫健数据平台与医药采购储运信息平台，形成统一的"三医"信息协同治理平台，实现跨部门、跨层级、跨地域信息采集与决策辅助机制，增加信息检索、比对、互动与反馈等功能，完善信息协同系统。

3.5 聚焦评估反馈，完善激励问责机制

不断完善的"三医"信息协同与治理过程监测、成效评估、成果激励与协同不利问责等反馈机制，是增强主体信息联动性、提升协同效能的有力抓手，也是信息协同机制得以闭环完善的创新要求。因此需要完备的信息协同过程监督机制抓取协同过程中的漏洞，需要配合沟通与协调机制完善协调过程。同时依托协同成效评估机制，识别与判定当前"三医"信息协同与治理的信息化发展阶段，实现从信息化到智慧化的逐级提升。此外完备的信息协同激励举措与协同不力问责机制可充分发挥各主体的协同能动性，建构责任到部门、责任到个人的奖惩制度，充分调动信息协同参与的积极性和创造性，进而优化协同治理流程。

4 结语

"三医"信息协同与治理作为系统性治理手段，为"三医"协同发展与治理改革进程推进提供了更多可能。如何实现信息协同机制和"三医"协同与治理的有效嵌合，是"三医"问题改革面临的机遇与挑战。因此，本文立足信息化理念，通过梳理"三医"协同发展与治理中的信息协同机制，剖析协同过程中SFIC修正模型呈现的问题。从优化起始条件和外部环境入手，通过强化领导并完善制度设计，完善协同过程和反馈机制，力求构建系统性的"三医"信息协同逻辑框架，为破除"信息孤岛"与"数据烟囱"提供路径选择，以期满足人民群众日益增长的健康需求。

参 考 文 献

[1] 王政. 基于"三医联动"视角的医药卫生体制改革成效分析[J].中国医院，2019，23(12)：49-50.

[2] 刘雯雯. "三医联动"框架下我国医疗保障体制改革探微——政策回顾、实践过程及总结反思[J]. 福州党校学报，2019(4)：65-70.

[3] 马捷，张云开，蒲泓宇. 信息协同:内涵、概念与研究进展[J]. 情报理论与实践，2018，41(11)：12-19.

[4] 李刚. 国家治理信息机制的要素分析[J]. 图书与情报，2020(1)：58-63，111.

[5] 金燕，赵頔，毕崇武. 全周期视角下的健康信息多元主体协同治理框架[J]. 现代情报，2023，43(7)：122-132，177.

[6] 李文丽，朱新武. 突发公共卫生事件下的社区信息治理逻辑："场景—运行—成效"的框架分析[J]. 实事求是，2021(3)：74-82.

[7] 田培杰. 协同治理概念考辨[J].上海大学学报(社会科学版)，2014，31(1)：124-140.

[8] 田玉麒. 破与立:协同治理机制的整合与重构——评Collaborative Governance Regimes[J]. 公共管理评论，2019(2)：131-143.

[9] EMERSON K，NABATCHI T，BALOG S. An integrative framework for collaborative governance[J]. Journal of Public Administration Research and Theory，2012，22(1)：1-29.

[10] 田培杰. 协同治理：理论研究框架与分析模型[D]. 上海：上海交通大学，2013.

[11] 陈桂生，徐铭辰. 数字乡村协同建设研究：基于SFIC模型的分析[J].中共福建省委党校（福建行政学院）学报，2022(1)：138-147.

[12] 任敏. "河长制"：一个中国政府流域治理跨部门协同的样本研究[J]. 北京行政学院学报，2015(3)：25-31.

[13] 周瑞，邓锐. 大数据对政府治理的影响和挑战[J]. 农村经济与科技，2018(11)：269-270.

[14] 姜雯.患者个人信息保护模式的概况、问题及启示[J].中国卫生政策研究，2016，9(3)：53-58.

[15] 曾东汉，樊光辉，肖飞.我国三级医院医疗信息集成平台建设现状调查分析[J].中国卫生政策研究，2017，10(7)：75-78.

[16] 刘静，曾渝，毛宗福，等. 三明市公立医院"三医联动"综合改革模式再探讨[J]. 中国医院管理，2017，37(2)：9-11，45.

[17] 张立军. 三医（医疗/医保/医药）联动改革总体设计研究[D].上海：同济大学，2008.

[18] 赵娟，孟天广. 数字政府的纵向治理逻辑:分层体系与协同治理[J]. 学海，2021(2)：90-99.

[19] 胡善联. "三医联动改革"中的集团利益分析[J]. 卫生经济研究，2002(11)：12-14.

[20] 史雅妮，陈嘉曼，李晨瑜，等.破解电子病历信息共享困境：区块链的转型干预作用[J].图书情报知识，2022，39(6)：20-34.

[21] 黄正东，王光华. 医院信息系统建设中的标准化问题[J]. 中国医院管理，2000，20(9)：25-26.

[22] 邱紫青，孙振宁. 基于医保信息平台的医院医保系统建设探索[J]. 中国医疗保险，2023(3)：108-114.

[23] 邓晓欣，姚中进. 三明医改经验推广的阻滞因素与整体性治理路径研究[J]. 中国医院管理，2022，42(4)：1-4.

[24] 黄磊，徐晓敏，陈荃，等. 区域基层卫生信息化评价指标体系的构建[J]. 中国卫生政策研究，2022，15(8)：74-80.

[25] 张元明. 三明市医改与DRG收付费改革的经验总结[J].中国卫生经济，2022，41(1)：16-19.

[26] 贺小林，江萍，朱敏杰，等.政府协同与医保助推："四医联动"保障下的家庭医生服务[J].中国卫生政策研究，2017，10(10)：10-15.

[27] 熊节春，陶学荣. 公共事务管理中政府"元治理"的内涵及其启示[J]. 江西社会科学，2011，31(8)：232-236.

[收稿日期 2023-10-11]（编辑 边黎明）

专题研究 Zhuanti Yanjiu

《中国医院管理》第44卷 第2期（总第511期）2024年2月

TOE框架下数字赋能医保治理的组织运作与实现路径*
——以南京市"医保高铁"为例

邢 倩[1] 叶雨昕[1] 刁仁昌[2] 薛宁春[2] 唐文熙[1]

摘 要 数字化转型推动着政府工作的重新定位和公共服务模式的重塑。以TOE模型结合技术分析框架为理论视角，运用单案例研究方法，探讨医保治理现代化的运作机理与优化路径。研究结果表明：医保数字化转型符合"赋能机制结构化—数字服务能力形成—赋能价值创造"的三阶段路径。下一阶段需要解决的问题在于：推动数字编码标准落地，加快科技融合应用，回应参保人需求、完善"三医"协同发展与治理的配套措施，发挥医保现代化治理效能。研究拓展了政府治理现代化研究的空间，兼具理论和实践价值。

关键词 数字赋能 医保治理 TOE框架

中图分类号 R197.1　文献标志码 A　文章编号 1001-5329(2024)02-0020-05

Organizational Operation and Realization Path of Digitally Empowered Health Insurance Governance under TOE Framework：the Example of Nanjing's Health Insurance Highspeed Rail Platform/Xing Qian, Ye Yuxin, Diao Renchang, et al.//Chinese Hospital Management，2024，44(2)：20-24

Abstract Digital transformation is driving the repositioning of government work and the reshaping of public service models. It uses TOE theory combined with a technology analysis framework as a theoretical perspective and a single-case study approach to explore the operational mechanism and optimization path of health insurance governance modernization. The findings show that the digital transformation of health insurance is in line with the three-stage path of "structuring the enabling mechanism-forming digital service capacity-enabling value creation". The next stage is to promote the implementation of digital coding standards, accelerate the application of technology integration, respond to the needs of the insured, improve the supporting measures for the linkage of the three health care systems, and bring into play the effectiveness of modern governance of health care. It expands the scope of government governance modernisation research and has both theoretical and practical value.

Key words digital empowerment, health care governance, TOE framework

First-author's address School of International Pharmaceutical Business, China Pharmaceutical University, Nanjing, Jiangsu, 211198, China

Corresponding author Tang Wenxi E-mail: tokammy@cpu.edu.cn

在世界范围内，卫生部门治理不善导致行政效率低下、服务质效欠缺和资源浪费严峻[1]，复杂治理问题的涌现给以单一影响因素识别为基础的传统治理手段带来严峻挑战[2]。然而大数据时代的到来为政府卫生部门转型带来新的契机，但数字化转型尚未达到组织迅速的扁平化、公众满意度的增加等预期效果。只靠技术的刚性嵌入，忽视理念革新、制度规范和组织重塑常限制转型成果[3]。

如何实现数字技术与组织管理、环境体制交互，将数字结果进行多维分析、全链条回溯、智能利用，通过数字化形式协助决策并提高行政效率，仍需政府对数字的"价值"进行深入思考。然而现有研究多为企业技术应用与平台构建的，尽管有研究探索了政府治理赋能，但主要聚焦于讨论赋能建设策略和实证检验效果，对运行机理的探讨十分有限[4-5]。基于此，本文聚焦数字赋能医保的组织运作机理，以期通过剖析数字技术促进医保治理的运作过程，寻找数字赋能效果提升的关键变量，促进医保治理变革。

1 理论框架

1.1 TOE技术执行框架

本研究选择在政府电子服务能力、政府数据开发平台、组态分析等领域应用最为广泛的TOE模型作为基础框架[6]。TOE模型是一种基于技术应用情境的综合性分析框架，将影响组织或平台能力提升的因素归为3个层面：技术（Technology）、组织（Organization）、环境（Environment），每个层面的属性、基本要素见表1。

*基金项目：南京市医保研究会研究课题（NJYB2022ZD003，NJYB2022JC010）
①中国药科大学国际医药商学院　江苏 南京 211198
②南京市医疗保障局　江苏 南京 210000
通信作者：唐文熙；E-mail：tokammy@cpu.edu.cn

南京"医保高铁"
数字化工具创新医保新生态

表1　TOE框架的属性及基本因素

层面	属性	常见因素	平台关键因素
技术	主体特征	有用性、易用性、兼容性、技术成本等	区块链、人工智能、大数据等，成本、技术与平台匹配度等
组织	内部属性	组织资源、规模、定位、类型、结构等	平台建设目标、人员架构、制度设计、利益相关者等
环境	外部属性	制度环境、政府支持、行业环境、竞争压力等	社会法制、配套制度、行业结构、公众素养等

本研究出于TOE框架与政府数字化转型的高度适配性，选取其作为理论模型的一部分。建设医保管理平台可应用TOE框架综合考虑系统技术性能、组织支持程度和环境推进需求等要素，实现治理效能提升与路径创新。尽管TOE框架在信息管理领域掀起了理论辨析与实证应用的热潮，但TOE框架尚未处理好多重技术应用场景之间的关系组合问题，对TOE框架进行层次完善、理论联合或在此基础上开发其他概念模型是近年来学术研究的另一热点方向[7-9]。为补充TOE框架中欠缺的技术与组织、环境匹配模式问题，更全面地定位技术、组织、环境的角色，本文引入简·E·芳汀在《构建虚拟政府：信息技术与制度创新》一书中对各自角色定位的解释[10]，将客观的技术转化为被执行的技术[11]。在技术执行分析过程中，技术设计端和技术使用端通过持续互动建构信息技术和组织网络[12]。设计方根据使用方的要求提供框架方案，并对使用方的组织框架提出优化建议，使用方在收到设计方的框架方案后提出反馈意见，并要求设计方修改框架方案，直至达成一致。由此借助技术执行框架更好地回答了TOE框架中各维度的驱动和配合作用。

1.2　分析框架

结合TOE技术执行分析框架，在此理论基础下，数字技术推动医保治理的具体组织运作机制和实现路径包括：(1) 在政策目标的驱使下，构建主体领导、多元参与的组织网络；(2) 协调深化医药卫生体制改革的各项举措和政府职能范畴所处的环境，对技术的设计、兼容、调整进行互动构建和精细化管理，使得客观技术转化为"被执行的技术"；(3) 引导数字技术在特定场域下进行有序且充分的呈现和应用，满足公共价值需求和治理效能提升；(4) 及时发现运作中

可能产生的内生性及外生性问题，通过进一步完善相关制度设计化解问题，从而实现"善治"。

2　技术赋能提升：南京市"医保高铁"案例理解与剖析

2.1　研究方法与案例选择

为研究情境，梳理事件的主体、要素和因果关系[13-14]，深入医保系统内部进行探索性案例研究[15]，本文采用经典的结构化-实用化-情境化(Structured-Pragmatic-Situational，SPS)案例研究方法来梳理解读"医保高铁"的发展路径，依循时间线索探究发展过程中的重要变革与内在规律[16]。

依照SPS对于案例选择的特殊性和启发性要求[13]，同时兼顾资料的可获得性问题，本文选择南京市医保局"医保高铁"这一兼备前瞻性和独创性的实践为研究案例，通过访谈、参与性观察、媒体报道、官方文件等渠道对该平台建设进行了长达1年的持续跟踪和访谈调研，形成数据分析对象。

2.2　资料整合与案例描述

采用叙事策略和持续比较策略，具体过程是：(1) 整理与归类数据资料，沿时间脉络整理建设阶段；(2) 以TOE技术执行理论为初步框架，对其要素和内在核心进行深度整合；(3) 将资料整合为案例库并匹配核心治理情景，增加案例分析的清晰性和深入性；(4) 基于数据与理论修正框架模型，直至数据—理论—模型三者保持一致；(5) 嵌合各阶段举措，构成"机制搭建—技术运转—赋能提升—价值实现"的演进路径，并进行深入分析。在国家及江苏省全力探索数字化的阶段，南京市医保从2017年开启数字化转型建设之路，逐步实现从高值医用耗材治理逐渐拓展至医保数据的深度治理与应用，各建设节点见表2。

表2　南京市"医保高铁"建设节点

时间	平台	举措	转型过程
2019年6月	医用耗材阳光监管平台	建立医用耗材集中采购与医保支付政策联动机制，调整监管处置机制等	主体领导、多元参与：整合资源完成基础建设
2020年1月	防疫物资采购调配大厅	提高突发公共卫生事件处置水平，加强应急管理，医保基金预付，延续考核带量采购任务等	社会情境推动技术运用：以需求为导向，精准、高效治理
2021年7月	"医保高铁"手机云平台	提高管理效益的精准可视化，凝聚"三医"合力，构建智能化参照坐标体系上线DRG专区	业务集成、职能整合：拓展管理服务端口，多元协同共治
2021年11月	"医保高铁"	提升综合监管、公共科学管理能力，启动智慧医保；统筹医保信息业务编码，延伸服务终端	组织重塑、流程再造：形成综合、集成、共享的运作体系

2.3　案例分析与理论论证

2.3.1　协同构建组织网络：系统架构逻辑　多元协同的组织结构和创新技术系统是综合管理平台协调运作的基础。从TOE理论的组织条件视角来看，南京市医保以多元协同的组织结构和创新技术系统建设医保管理平台，服务医疗机构和保障参保群体需求，重点贯彻"减负"和"反腐"原则，优化基金分配。对内外部资源进行整合，建立分层、分阶段的工作机制，清晰的权责划分，确保业务处理迅速、路径清晰和标准统一。结合科技公司探索整体解决方案，并借鉴其他省份的医保服务数字化平台经验，例如浙江省杭州市的"城市大脑"医保平台和四川省成都市的医保智能监管等[17]。

面对数据资源分散、利用不足的问题，南京市医保以"共建共治共享"的理念聚合各部门共享数据和内部医保业务数据，构建综合管理数据资源库，实现数据分类共享和业务逻辑判断。平台集就诊、结算等数据于一体构建可视化平台，形成以医保综合驾驶舱为总览、平台监测后台支撑的总体框架，布局设计见图1。

2.3.2　技术耦合资源布局：应用场景呈现　随着建设理念与系统架构的不断完善，组织利用内外部资源积极探索数字技术如互联网、大数据、云计算、人工智能等在服务功能中的延伸。以"医保高铁"为例，该平台依托医保局、卫生健康委、人力资源社会保障局开发的4个信息系统的数据资源，使用开源框架和云计算产品，实现基础资源层、数据资源层、应用层的横向扩展，构建医保信息平台服务中枢、协同中枢、用户中心，以依靠信息化支持决策。

在技术处理上，形成了包含基础数据、就医数据、招采数据等的标准库，根据分析需求形成决策分析库，并基于标准数据实现数据的共享交换。综合管理主题库提供医保运行分析、风险监控等应用场景，实现多维度综合展示。例如，DRG专区版块建立智能化参照评价体系，提供管理指标的横向与纵向比较，为医疗机构控费提供参照。

2.3.3　功能演进赋能决策：提升服务价值　南京市医保在完成主题库和业务模块布局后，有效运用了丰富的资源，提升了发展能力。综合管理平台将关键数据转化为直观图表，实现全天候、多维度、多层次的医保运行展示，帮助管理人员从经验判断转向"循数决策"，提升了医保治理效能。此外，为提升服务精准度，平台设计了"医保高铁"，按医保、医院、医生、企业4类角色分配权限。管理端可查看结算和基金使用进度，进行科学决策。医院可实时查看科室动态和采购回款情况，及时处理异常。医生可以查看实时处方数据和业务指标，了解诊疗动态。企业可以在线处理异常情况，查看处理进度，保证药品供应的连续性。

自"医保高铁"上线至2022年2月底，访问数量超过80万人次，实现了成果共享和共同成长。综合管理平台从医保服务平台转变为促进"三医"内部管理的工具，保障了参保群众的医疗质量安全，减少过度

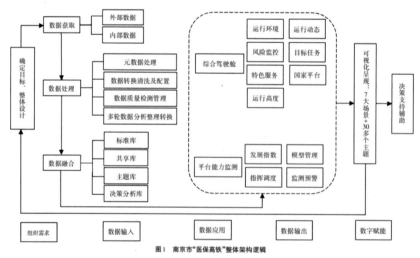

图1　南京市"医保高铁"整体架构逻辑

382　**南京"医保高铁"**
　　　　数字化工具创新医保新生态

诊疗和不合理支出。通过信息反馈和组织学习，平台不断提升自身的动态能力，稳固创新优势，扩大了社会服务价值。

3 主要成效与优化空间

3.1 主要成效

3.1.1 常态化保障药耗流通使用 药品及耗材的流通涵盖生产、经营、使用和监督等环节，优化供应保障体系是深化医改的重点。南京市综合管理平台实现了药耗招标、价格信息、医保信息、药品监管等系统的互联互通，为全流程监管提供了支撑，解决了药品配送的时效、度量、价格等问题，防止不诚信配送行为，为药品供给、配送服务标准和临床用药提供了有序保障，确保了患者用药的可及性与安全性，常态化保障药耗流通使用。

其赋能结果体现在3方面：(1)实现政策公平性和服务便捷性。解决基层医院因信息滞后不能迅速了解、贯彻国家及各省份最新政策相关问题。(2)实现标准统一和保障临床用药。共享医院药品流通信息，解决因信息不对称造成的执行标准不一致、影响临床用药的情况。(3)推动整合型政府建设。有效集成省内药品采购流通大数据，对接国家医保信息采购平台，保障资源利用最大化。

3.1.2 辅助突发公共卫生事件应急管理 新冠疫情对我国卫生应急管理体系带来新的挑战，反映了政府和社会工作能力及其进步的程度。南京市医保局在此背景下，依托阳光监管平台，开发防疫物资采购调配大厅，向各定点医疗机构精准调度紧缺防疫物资，解决了疫情初期物资储备不足、调配不畅、研判失误的问题，实现了预警响应、检疫隔离、信息分享和物资储备的完整机制，具备防御性风险交流、数字化医保体系的优势。

南京市作为大型城市，面对突发公共卫生事件，需要综合管理平台这类功能强大的"新基建"介入，拓展完善应急管理单元，提高应对突发公共卫生事件的水平和能力。

3.1.3 逐步形成多方共建共治共享格局 在政府信息公开建设过程中，难免遇到领导组创新意识不强，数据开放不足、挖掘不力和流通不畅的难题，制约综合管理平台的进一步发展。究其原因可能是分散的服务渠道、异向的公开数据、失衡的供给能力以及滞后的管理制度等因素所致。综合管理平台吸纳上一阶段的建设经验，呈现了一个服务型政府与企业、社会多主体"多跨协同"的合作运营模式。由政府治理范畴向公共治理范畴扩展，推动各级卫生健康行政部门区域健康信息平台同步发展，建立整合涵盖医院管理、信息等各方资源的新机制。此外，推动了后续依托医保公共服务信息化支撑体系建设"智慧医保"的进程，为公众监督、事件预警等传统治理难题提供了技术支撑和解决方案，同时将政府数字资源建设成果惠及各利益主体，实现数字的公共价值。

3.2 优化空间

3.2.1 数据处理和利用程度不足 数字资源所具备的去中心化、信息加密、可追溯等优势特征为"医保高铁"变革提供了有力的支撑[11]。然而，受制于数据采集方式和被采集主体行为模式的差异，常出现数据碎片化现象，这导致数据的低利用度极大限制了管理效率和运行质量。同时，关键数字技术支持力度也需提升。下一代网络技术等应用有待引入，跨省域的联合共享机制尚未建立。目前的数据监管模式仍停留在人为化阶段，对异常行为的监管、上报、追溯主要依赖人工随机抽样审查，这种人工监管方法存在腐败风险和低效率问题。

此外，数据是平台架构和医保系统资源积累的基础。各地积极推进统一业务编码标准，建立高效、兼容的医保信息系统，实现数据的有序共享。在数据建设基础良好的地区，应完善历史数据的归集与处理，建立易用的动态医保数据系统，并探索数据利用场景与应用优化路径，以提升数据利用水平。对于数据采集与应用水平较弱的地区，应优先开展医保信息业务编码标准化工作，规范数据管理制度，逐步提升数据处理能力。

3.2.2 组织技术环境的异步困境 医保平台的数字化转型除了改变自身工作方式和管理准则外，还有重塑公共服务模式。一方面，从组织变革视角，医保平台整合了多元主体的协同治理，数据库互联挑战了传统的科层制，实现了一定程度的扁平化和透明化。在组织内部，可适度引入信息技术专业人才，提高技术人才比重；在外部合作上，可吸引技术研发部门、大型互联网企业合作，共同创造高质量创新的服务生态。另一方面，大多数平台问题的解决需要吸收新一代技术，如人工智能，以实现数据加密、行动检测、绩效评定等。灵活调整技术架构，将多维度治理体系、多层次平台主体协调起来，构建智慧治理体系。但技术利用应注意"可推广性"，避免因技术专用性导致的重复建设、资源浪费。

需注意的是，数字技术在治理过程中并非简单嵌入，而是与行政管理实践深度融合，构建组织价值和技术理性的双元赋能。技术、管理、资本、环境的互构主导平台构建演化与价值增值。公众素养体现环境的包容度和承载力，反映技术治理效果。对于不断更新的数字技术创新,需要提供学习与适应过程,完善培训措施,打破信息孤岛,弥合"认知鸿沟"。

3.2.3 未纳入的需求有赋能空间 目前的数字治理研究和实践主要关注供给侧,往往忽视了公众需求和参与式设计,特别是对被社会边缘化群体的关注[19]。但医保治理应以满足公众实际需求为导向,充分发挥参保人、社会组织在多元结构中的能动性,而非仅局限于被动响应。可以构建可追溯、可评价、有激励的协同治理平台提升各方满意度,优化医保经办服务与治理机制。

从"三医联动"视角出发,需要建立完善的体制机制推动整体治理[20]。一是健全公众及社会组织参与平台监督的机制,强调平台公共责任,公开重大规则决策过程,接受公众监督,赋予用户更多权利。二是健全网络和信息安全管理标准体系,对数据采集、权利归属、使用规则、治理体系等方面进行规范。三是在医保治理中,部分非正式制度如社会资本、信任机制不能直接数字化,但忽视这部分会削弱社会治理的有效性。应限制技术应用的边界和程度,强调管理的人性化,避免无序开发和程序化考核等现象。

4 结语

本研究通过TOE框架和南京市的实践经验,探讨了数字化如何赋能医保治理的过程、关键因素以及优化策略。我们发现,数字赋能医保治理的路径包括"赋能机制结构化—数字服务能力形成—赋能价值创造"3个阶段。其中,数字技术的运用形式、动态反馈机制以及环境条件在数字化与服务效能之间的桥接功能都是赋能的关键。在实践中,仍需对数字资源的处理、新兴算法技术的引入和使用限制、专业人员配置、公众素养和需求等进行综合考量。未来的任务包括推动编码标准落地,加快科技融合应用,回应参保人需求,完善"三医联动"的配套措施,发挥协同治理效果。

本研究的理论贡献在于补充了TOE框架中欠缺的技术与组织、环境匹配模式的问题,并拓展了TOE框架在医保治理现代化研究中的应用。而实践意义在于,我们为政府公共决策和"三医联动"的推进提供了科学、精准的支撑,同时也为医保治理水平欠佳的地区和较为发达的地区提供了一条实践路径,以推进涉医数据综合管理平台建设和数据利用水平的提升。

参 考 文 献

[1] HOLEMAN I, COOKSON T P, PAGLIARI C. Digital technology for health sector governance in low and middle income countries: a scoping review[J]. J Glob Health, 2016, 6(2): 20408.

[2] 冯仕政. 大数据时代的社会治理与社会研究: 现状、问题与前景[J]. 大数据, 2016, 2(2): 3-16.

[3] 郑磊. 数字治理的效度、温度和尺度[J]. 治理研究, 2021, 37(2): 5-16.

[4] 曾华堂, 柯夏童, 伍丽群, 等. 人工智能在医疗质量管理中应用现状和效果范围综述[J]. 中国医院管理, 2023, 43(8): 21-26.

[5] 孙润康, 汪火明, 陈敏, 等. 区域医疗数据中心与国家医学中心数据交换体系研究[J]. 中国医院管理, 2023, 43(8): 56-59, 63.

[6] 谭海波, 范梓腾, 杜运周. 技术管理能力、注意力分配与地方政府网站建设——一项基于TOE框架的组态分析[J]. 管理世界, 2019, 35(9): 81-94.

[7] CRUZ-JESUS F, PINHEIRO A, OLIVEIRA T. Understanding CRM adoption stages: empirical analysis building on the TOE framework[J]. Computers in Industry, 2019, 109: 1-13.

[8] BRYAN J D, ZUVA T. A review on TAM and TOE framework progression and how these models integrate[J]. Advances in Science, Technology and Engineering Systems Journal, 2021, 6(3): 137-145.

[9] ULLAH F, QAYYUM S, THAHEEM M J, et al. Risk management in sustainable smart cities governance: a TOE framework[J]. Technological Forecasting and Social Change, 2021, 167: 120743.

[10] 韩啸. 信息技术、组织结构和制度安排何以让虚拟政府成为可能?——评《构建虚拟政府: 信息技术与制度创新》[J]. 公共管理评论, 2017(1): 145-153.

[11] 欧阳航, 杨立华. 数字政府建设如何促进整体性政府实现?——基于网络式互构框架的分析[J]. 电子政务, 2021(11): 34-44.

[12] GONG Y, LI X. Designing boundary resources in digital government platforms for collaborative service innovation[J]. Government Information Quarterly, 2022, 40(1): 101777.

[13] 蒙克, 李朔严. 公共管理研究中的案例方法: 一个误区和两种传承[J]. 中国行政管理, 2019(9): 89-94.

[14] EISENHARDT K M. Building theories from case study research[J]. The Academy of Management Review, 1989, 14(4): 532-550.

[15] 蒋文秀, 张冬梅, 张芮, 等. 整体性治理下我国县域医共体信息化建设现状分析[J]. 中国医院管理, 2023, 43(1): 57-60.

[16] WOLF L A. Situational analysis[J]. J Emerg Nurs, 2021, 47(5): 824-826.

[17] 陈一刚. 杭州打造医保"互联网+经办"服务模式实践路径[J]. 中国医疗保险, 2020(7): 49-52.

[18] 汪火明, 孙润康, 任宇飞, 等. 基于数据分级的医疗大数据中心数据安全管理策略研究[J]. 中国医院管理, 2022, 42(10): 64-67.

[19] HELSPER E J, VAN DEURSEN A. Digital skills in Europe: research and policy[J]. Digital Divides, 2015, 195: 125.

[20] 邓晓欣, 姚中进. 三明医改经验推广的阻滞因素与整体性治理路径研究[J]. 中国医院管理, 2022, 42(4): 1-4.

[收稿日期 2023-10-17] (编辑 程学薇)